卵巢癌手术图解

主　编　韩世超　王　军

副主编　那　晶　李　亚　陆俊玲

编　委（按姓氏笔画排序）

王　军　大连医科大学附属第二医院　　　陆俊玲　大连医科大学附属第二医院

王馨犹　大连医科大学附属第二医院　　　骆　炜　大连医科大学附属第二医院

那　晶　大连医科大学附属第二医院　　　崔月美　大连理工大学附属中心医院

李　亚　大连医科大学附属第二医院　　　韩世超　大连医科大学附属第二医院

张新生　大连医科大学附属第二医院

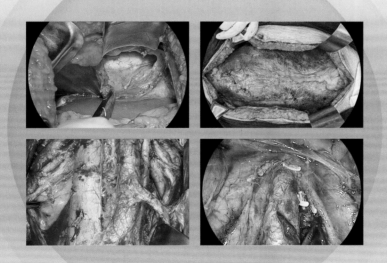

人民卫生出版社

·北　京·

图书在版编目（CIP）数据

卵巢癌手术图解 / 韩世超，王军主编 . —北京：
人民卫生出版社，2024.1
ISBN 978-7-117-35957-3

Ⅰ.①卵… Ⅱ.①韩…②王… Ⅲ.①卵巢癌 －妇科
外科手术 －图解 Ⅳ.①R737.3–64

中国国家版本馆 CIP 数据核字（2023）第 255138 号

人卫智网	www.ipmph.com	医学教育、学术、考试、健康，购书智慧智能综合服务平台
人卫官网	www.pmph.com	人卫官方资讯发布平台

卵巢癌手术图解
Luanchao'ai Shoushu Tujie

主　　编：韩世超　王　军
出版发行：人民卫生出版社（中继线 010-59780011）
地　　址：北京市朝阳区潘家园南里 19 号
邮　　编：100021
E - mail：pmph @ pmph.com
购书热线：010-59787592　010-59787584　010-65264830
印　　刷：北京华联印刷有限公司
经　　销：新华书店
开　　本：889×1194　1/16　　印张：20
字　　数：538 千字
版　　次：2024 年 1 月第 1 版
印　　次：2024 年 2 月第 1 次印刷
标准书号：ISBN 978-7-117-35957-3
定　　价：198.00 元

打击盗版举报电话：010-59787491　E-mail：WQ @ pmph.com
质量问题联系电话：010-59787234　E-mail：zhiliang @ pmph.com
数字融合服务电话：4001118166　E-mail：zengzhi @ pmph.com

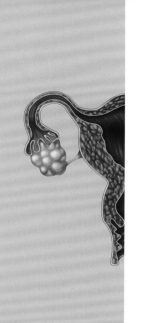

主 编 简 介

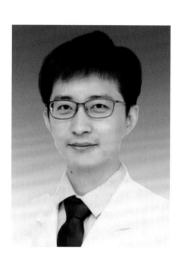

韩世超 大连医科大学附属第二医院妇产科副主任医师、硕士研究生导师,医学博士。学术任职:中国医药教育协会生殖内分泌专业委员会常务委员,中国研究型医院学会第二届妇产科专业委员会委员,中国老年保健协会妇科肿瘤专业委员会委员,辽宁省细胞生物学学会妇科肿瘤与肿瘤细胞学专业委员会主任委员,辽宁省医学会妇科肿瘤学分会第二届委员会青年委员会委员,辽宁省妇幼健康协会微无创妇科肿瘤专业委员会副主任委员,辽宁省免疫学会女性健康与免疫分会委员,辽宁省中西医结合学会妇幼保健专业委员会委员。2015 年 5 月—2016 年 5 月于美国 MD Anderson 访学。

从事妇产科临床、科研和教学工作 10 余年,致力于基于膜解剖的广泛性全子宫切除术、妇科恶性肿瘤的规范诊治、妇科良恶性疾病的机器人辅助腹腔镜与传统腹腔镜微创治疗及经阴道妇科良性疾病微创治疗。熟练开展经脐单孔腹腔镜、V-NOTES 妇科微创手术。2021 年"中国妇产科网第九届手术视频大赛"初赛第一名、决赛第三名,东北地区妇科腹腔镜机器人手术视频大赛第一名。主持及参与子宫颈癌相关国家级、省市级课题 5 项,发表相关 SCI 文章 7 篇。主编人民卫生出版社出版发行的《宫颈癌手术图解》《宫颈癌手术实战解析》。

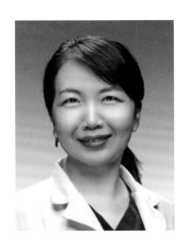

　　王　军　大连医科大学附属第二医院妇产科主任、博士研究生导师、主任医师,医学博士,博士后。学术任职:中国医师协会医学机器人医师分会第一届委员会委员,中华预防医学会生殖健康分会委员,中国医师协会微无创专业委员会机器人及适宜技术学组委员,中国医师协会微无创专业委员会数字医学与临床应用解剖学组委员,中国医疗器械行业协会妇产科专业委员会副主任委员,中国医药教育协会生殖内分泌专业委员会副主任委员,辽宁省医学会妇产科学分会副主任委员、辽宁省医学会微创妇科学分会副主任委员,辽宁省医学会妇科肿瘤分会常务委员,辽宁省医师协会妇产科医师分会第三届委员会副会长,辽宁省妇幼健康协会微无创妇科肿瘤专业委员会主任委员,辽宁省中西医结合学会妇幼保健分会副主任委员,辽宁省医学会医疗鉴定专家库成员等。《解放军医学杂志》《机器人外科学杂志》《临床军医杂志》《创伤与急危重症医学》杂志编委。

　　从事妇产科临床及科研工作 20 余年,擅长妇科良恶性肿瘤的精准治疗。曾赴美国旧金山 Pacific Medical Center、德国 Humboldt-Universitaut Charite 及挪威奥斯陆大学国家医院癌症中心进行访问学习,开展了东北地区首例妇科机器人手术,并荣获"中国达芬奇手术十万例里程碑杰出贡献奖"。主编人民卫生出版社出版发行的《宫颈癌手术图解》《宫颈癌手术实战解析》。

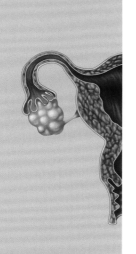

前　言

"一个外科医生的手术能力是对病人道德上的承诺！"

—— *TE LINDE*

《卵巢癌手术图解》是《宫颈癌手术图解》的姊妹篇，再次以图解和视频的形式细致阐述卵巢癌所涉及的各个术式的手术步骤及心得体会。因卵巢癌手术大多数情况下会涉及胃肠外科、血管外科、泌尿外科等多学科的联合手术，因此，卵巢癌手术是很复杂且很难规范的手术。

本书涉及的所有术式，虽然在必要的手术中需要多学科协作，但都是以妇科医生为主要术者，以一个妇科肿瘤医生的思维和理念完成全过程手术。笔者团队将手术每一步的心得体会，以连续图片的形式结合文字进行解析，同时配合手术视频对每种术式的技术要点进行阐述，包括术者和助手的配合、器械的摆位、损伤的避免、无瘤原则的应用等。把复杂的手术细化为每一个可操作性的动作，一招一式均具有可模仿性和可重复性，在确保手术安全性的同时既避免了初学者对复杂手术的盲从，也增加了对初学者的可普及性和可推广性。

最新研究表明，"卵巢癌肿瘤细胞减灭术，必须做到 R0 切除，患者才能获益"。这一理念无疑增加了术前评估、术者多学科手术技能及高质量多学科合作的难度，因此，本书将术前评估作为特殊章节来阐述以方便读者参考。此外，本书沿袭《宫颈癌手术图解》的编写特色及编写体系，涵盖开腹、腹腔镜、机器人等手术方法，融入了膜解剖理念，特别是以不同胚原单位之间的融合筋膜间隙为手术入路，在上腹部和腹膜后区域的复杂解剖手术中具有独到优势，并对此进行了充分地阐释。

我国著名的妇科肿瘤学家吴葆桢教授生前常说的一句话，"卵巢癌手术的最大失误是不做手术"，表达了妇科肿瘤医生对卵巢癌手术不能轻言放弃的决心。在前辈的激励下，在提升手术技术和追求学术的道路上，我们要继续前行与探索。

成书之际，衷心感谢我们编写团队的每位成员，大家对手术技术的提升和技巧的运用有着极大的探索激情和超越传统的创新精神，每一台手术都将"无血的视野和精准的解剖"努力做到极致，除了天赋和悟性外，更多的是汗水和心血，这也是成就本书的图谱、视频的可观赏性和可普及性的关键所在。

　　本书出版之际，恳切希望广大读者在阅读过程中不吝赐教，欢迎发送邮件至邮箱 renweifuer@pmph.com，或扫描封底二维码，关注"人卫妇产科学"，对我们的工作予以批评指正，以期再版修订时进一步完善，更好地为大家服务。

韩世超　王　军

大连医科大学附属第二医院

2023 年 12 月

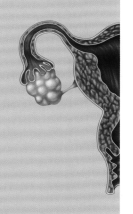

目　录

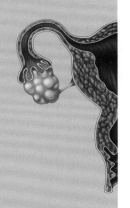

二维码资源

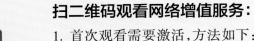

扫二维码观看网络增值服务：

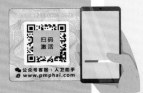

1. 首次观看需要激活，方法如下：①刮开封面带有涂层的二维码，用手机微信"扫一扫"，按界面提示输入手机号及验证码登录，或点击"微信用户一键登录"；②登录后点击"立即领取"，再点击"查看"即可观看网络增值服务。

2. 激活后再次观看的方法有两种：①手机微信扫描书中任一二维码；②关注"人卫助手"微信公众号，选择"知识服务"，进入"我的图书"，即可查看已激活的网络增值服务。

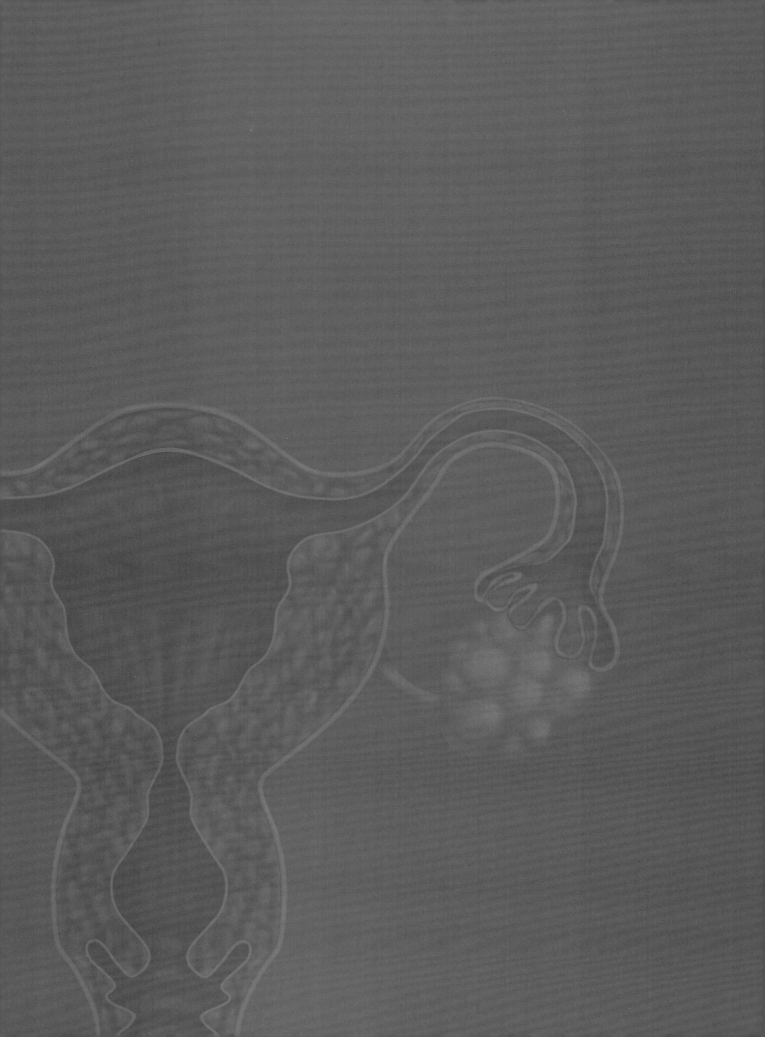

第一部分

卵巢癌手术相关解剖

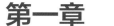

第一章
盆腔脏器解剖

一、生殖系统

（一）卵巢

【解剖】成年女性在未妊娠状态下，卵巢位于子宫两侧，靠近盆腔侧壁，被双层腹膜即卵巢系膜悬吊在盆腔中。卵巢系膜贴附于子宫阔韧带后面的上缘。卵巢内侧以卵巢固有韧带与子宫相连，外侧以骨盆漏斗韧带与骨盆壁相连，该韧带内有卵巢血管、淋巴管和神经。

（二）输卵管

【解剖】输卵管内侧开口进入子宫腔，外侧端呈伞状游离并靠近卵巢，由间质部、峡部、壶腹部和伞部 4 部分组成。输卵管的血供来自卵巢动脉和子宫动脉。输卵管外侧 1/3 由卵巢动脉供血，卵巢动脉在输卵管系膜中与子宫动脉的分支有吻合。其外内侧 2/3 由子宫动脉供血。

（三）子宫

【解剖】子宫是一厚壁的肌性器官，居骨盆内膀胱与直肠之间。

子宫从结构和功能上分为子宫体和子宫颈两个主要部分。腹膜覆盖子宫体腹侧面并在膀胱子宫陷凹处反折至膀胱。反折处居子宫颈内口水平，即子宫体的尾侧界。膀胱与子宫之间为膀胱子宫陷凹，在膀胱充盈时消失，空虚时常被小肠占据。子宫体背侧横向膨出，覆盖在其表面的腹膜继续向尾侧延伸直至子宫颈及阴道上部，后向直肠子宫陷凹反折至直肠。

成年人未妊娠时，子宫颈上端借子宫颈内口与子宫体腔相通，下部借子宫颈外口开口于阴道。子宫颈下端突入阴道上端，因此把子宫颈分为阴道上部和阴道部。

子宫与许多"韧带"相连。有些是真韧带，因为它们由纤维组织构成，支持子宫；有些不支持子宫，其他的只是腹膜襞。壁腹膜在上生殖道上方反折形成前襞（子宫膀胱襞）、后襞（直肠阴道襞）和侧襞。侧襞通常被称为子宫阔韧带。子宫阔韧带分为输卵管系膜、卵巢系膜、子宫系膜 3 部分。盆腔的韧带包括子宫圆韧带、子宫骶韧带、宫颈横韧带和耻骨宫颈韧带。

子宫动脉在腹膜后沿盆侧壁向腹侧尾侧走行，经阔韧带基底部、子宫旁组织达子宫外侧，距子宫颈（内口水平）约 2cm 处横跨输尿管达子宫侧缘。在宫颈内口水平，子宫动脉分出一些侧支，供应膀胱、阴道上部、宫颈，包括膀胱支、输尿管支和子宫颈阴道支、子宫颈支。子宫静脉走行于阔韧带内，收集子宫的静脉血，最终汇入髂内静脉。在阔韧带内子宫静脉越过输尿管与动脉伴行。子宫静脉丛与卵巢和阴道的静脉丛均有吻合。

卵巢、输卵管、子宫解剖图见图 1-1。

二、泌尿系统

（一）膀胱

【解剖】膀胱是储存尿液的容器，其大小、形状、位置和毗邻关系可根据其内容物的多少和附近脏器的状态而改变，有底、颈、尖，以及 1 个上表面和 2 个下外侧面。膀胱底呈三角形，位于膀胱背侧

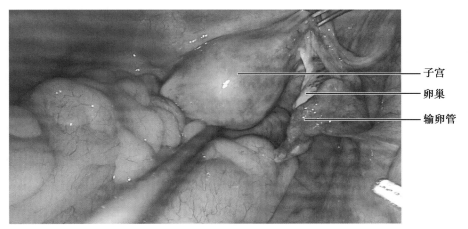

子宫
卵巢
输卵管

图 1-1 生殖系统

尾侧。女性膀胱底紧邻阴道前壁(图 1-2)。

膀胱颈则与包绕上尿道的盆筋膜相邻。自膀胱颈到耻骨下面发出的粗大肌性纤维束即耻骨膀胱韧带,正中平面左右各一,形成一正中裂,内有许多小静脉穿过。腹膜自膀胱上开始形成许多褶皱——膀胱的假"韧带"。膀胱前方有 3 条褶皱:脐正中动脉上方的脐正中韧带、闭塞的脐动脉上方的 2 条侧脐韧带。

(二)输尿管

【解剖】输尿管腹部沿腰大肌前方向下内侧斜行,越过生殖股神经,在骨盆入口处移行为输尿管盆部。输尿管盆部行经髂内血管、腰骶干和骶髂关节前方,向后下行走经脐动脉起始段和闭孔血管、神经内侧,与坐骨棘平面,转向前内穿入膀胱底外上角。输尿管在经子宫阔韧带基底部宫颈外侧约 2cm 处,有子宫动脉在其前上方跨过(图 1-3、

图 1-4)。

【临床意义】输尿管最容易发生损伤的两个部位分别为跨越髂血管处和输尿管"隧道"(即输尿管在宫颈旁子宫动脉背侧穿过膀胱宫颈韧带进入膀胱前的一段疏松结缔组织)处。

三、消化系统

(一)小肠

【解剖】小肠包括十二指肠、空肠和回肠。它从幽门管末端伸至回盲结合部,在外科手术中测量成年人的小肠,平均长度为 5m(3~8.5m)。十二指肠从胃伸至十二指肠空肠曲。人们通常说的"小肠",是指除十二指肠外的余下部分,其近端 2/5 称为空肠,远端 3/5 称为回肠;两部分之间无明确界线,但是从小肠的近端到远端的形态结构逐渐发生改变。

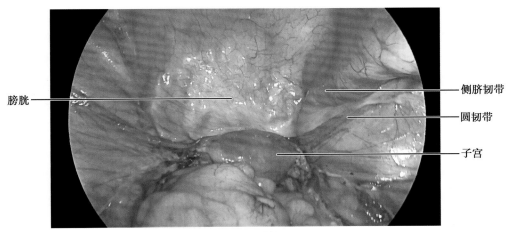

膀胱

侧脐韧带
圆韧带
子宫

图 1-2 膀胱

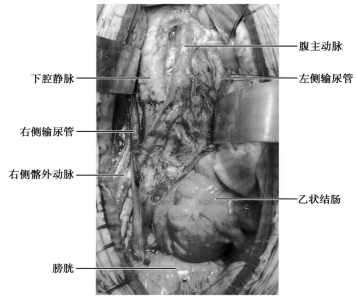

下腔静脉

右侧输尿管

右侧髂外动脉

膀胱

腹主动脉

左侧输尿管

乙状结肠

图 1-3 输尿管

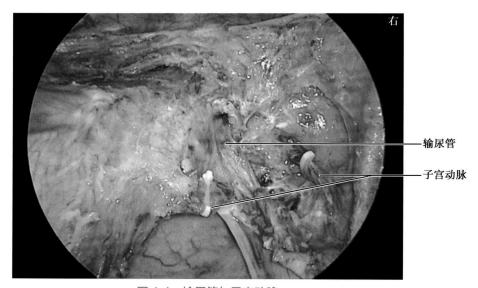

输尿管

子宫动脉

图 1-4 输尿管与子宫动脉

十二指肠是小肠的起始部,长约 25cm(相当于 12 个横指)。头侧端始于幽门,尾侧端终于十二指肠空肠曲。整体形态呈"C"字形包绕着胰头。除始末两端外,绝大部分为腹膜后位,在平第 1 腰椎与第 3 腰椎之间紧贴于腹后壁。可分为上部、降部、水平部和升部四部(图 1-5)。

空肠和回肠占据腹腔的中下部,常位于由结肠形成的边界内。小肠借肠系膜连于腹后壁,使小肠袢有很大的活动度。除了空、回肠系膜边缘外,空肠和回肠都被脏腹膜覆盖。肠系膜脂肪覆盖了约 20% 回肠的周壁,而空肠则较少。

(二)大肠

大肠从回结肠交界处延伸至肛门,起始于盲肠和阑尾,起始部分通常居右髂窝内。升结肠或右结肠上行于腹部右侧,至右季肋区弯曲向左形成结肠右曲(又称结肠肝曲),续为横结肠。横结肠肠袢凸向前下方,横跨腹部,直至左季肋区弯曲向下形成结肠左曲(又称结肠脾曲),续为降结肠。降结肠沿腹部左侧下降,续为乙状结肠。乙状结肠降入真骨盆,于第 3 骶椎前方成为直肠,最后于盆底平面移行为肛管。大肠长度不一,为 1~1.5m。

1. 盲肠

【解剖】盲肠形似口袋,长度约6cm,位于回肠与结肠的交界处之下(图1-6)。

2. 阑尾

【解剖】阑尾通常位于右髂窝内,但阑尾末端的位置有多种。阑尾在成年人体内通常为6~10cm长,自回结肠交界部以下的盲肠后内侧壁延伸而出。传统上将阑尾根部的体表标志点称为麦氏(McBurney)点(脐与右髂前上棘连线的中外1/3交界点),但其位置受体位、结肠扩张及其他因素的影响,易于变化(图1-6)。

3. 升结肠

【解剖】升结肠长度为15~20cm,自回结肠交界部向上走行,至结肠右曲(肝曲)为止,其后有疏松结缔组织将其与髂筋膜、髂腰韧带、腰方肌、腹横肌和右肾前面及下外面的肾筋膜隔开。升结肠系膜由2层间皮构成,内含血管、神经和嵌于结缔组织网格间的脂肪。结肠系膜后方由1层结缔组织将其连于腹后壁的腹膜后隙,该结缔组织称为Toldt筋膜,在右半结肠切除术中形成切除平面。

4. 结肠肝曲

【解剖】结肠肝曲连接升结肠与横结肠,其位置可变,所成角度不如结肠脾曲锐利。结肠肝曲覆于右肾下极的前表面,上邻肝右叶的下面,内邻十二指肠降部,前内方邻近胆囊底。结肠肝曲的后表面无腹膜,直接与肾筋膜相贴。大网膜常常从横结肠上的附着处延伸至结肠肝曲表面(图1-7)。

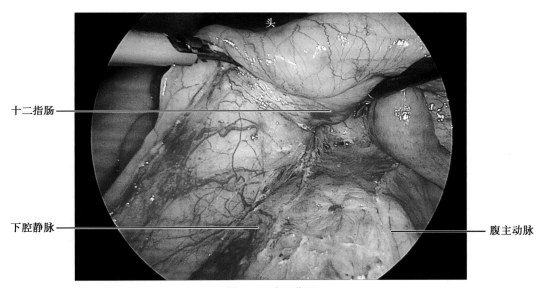

图 1-5　十二指肠

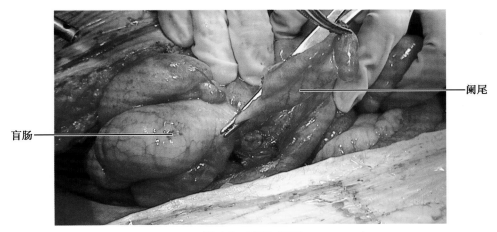

图 1-6　盲肠、阑尾

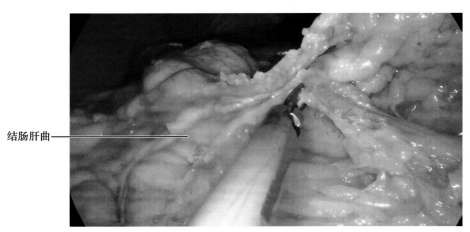

结肠肝曲——

图 1-7　结肠肝曲

5. 横结肠

【解剖】横结肠是腹膜内位器官。其长度存在很大变异（约 50cm），在小肠前方自结肠右曲（肝曲）和左曲（脾曲）两个附着点下垂的程度亦有很大变化。胃大弯与胃结肠网膜居横结肠上方，胃结肠网膜与横结肠的前部融合，向下续于大网膜。横结肠系膜一端附于右肾下极，横跨十二指肠降部和胰，终止于左肾上极，将横结肠悬吊起来。结肠脾曲常位于左侧低位肋骨下方，邻近脾脏，所处平面往往高于结肠肝曲。横结肠所处的方位及位置偏后的结肠曲使得升结肠（和降结肠）的结肠前带在横结肠转向下方。横结肠由中结肠动脉供应（图 1-8）。

6. 结肠脾曲

【解剖】结肠脾曲为横结肠与降结肠的交界处，位于左季肋区，胰尾与左肾前方。其与脾的位置关系并不固定：通常结肠脾曲位于脾下极的下内方，并在脾上形成结肠压迹，但亦可居脾门之前，甚至脾门稍上方。结肠脾曲常被腹膜形成的韧带连于脾的被膜，术中不慎向下牵拉结肠脾曲，可导致脾包膜破裂。膈结肠韧带将结肠脾曲固定于膈与脾下极以下，高度约平第 10 肋。结肠脾曲所成角度往往十分尖锐，以至于横结肠末段与降结肠始段重叠；其间的腹膜或大网膜可发生粘连。较之于结肠肝曲，结肠脾曲的位置更偏向后上（图 1-9）。

7. 降结肠

【解剖】降结肠长为 25~30cm，起自左季肋区的结肠脾曲，继而下降至髂嵴水平，在髂肌前方转而向内，续于乙状结肠。成年人的降结肠大多为腹膜后位器官，除后表面以外均被腹膜覆盖，但降结肠偶可被短的肠系膜系于腹后壁，具有更大的活动性。降结肠后方的结构尚有肋下血管和神经、髂腹下神经、髂腹股沟神经、股外侧皮神经、股神经及生

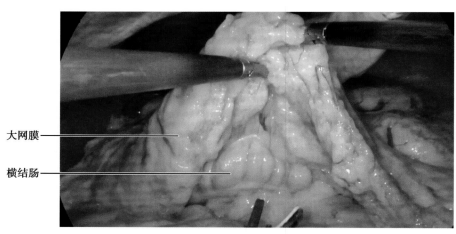

大网膜——

横结肠——

图 1-8　横结肠

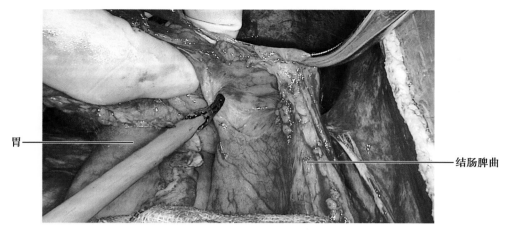

胃

结肠脾曲

图 1-9　结肠脾曲

殖股神经,通常亦有第 4 对腰动脉;降结肠前方则为空肠祥。与升结肠相比,降结肠的管径较小,位置较深。在降结肠,肠脂垂更为常见。

8. 乙状结肠

【解剖】乙状结肠自小骨盆开始下行,至第 3 骶椎水平续于直肠。通常乙状结肠借扇形的乙状结肠系膜悬于腹后壁与盆后壁,但其亦可因先天粘连而被固定于髂肌表面的壁腹膜,故其长度与位置易变。乙状结肠通常居盆腔内,卧于膀胱的腹膜面及女性的子宫之上,后邻直肠。乙状结肠一般完全被包裹于腹膜内。其系膜呈倒"V"形附着其上,倒"V"形的右支始自第 3 骶椎前方,指向左髂总动脉的分叉处(有左输尿管跨过),以此为顶点沿髂外动静脉下降(图 1-10)。

除了与降结肠和直肠的联结不变以外,乙状结肠的毗邻变异较大。其外侧为左髂外血管、闭孔神经、卵巢及骨盆侧壁;背侧邻左髂内、髂外与生殖腺血管,输尿管,梨状肌及骶丛;腹内侧为膀胱及子宫;头侧及右侧与肠祥相贴。乙状结肠的结肠带较结肠其他部分更宽,并在乙状结肠末端汇合成一圈完整的纵行肌层,肠脂垂在乙状结肠也尤为显著。

结肠系膜存在于结肠的全长并与近端的小肠系膜与远端的直肠系膜相续。其结构包括两层间皮及其间的结缔组织网格,网格中嵌有脂肪。结肠系膜亦包含神经、血管、淋巴管及淋巴结。结肠系膜后方紧邻一层疏松结缔组织,即 Toldt 筋膜,该筋膜附着于腹后壁的腹膜后腔。在 Toldt 筋膜平面内或平面后完全切除相关节段的结肠系膜,可提高结肠癌患者的生存率。

9. 直肠

【解剖】直肠为大肠的末段,长 15~16cm,位于小骨盆内。上端平第 3 骶椎处接续乙状结肠,沿骶骨和尾骨的腹侧下行,穿过盆膈,下端以肛门而

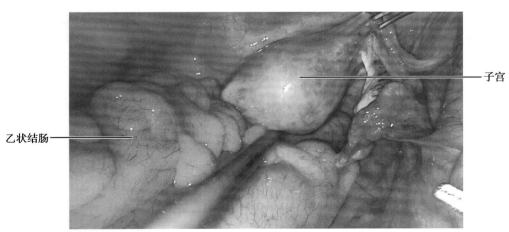

子宫

乙状结肠

图 1-10　乙状结肠

终。在女性,直肠前方的毗邻包括乙状结肠和/或小肠,子宫颈、子宫体及阴道,阴道借阴道直肠隔与直肠隔开。直肠上 1/3 的前面与侧面以及直肠中 1/3 的前面被腹膜覆盖,而直肠下 1/3 位于腹膜腔之下。腹膜向前返折,在女性附于阴道后穹隆,形成直肠子宫陷凹。直肠两侧的上部为腹膜形成的直肠旁窝,两侧的下部与盆丛,直肠上动、静脉的分支,直肠侧韧带及肛提肌等相邻。直肠在盆膈以上的部分称为直肠盆部,盆部的下段肠腔膨大,称为直肠壶腹。盆膈以下的部分肠腔缩窄称为肛管或直肠肛门部。直肠有两个弯曲:上段凸向后,与骶骨前面的曲度一致,形成骶曲;下段向后下绕过尾骨尖,形成凸向前的会阴曲。直肠无结肠袋,亦无

结肠带与肠脂垂。直肠系膜是指包绕直肠背侧的半月形的潜在系膜结构,其由直肠、乙状结肠系膜向下延伸而来,其背侧为骶前间隙,向下直至肛提肌水平(图 1-11、图 1-12)。

直肠的动脉血供主要是来自肠系膜下动脉的直肠上动脉,来自髂内动脉的直肠中动脉和来自髂内动脉的直肠下动脉。但临床上值得注意的动脉血供问题有三点:①直肠中动脉在直肠上动脉结扎后其向上供血的距离一般不超过腹膜反折上 5cm;②直肠与乙状结肠间的边缘动脉弓有部分不吻合;③结肠中动脉与左结肠动脉间在结肠脾区处有部分的动脉弓不吻合。在手术时应仔细观察肠管血供,避免吻合口瘘的发生。

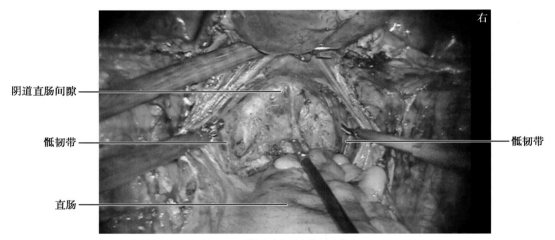

图 1-11 直肠(一)

阴道直肠间隙

骶韧带

骶韧带

直肠

右

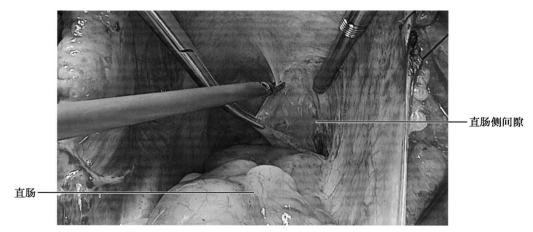

图 1-12 直肠(二)

直肠侧间隙

直肠

第二章
右上腹脏器解剖

一、膈肌

【解剖】膈肌位于胸、腹腔之间,封闭胸廓下口。膈肌呈穹窿形突向胸腔,右半膈肌顶部比左半膈肌顶高 1~2cm。膈肌顶在卧位时较高,当直立安静呼吸时,膈肌上下移位距离约 2cm,而深呼吸时可达 7cm。膈肌为薄片状的肌腱性结构,表面覆以腹膜,四周是纤维呈放射状排列的肌性部;中央是马蹄形腱膜部分,称为中心腱。膈肌有数个裂孔,为胸、腹腔间血管和食管等的重要通道(图 2-1)。

二、肝脏

1. 肝脏的位置及有关韧带

【解剖】肝脏是人体最大的腺体,血液供应丰富,呈红褐色,质软而脆,易破裂而较难缝合。肝脏大部分位于右季肋区,小部分位于腹上区和左季肋区;肝膈面最高点与膈穹窿最高点一致,而前下缘

右侧大部分稍低,一般与右肋弓齐平。肝圆韧带(图 2-2)是胎儿时期的左脐静脉(右脐静脉早已退化)闭锁后形成的一个结缔组织索,位于肝镰状韧带(图 2-3)游离缘内,从脐部移行至肝下面的肝圆韧带裂,至肝门左端连于肝门静脉左支囊部顶端。肝脏借镰状韧带和冠状韧带(图 2-4)连于膈肌下方和腹前壁,因而在呼吸时,肝脏可随膈肌上下移动,移动范围为 2~3cm。

肝脏分为上、下两面,前、后、左、右四缘。肝上面隆凸,与膈穹窿相对,叫做膈面。表面借镰状韧带分为左、右两叶。右叶大而厚,左叶小而薄。肝上面后部冠状韧带前、后层间有一无腹膜被覆的三角区,叫做肝裸区,借结缔组织与膈相连。肝下面凹陷,与腹腔脏器接触,称为脏面。肝脏面有"H"形沟,左纵沟较窄,其前半部有肝圆韧带,是脐静脉闭锁后形成的条索;后半部有静脉韧带,由静脉导管萎缩形成。右纵沟较宽,其前半部为胆囊窝,容

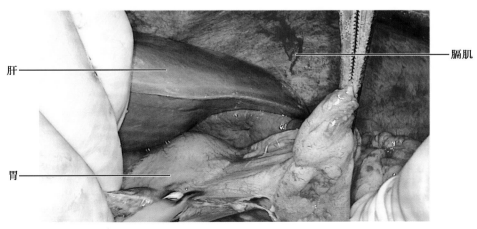

图 2-1　膈肌

肝

胃

膈肌

9

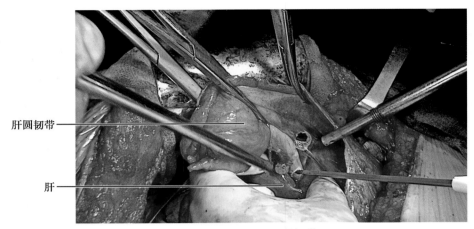

图 2-2　肝圆韧带

肝圆韧带 ————
肝 ————

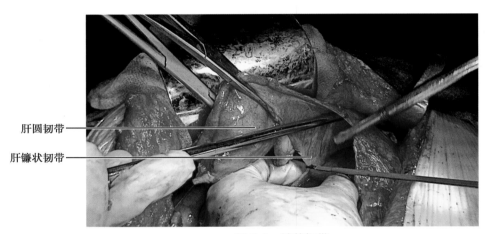

图 2-3　镰状韧带

肝圆韧带 ————
肝镰状韧带 ————

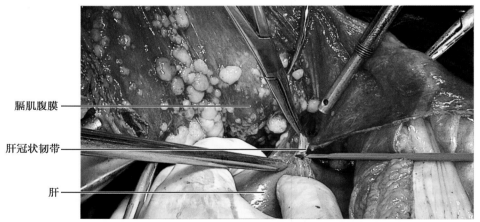

图 2-4　冠状韧带

膈肌腹膜 ————
肝冠状韧带 ————
肝 ————

纳胆囊；后半部为腔静脉窝,下腔静脉从此穿过,肝左、中、右静脉在此汇入下腔静脉,故称为"第二肝门"。横沟有肝管、淋巴管、神经、门静脉及肝动脉的分支出入,叫做"肝门"或"第一肝门"。这些

进出肝门的结构,周围为结缔组织所包绕,称为肝蒂。在行半肝切除术时,常需在此分离、结扎、切断肝管、肝动脉、门静脉的相应分支,同时在第二肝门处理相应的肝静脉。肝下面左纵沟的左侧为左叶,

右纵沟的右侧为右叶,两纵沟之间的部分又被横沟分为前方的方叶和后方的尾叶。肝下缘锐利,有两个切迹,右侧为胆囊切迹,左侧为肝圆韧带切迹。

2. **肝脏的毗邻**　肝右叶头侧与右膈肋膈窦相对。右叶尾侧中部接近肝门处与十二指肠上曲相邻;腹侧与结肠右曲相邻;背侧邻右肾及肾上腺。方叶尾侧接幽门;左叶尾侧与胃前壁相邻,后上部邻食管腹部。

三、小网膜

【解剖】小网膜来源于腹侧的胃系膜,由两层腹膜组成,两层腹膜借不等量的结缔组织和脂肪组织分隔开。它从肝的脏面下方延伸至胃、幽门和十二指肠上部。在胃小弯处,小网膜的两层腹膜分开包裹胃,与胃前后表面的脏腹膜相融合。小网膜的后层形成小囊的部分前表面。

第三章
左上腹脏器解剖

一、胃

【解剖】胃上连食管腹部、下接十二指肠,呈曲颈瓶形,有二口(贲门、幽门)、二缘(胃小弯、胃大弯)和二面(前壁、后壁)。胃后壁构成网膜囊前壁的一部分。胃小弯大部位于腹上区中线略偏左侧;胃大弯的位置变化很大,因体位和胃充盈程度而异。通常人体仰卧位时胃大弯最突出点可低至第10肋软骨高度,而无张力的胃,大弯可低至盆腔。胃的动脉血供丰富,总来源是腹主动脉的分支——腹腔干,为腹主动脉的第3、4级分支,于贲门和幽门处抵达胃,在胃韧带的两层腹膜之间走行,沿胃大弯和胃小弯分支分布于胃壁(图3-1)。

二、大网膜

【解剖】大网膜是从胃大弯起始向下越过横结肠、空肠袢、回肠袢腹侧的双层腹膜韧带,呈围裙状。上连于胃大弯及十二指肠起始部之下,降至腹腔下部一定高度,反折向背侧、头侧连于横结肠。大网膜具有分泌、吸收、保护、防御和再生等功能,防御功能最突出。其表面有游走的白细胞,具有很强的吞噬能力。大网膜的血管由胃网膜左、右动脉及其分支供应,此二动脉通过吻合弓及大网膜边缘动脉形成"大网膜动脉环"(图3-2)。

三、脾

【解剖】脾位于腹腔的左上区、胃底和膈肌之间。脾分为位于上外侧的膈面和下内侧的内脏面,有前上缘、后下缘、上极和下极。脾脏为腹膜内位器官。脾上极借胃脾韧带与胃相连,借膈脾韧带与腹后壁相连。脾下极借脾肾韧带与腹后壁和结肠脾曲相连。膈结肠韧带恰好在脾下极下方。脾动、

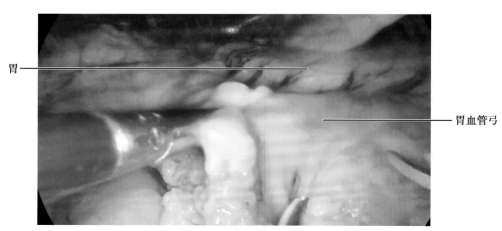

胃 ——

—— 胃血管弓

图 3-1　胃

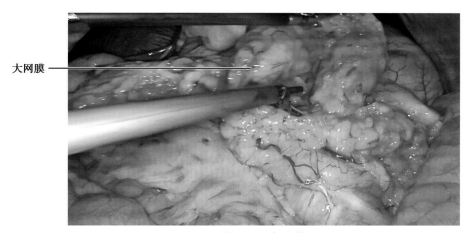

图 3-2 大网膜

静脉末端和下方的胰尾走行于脾肾韧带两层之间。在分离、结扎脾血管时易损伤胰尾,造成胰尾出血、胰腺炎和胰腺瘘管形成。胃脾韧带与膈脾韧带、脾门、胃浆膜和大网膜相延续,其内包含有脾动脉分出的胃短动脉、上极动脉和胃网膜左动脉及与其伴行的静脉(图 3-3)。

【临床意义】在脾切除手术或移动胃底时,行胃短动脉结扎应尽可能远离胃大弯,以防止局部胃发生坏死、穿孔。膈结肠韧带连接结肠脾曲与膈肌,走行于脾下极的下外侧。它与在胰尾末端的横结肠系膜外侧的腹膜和位于脾门的脾肾韧带相连接。当进行膈结肠韧带分离时,尤其是在应用电切割技术分离时,易损伤结肠。

四、胰腺

【解剖】胰腺基于解剖学可被分为 5 部分:头、颈、体、尾和钩突。成年人胰腺长 12~15cm,位于腹膜后隙。胰腺外侧端(胰尾)较薄,内侧端(胰头)较厚。十二指肠呈 "C" 形环绕在胰头周围,胰腺剩余部位横行,偏头侧处跨过腹膜后腔,在胃背侧到达脾门(图 3-4)。

【临床意义】胰腺尾部位于左上腹,由于它与脾和大网膜十分接近,进行脾切除术结扎脾血管时有受损的风险。

五、肠系膜上血管

1. 肠系膜上动脉

【解剖】来自腹腔干下方约 1cm 处的腹主动脉,位于幽门平面的第 1 腰椎下缘的水平,其起始部位的角度很锐利。肠系膜上动脉向下前行于胰腺钩突和十二指肠第 3 部,向后至脾静脉和胰体。在小肠系膜内,肠系膜上动脉跨过下腔静脉、右输尿管和右腰大肌的前方,随着后续的分支加入空肠和回肠。同时,其血管管径不断减小,其末端分支

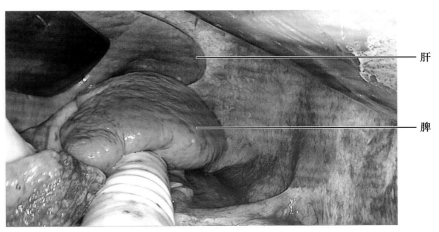

图 3-3 脾

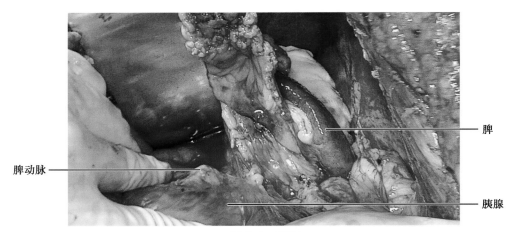

脾动脉

脾

胰腺

图 3-4 胰腺

与回结肠动脉的末端相吻合。肠系膜上动脉常从它的右侧发出胰十二指肠下动脉、中结肠动脉、右结肠动脉和回结肠动脉的分支；从它的左侧发出回肠分支。它的空肠和回肠分支形成小肠系膜内的血管弓。最后这些血管弓形成一个形状不规则且不完整的小肠"边缘动脉"。

2. 肠系膜上静脉

【解剖】引流小肠、盲肠、部分升结肠和横结肠、部分胃和大网膜的血液。通过来自终末回肠、盲肠和阑尾的分支连合在小肠系膜内形成肠系膜上静脉。该静脉在肠系膜内向头侧至肠系膜上动脉的右侧，通过右输尿管、下腔静脉、十二指肠第 3 部和胰腺钩突的腹侧，在幽门水平面上（第 1 腰椎下缘）胰腺的背侧与脾静脉汇合形成门静脉。肠系

膜上静脉接受空肠静脉、回肠静脉、回结肠静脉、右结肠静脉、中结肠静脉、胃网膜右静脉和胰十二指肠下静脉的血液。近端空肠的一个主要分支常横向走行于肠系膜上动脉的背侧，进入肠系膜上静脉的右背外侧。

六、肠系膜下血管

1. 肠系膜下动脉

【解剖】约平第 3 腰椎高度，腹主动脉分叉以上 3~4cm，起于腹主动脉前壁，沿腹后壁腹膜深面行向左下方，至左髂窝进入乙状结肠系膜根部内，下降进入小骨盆，移行为直肠上动脉。有三条主要分支：左结肠动脉、乙状结肠动脉和直肠上动脉，分别供应降结肠、乙状结肠和直肠上段的血运（图 3-5）。

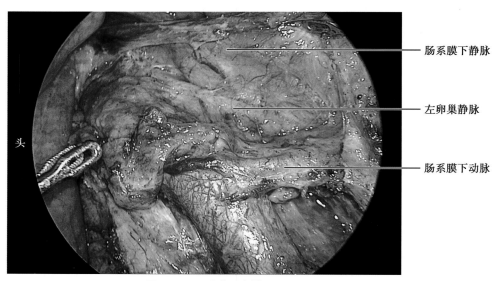

肠系膜下静脉

左卵巢静脉

肠系膜下动脉

头

图 3-5 肠系膜下血管

2. 肠系膜下静脉

【解剖】引流来自直肠、乙状结肠、降结肠及远端横结肠的静脉血。该静脉续于直肠上静脉,后者借直肠静脉丛与直肠中、下静脉相通。肠系膜下静脉在腹膜后隙内位于肠系膜下动脉左侧,继而上行经过左腰大肌及左输尿管前方;该静脉可跨过卵巢血管,或在卵巢血管内侧上行。肠系膜下静脉位于十二指肠空肠曲外侧,偶尔亦可处于十二指肠空肠曲外侧的后方,手术中可据此将其定位。肠系膜下静脉收集来自直肠上静脉、数支乙状结肠静脉及左结肠静脉的血液,通常在经过胰体下缘的背侧、左肾静脉的腹侧之后注入脾静脉,但亦可注入脾静脉与肠系膜上静脉汇合处,或直接注入肠系膜上静脉(图 3-5)。

第四章
腹膜后解剖

一、盆腔腹膜后间隙

（一）耻骨后间隙

【解剖】又称膀胱前间隙［雷丘斯（Retzius）间隙］，位于耻骨联合与膀胱尾外侧之间，其腹侧界为腹横筋膜；背侧界为膀胱侧韧带；两侧为侧脐韧带在盆壁的附着处，内含疏松结缔组织及静脉丛等；头侧界为膀胱头侧至腹前壁的腹膜移行部；尾侧界为耻骨膀胱韧带及盆膈上筋膜。沿子宫圆韧带可与子宫旁组织、股沟管相连；沿髂外血管可与股鞘相通；沿腹壁下血管可与腹直肌鞘相接；沿闭孔血管与闭膜管相通（图4-1）。

【临床意义】耻骨骨折合并膀胱或尿道损伤时，常引起耻骨后间隙出血、尿外渗或感染等。经此隙亦可完成腹膜外剖宫产术。

（二）直肠侧间隙

【解剖】间隙内覆盖腹膜，腹膜下为输尿管。输尿管及其系膜将直肠侧间隙分为内侧的冈林间隙和外侧的拉氏间隙（图4-2）。

（三）直肠后间隙

【解剖】又称骶前间隙，位于直肠后筋膜与骶前筋膜之间。其腹侧界为直肠外侧韧带；背侧界为骶尾骨；两侧借直肠侧韧带与骨盆直肠间隙相隔；头侧界在骶岬处与腹膜后间隙相通；尾侧界为盆膈上筋膜（图4-3）。

【临床意义】此间隙内有骶丛、奇神经节、直肠下血管、骶淋巴结等。若间隙内发生感染，可向上蔓延至腹膜后间隙。

（四）膀胱侧间隙

【解剖】头侧界为子宫动脉及其背侧的血

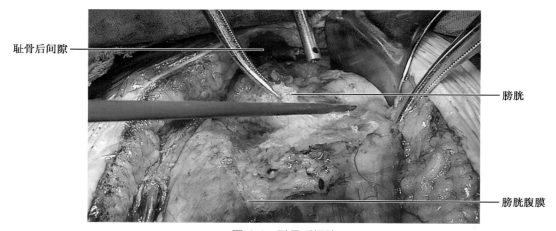

耻骨后间隙

膀胱

膀胱腹膜

图 4-1 耻骨后间隙

管、脂肪组织等；背侧界为盆膈上筋膜；内侧界为膀胱宫颈韧带、膀胱阴道韧带；外侧界为闭孔内肌的筋膜及髂内血管、神经、淋巴管及输尿管等（图4-4）。

（五）阴道直肠间隙

【解剖】腹侧界为直肠阴道隔；背侧界为直肠腹侧的外膜；两侧为直肠柱和子宫骶韧带；头侧界为直肠子宫陷凹底部的腹膜；尾侧界为肛提肌，附

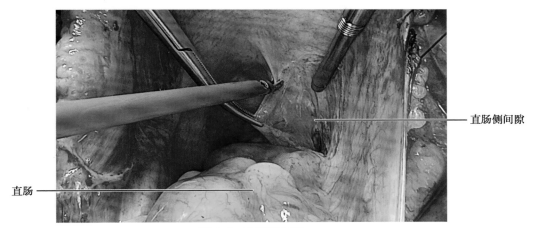

直肠侧间隙

直肠

图4-2 直肠侧间隙

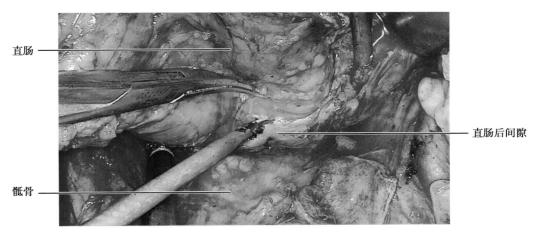

直肠

直肠后间隙

骶骨

图4-3 直肠后间隙

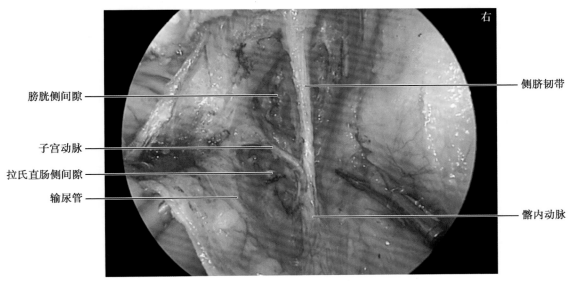

右

膀胱侧间隙

侧脐韧带

子宫动脉

拉氏直肠侧间隙

输尿管

髂内动脉

图4-4 膀胱侧间隙

着于会阴体(图 4-5)。

(六) 膀胱宫颈间隙

【解剖】位于膀胱和宫颈之间,富含疏松结缔组织,血管较少,易于分离。腹侧界为膀胱后壁,背侧界为宫颈前壁,两侧界为膀胱宫颈韧带;头侧界为膀胱子宫反折腹膜,尾侧界为阴道上中隔(图 4-6、图 4-7)。

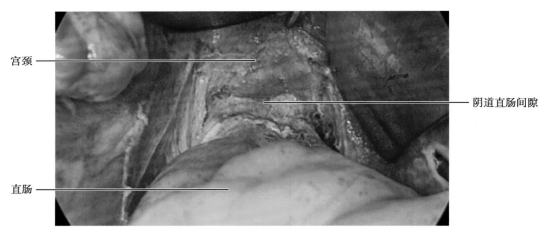

图 4-5　阴道直肠间隙

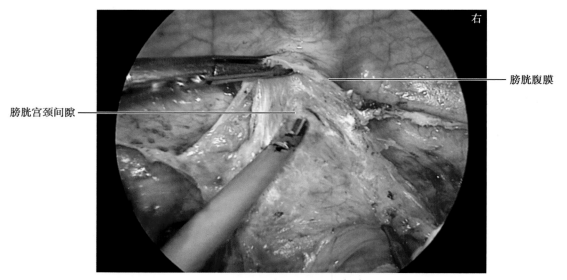

图 4-6　膀胱宫颈间隙(一)

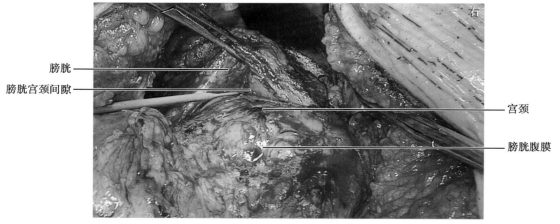

图 4-7　膀胱宫颈间隙(二)

（七）膀胱阴道间隙

【解剖】位于膀胱下段和阴道前壁之间,含致密结缔组织,血管较多,分离时有困难。腹侧界为膀胱顶;背侧界为阴道前壁;两侧界为膀胱阴道韧带;头侧界为阴道上中隔(图4-8、图4-9)。

二、盆腔血管区域间隙

（一）侧腹膜后间隙

【临床意义】(图4-10)该间隙是盆腔淋巴结切除、输尿管显露、骨盆漏斗韧带处理、侧方宫旁组织显露及处理的最佳安全途径。将骨盆漏斗韧带向内侧牵拉,圆韧带向尾侧、腹侧提拉,于髂外动脉与腰大肌间打开侧腹膜即可显露该间隙,逐步锐性分离该间隙,即可显露出骨盆漏斗韧带、输尿管,此

时就可以安全地于髂血管表面离断骨盆漏斗韧带,继续沿着该间隙向背侧、尾侧分离可逐步显露出髂内动脉、侧脐韧带,为后续闭孔间隙的显露、侧方宫旁的显露与处理奠定基础。

（二）髂腰肌与髂外血管间隙

【临床意义】(图4-11)该间隙的建立主要是为了显露出髂外动静脉外侧区域淋巴结及髂总血管深部淋巴结。通过将髂总静脉的游离逐步显露出髂内静脉和髂腰静脉,以及该区域的闭孔神经盆段起始部、副闭孔神经、腰骶干等重要解剖结构。在充分显露这些重要解剖结构后将髂总血管深部淋巴结逐步向尾侧游离,最后可以将该区域淋巴结安全地移至髂内外静脉分叉内侧,可以大大降低直接于髂内外静脉分叉内侧处理淋巴结时带来的血管、

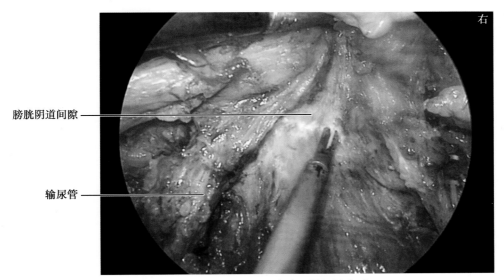

图4-8　膀胱阴道间隙(一)

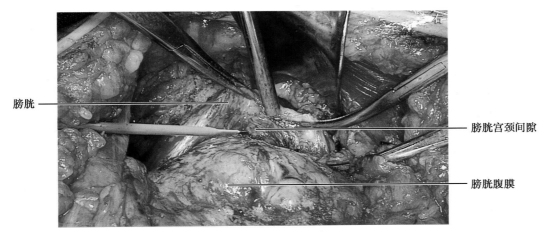

图4-9　膀胱阴道间隙(二)

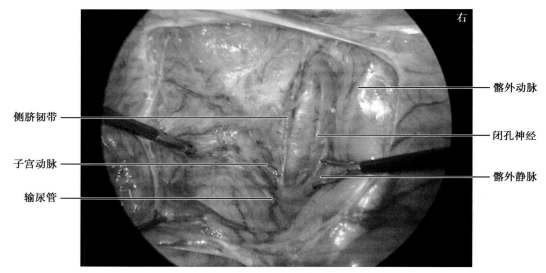

侧脐韧带

子宫动脉

输尿管

髂外动脉

闭孔神经

髂外静脉

右

图 4-10 侧腹膜后间隙

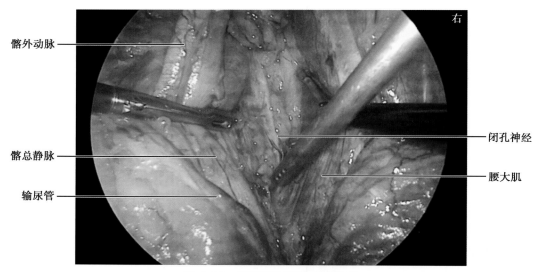

髂外动脉

髂总静脉

输尿管

闭孔神经

腰大肌

右

图 4-11 髂腰肌与髂外血管间隙

神经损伤风险。

（三）闭孔间隙

【临床意义】（图4-12）闭孔间隙主要是显露出闭孔神经、闭孔血管，利于该区域淋巴结切除，避免该区域淋巴结切除时发生不必要的出血及神经损伤。

三、腹膜后器官

（一）肾

【解剖】肾成对，偶见单肾，双侧肾具有相同的基本结构和相似的范围。肾分别位于脊柱两侧，贴附于腹后壁。右肾稍低于左肾，右肾上端平第

12胸椎，下端平第3腰椎；左肾上端平第11胸椎，下端平第2腰椎。肾门向内扩张，形成一间隙为肾窦，肾血管、神经、淋巴管、肾盂、输尿管均由此进出肾。肾的上方附有肾上腺，共同由肾筋膜所包绕，二者之间以疏松结缔组织填充。

（二）肾上腺

【解剖】肾上腺是一对重要的内分泌器官，位于腹膜后肾上极内上方近似一个三角形的区域内，此三角区分居第1腰椎椎体的两侧，相当于第11肋水平。位于腹膜后，脊柱两侧，双肾的内上方。

1. 右侧肾上腺三角内侧界为下腔静脉，此处无腹膜；内侧界附近为右腹腔神经节，腹侧有十二

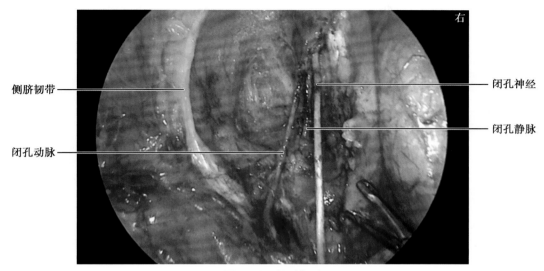

侧脐韧带

闭孔动脉

闭孔神经

闭孔静脉

右

图 4-12 闭孔间隙

指肠走行。外侧界(即肾上腺底部)为右肾内上缘。头侧界:腹侧贴肝右叶近背侧缘处脏面;外侧接肝裸区;背侧隆凸邻膈肌右脚。

2. 左侧肾上腺内侧界为腹主动脉,内侧界附近为左腹腔神经节。外侧界(即肾上腺底部)接左肾内上缘。头侧界:隔网膜囊邻胃后壁,背侧附于膈肌左脚。左肾上腺腹尾侧有胰体左端与脾动静脉。

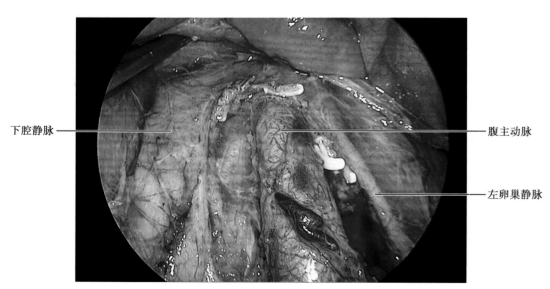

第五章
腹、盆腔血管

一、腹腔血管

(一) 腹腔动脉

1. 腹主动脉

【解剖】腹主动脉在第12胸椎下缘前方略偏左侧,经横膈的主动脉裂孔进入腹膜后间隙,沿脊柱的左前方下行,至第4腰椎下缘水平分为左、右髂总动脉。腹主动脉全长14~15cm,周径2.9~3.0cm(图5-1)。

【临床意义】腹主动脉很少有变异,是切除腹主动脉区域淋巴结的解剖标志,临床以腹主动脉为标志打开后腹膜,向左、右两侧分别显露出下腔静脉、肠系膜下动脉及两侧输尿管(图5-1)。

2. 脾动脉

【解剖】起自腹腔干。脾动脉沿胰腺上缘蜿蜒左行到脾门,入脾门前分出以下分支:①胰支:为数条细小的分支,分布于胰体和胰尾。②胃后动脉:1~2条,行于网膜囊后壁的腹膜后面,经胃膈韧带到胃底。③胃短动脉:3~5条,经胃脾韧带至胃底。④胃网膜左动脉:分布于胃大弯左侧的胃壁和胃网膜,与胃网膜右动脉相吻合,营养胃和大网膜。⑤脾支:为脾动脉入脾的数条分支,分布于脾(图5-2)。

【临床意义】脾动脉供给胃、胰腺、脾脏等多脏器的血液。切除脾脏时,准确找到脾动脉是控制出血的关键。

下腔静脉 —— 　　　　　　　　　　　—— 腹主动脉

—— 左卵巢静脉

图 5-1 腹主动脉

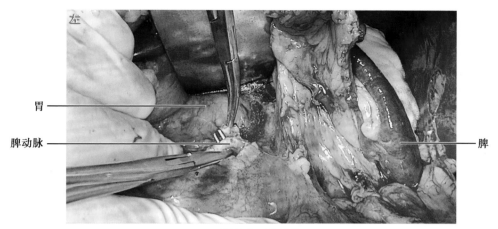

图 5-2　脾动脉

3. 肾动脉

【解剖】肾动脉是腹主动脉比较粗大的一对分支,左右各一,在第 1~2 腰椎平面发自主动脉侧壁,横行向外,在肾静脉背侧进入肾门,左侧肾动脉起始部常高于右肾动脉。腹主动脉位于体正中线的左侧,故右肾动脉较左肾动脉稍长。右肾动脉前邻下腔静脉、胰头和十二指肠降部;左肾动脉前邻胰体、脾静脉和肠系膜下静脉。肾动脉到达肾门之前,分出 1 支肾上腺下动脉,向上行至肾上腺;此外还分出输尿管支至输尿管(图 5-3)。

4. 副肾动脉

【解剖】副肾动脉多被认为是一种退化结构,与胚胎发育相关。国内外文献对其发生率报道不一,且差别较大。国内常将不经肾门入肾的肾脏供血动脉定义为副肾动脉,可起自腹主动脉,也可起自腰动脉、腹腔干、髂动脉、膈下动脉、脾动脉、卵巢动脉,以及肾上腺上、下动脉,肠系膜上、下动脉等,其中起自腹主动脉最为多见。而国外将副肾动脉定义为需起自腹主动脉,且为肾脏多支供血动脉中除直径最大者以外的其他动脉。副肾动脉可走行于肾动脉的上方或下方,文献报道差异无统计学意义。副肾动脉大部分情况为 1 支,多支也有报道,国内外最多的文献资料是同时伴有 6 支副肾动脉(图 5-4)。

【临床意义】肾血流量大,平均 1 000~1 200ml/min,占心输出量的 20%~25%。术前需充分阅片、术中仔细探查,避免肾动脉或副肾动脉损伤。

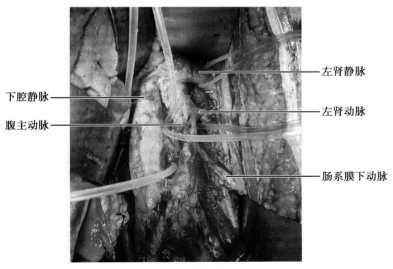

图 5-3　肾动脉

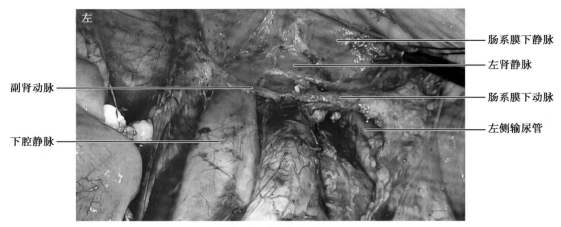

左

副肾动脉

下腔静脉

肠系膜下静脉

左肾静脉

肠系膜下动脉

左侧输尿管

图 5-4 副肾动脉

5. 肠系膜下动脉

【解剖】约平第 3 腰椎高度，起于腹主动脉前壁，沿腹后壁腹膜深面行向左下方，至左髂窝进入乙状结肠系膜根部内，下降进入小骨盆，移行为直肠上动脉。肠系膜下动脉自其起点至发出第 1 分支处的长度约 34.7mm。有 3 条主要分支：左结肠动脉、乙状结肠动脉和直肠上动脉，供应降结肠、乙状结肠和直肠上段的血运（图 5-5）。

【临床意义】肠系膜下动脉是高、低位腹主动脉区域淋巴结切除的标志线。充分显露肠系膜下动脉有利于高、低位腹主动脉区域淋巴结的显露与切除，不建议裸化肠系膜下动脉，尤其是其根部。肠系膜下动脉呈锐角，自腹主动脉表面发出，若根部裸化明显，在切除淋巴结过程中，因反复牵拉肠系膜下动脉，有可能发生肠系膜下动脉自根部撕脱，发生难以迅速控制的出血。

6. 卵巢动脉

【解剖】起始于第 2 腰椎水平的腹主动脉或肾动脉，朝尾侧方斜向下降，于第 3 腰椎水平跨越输尿管，在骨盆入口处距输尿管前约 2cm 跨越髂血管（图 5-6）。

【临床意义】右侧卵巢动脉相对纤细，走行于下腔静脉表面，容易识别；左侧卵巢动脉相对较为粗大，大多起自腹主动脉，少部分起自左肾动脉。在进行肠系膜下动脉头侧、腹主动脉外侧区域淋巴结切除时，要注意识别自腹主动脉发出的左侧卵巢动脉，因其起自腹主动脉，血管压力较高，若误伤此动脉容易发生较为凶猛的出血，不建议双极电凝止血，采用血管夹夹闭止血效果较好。

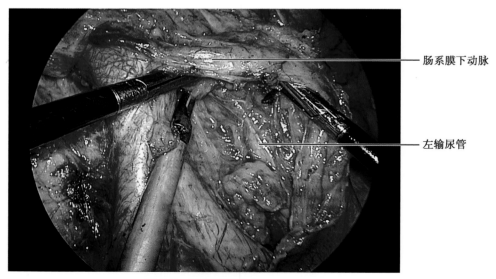

肠系膜下动脉

左输尿管

图 5-5 肠系膜下动脉

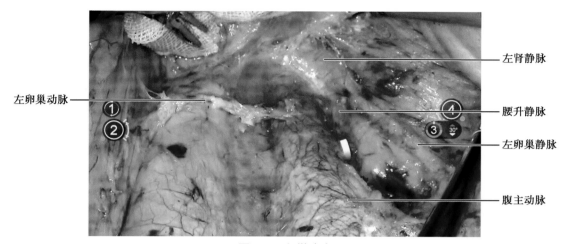

左卵巢动脉

左肾静脉
腰升静脉
左卵巢静脉
腹主动脉

图 5-6　卵巢动脉

7. 腰动脉

【解剖】通常为 4 对，由腹主动脉背侧发出，向外侧横行，分别经第 1~4 腰椎体中部的前方或侧方，多与腰静脉伴行。

【临床意义】切除腹主动脉左侧区域淋巴结时可见到腰动脉，因其多为紧贴腰椎前方走行，因此切除该区域淋巴结时，避免紧贴腰椎前方，以防发生难以控制的出血（图 5-7）。

8. 髂总动脉

【解剖】左、右各一，是腹主动脉的两大终末支，左侧较右侧稍长、稍细。髂总动脉前方有上腹下丛、输尿管经过，其行至小骨盆缘分为髂外动脉和髂内动脉（图 5-8）。

【临床意义】在行盆腔淋巴结切除术，打开髂总动脉表面的腹膜时，因输尿管多为跨越髂总动脉进入盆腔，所以需要在直视输尿管前提下打开腹膜

显露髂总动脉，避免损伤输尿管。左侧髂总动脉表面多有乙状结肠及其系膜覆盖，需将乙状结肠内侧系膜打开，将肠系膜下动脉、输尿管、乙状结肠充分外推后，可显露左髂总动脉。

9. 骶正中动脉

【解剖】骶正中动脉起自腹主动脉末端背侧，比较细小。发出后，在第 4、5 腰椎体、骶骨和尾骨前面下降，最后终于尾骨体。其前方有左髂总静脉、骶前神经等经过。

【临床意义】腹主动脉末端背侧发出，不易暴露。

（二）腹腔静脉

1. 下腔静脉

【解剖】下腔静脉收集下肢、盆部和腹部的静脉血。下腔静脉由左、右髂总静脉汇合而成，汇合部位多在第 5 腰椎水平，少数平第 4 腰椎。下腔静脉位于脊柱的右前方，沿腹主动脉的右侧上行，经

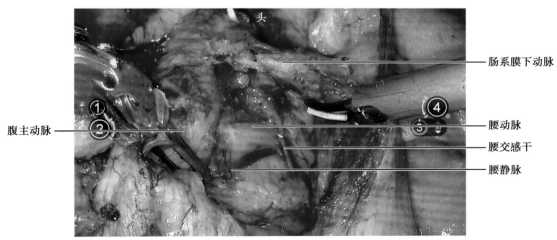

头

腹主动脉

肠系膜下动脉
腰动脉
腰交感干
腰静脉

图 5-7　腰动脉

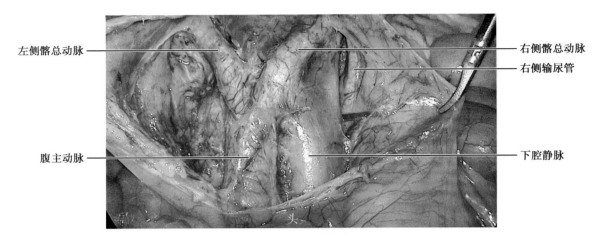

左侧髂总动脉　　　　　　　　　　　　　　　右侧髂总动脉
　　　　　　　　　　　　　　　　　　　　　　右侧输尿管

腹主动脉　　　　　　　　　　　　　　　　　　下腔静脉

图 5-8　髂总动脉

肝的腔静脉沟,穿膈肌的腔静脉孔,开口于右心房(图 5-9)。

【临床意义】下腔静脉可有解剖变异,偶有位于腹主动脉左侧,术前妇科医生充分阅片尤为重要。下腔静脉表面可有多条与淋巴脂肪组织相交通的小穿支静脉,是腔静脉表面淋巴结切除的危险区域,此部位操作需要十分小心,一旦发生穿支血管自根部撕脱,则需要采用 4-0 或 5-0 的血管缝合线缝合止血,缝合时需垂直血管纵轴方向,避免用力牵拉造成二次灾难性损伤。

2. 左肾静脉

【解剖】起自肾门,在同名动脉前方横向内侧注入下腔静脉,左侧肾静脉长于右侧,跨越腹主动脉左侧,汇入下腔静脉,并接受左肾上腺静脉和左卵巢静脉血液回流(图 5-10)。

【临床意义】左肾静脉是高位腹主动脉区域淋巴结切除的解剖标志。高位腹主动脉区域淋巴结切除时可见左肾静脉表面走行多条粗大的淋巴管,为了避免术后发生乳糜漏,建议将这些粗大淋巴管予以丝线结扎或血管夹夹闭。无论是开腹还是腹腔镜下解剖左侧肾静脉,因其周围解剖结构较复杂,术中一定要充分谨慎,不可盲目操作。注意左肾静脉偶可见走行于腹主动脉背侧,因此术前妇科医生充分阅片尤为重要。

3. 脾静脉

【解剖】肝门静脉属支,由脾的数支静脉汇集而成。走行于胰腺背侧,收集同名动脉分布区的血液,还接受肠系膜下静脉的汇入(图 5-11)。

4. 腰升静脉

【解剖】各腰静脉之间纵行的交通支称为腰

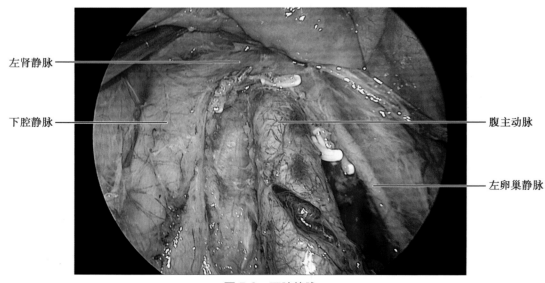

左肾静脉

下腔静脉　　　　　　　　　　　　　　　　　　腹主动脉

　　　　　　　　　　　　　　　　　　　　　　左卵巢静脉

图 5-9　下腔静脉

升静脉,位于腰大肌与腰椎横突之间,经腰椎横突前方,穿膈角后入纵隔。两侧的腰升静脉向下与髂腰静脉、髂总静脉及髂内静脉相连,向上与肾静脉和肋下静脉相通。两侧的腰升静脉分别经左、右

膈角入后纵隔,左侧者移行为半奇静脉,右侧者移行为奇静脉,最后汇入上腔静脉。因此,腰升静脉也是沟通上、下腔静脉系统间的侧支循环途径之一(图 5-12)。

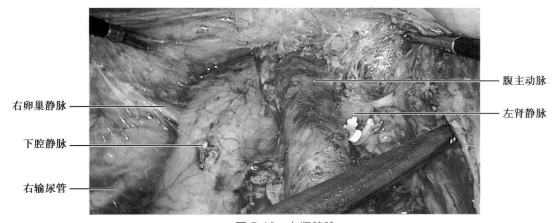

右卵巢静脉
下腔静脉
右输尿管

腹主动脉
左肾静脉

图 5-10　左肾静脉

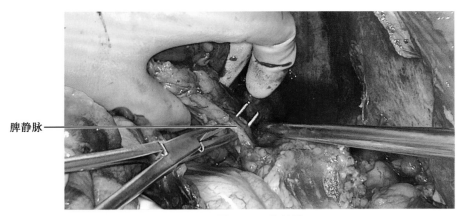

脾静脉

图 5-11　脾静脉

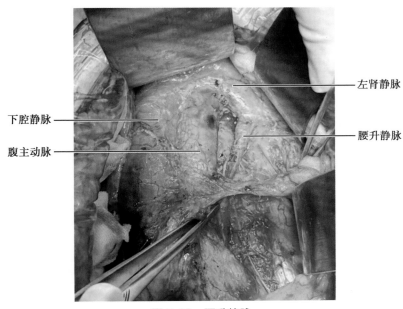

下腔静脉
腹主动脉

左肾静脉
腰升静脉

图 5-12　腰升静脉

【临床意义】在高位腹主动脉区域淋巴结切除时,尤其是左肾静脉下缘区域淋巴结切除,注意该静脉的显露,避免发生误损伤。

5. **腰静脉**

【解剖】通常为 4 对,收集腰部组织的静脉血,汇入下腔静脉。左侧腰静脉走行于腹主动脉的背侧。腰静脉与椎外静脉丛有吻合,并借之与椎内静脉丛相通(图 5-13)。

【临床意义】切除腹主动脉左侧区域淋巴结时可见到腰静脉,因其多为紧贴腰椎前方走行,因此切除该区域淋巴结时,避免紧贴腰椎前方,以防发生难以控制的出血。

6. **肠系膜下静脉**

【解剖】起自痔上静脉,在腹壁后向上走行,收集许多分支,尤其是结肠左静脉(图 5-14)。

【临床意义】不与肠系膜下动脉伴行,在打开后腹膜显露腹主动脉及上推十二指肠时,避免损伤该血管。

7. **卵巢静脉**

【解剖】两侧卵巢静脉自盆侧壁上行,与同名动脉伴行,右侧者斜行汇入下腔静脉,左侧者几乎垂直上升汇入左肾静脉(图 5-15)。

【临床意义】右侧卵巢静脉回流至下腔静脉,左侧卵巢静脉回流至左肾静脉。

8. **髂总静脉**

【解剖】髂总静脉是由髂外静脉和髂内静脉在骶髂关节前方组成,各向内上方斜行,在第 5 腰椎处汇合成下腔静脉(图 5-16)。

【临床意义】有一些淋巴脂肪组织内的小静脉直接汇入髂总静脉,当切除髂总静脉表面的淋巴

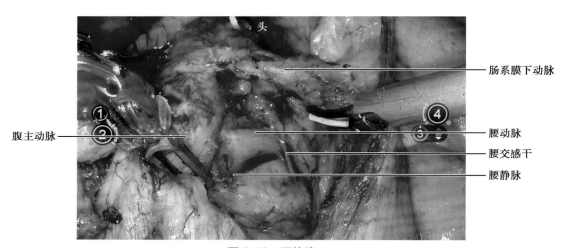

图 5-13　腰静脉

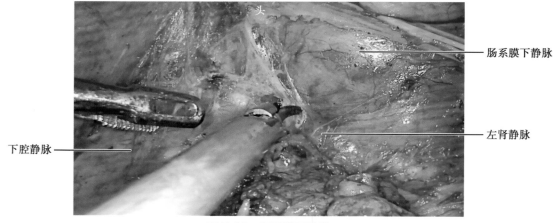

图 5-14　肠系膜下静脉

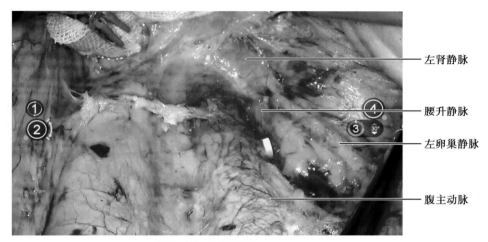

图 5-15　卵巢静脉

左肾静脉

腰升静脉

左卵巢静脉

腹主动脉

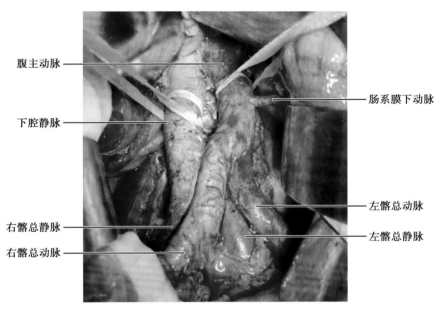

腹主动脉

下腔静脉

右髂总静脉

右髂总动脉

肠系膜下动脉

左髂总动脉

左髂总静脉

图 5-16　髂总静脉

组织时,切不可钝力撕拉,否则会损伤髂总静脉壁,引起大出血,左侧髂总静脉多斜跨腰椎表面,因此该区域淋巴结切除务必小心,一旦发生血管损伤,缝合极为困难。

9. 骶正中静脉

【解剖】骶正中静脉大多有 2 条,与同名动脉伴行上升,跨越左髂总静脉后方,在骶骨岬前面降入骨盆,紧贴骨盆前面,血管壁薄,很多无静脉瓣(图 5-17)。

【临床意义】此静脉是切除骶前淋巴结需要暴露出的血管,需注意避免损伤。

二、盆腔血管

(一)盆腔动脉

1. 髂外动脉

【解剖】髂外动脉起自髂总动脉的分叉处,沿腰大肌内侧缘下降,经腹股沟韧带(内、中 1/3 交界处)后方至股前部,移行为股动脉,长 100~115mm。左髂外动、静脉的腹侧为乙状结肠;右髂外动脉的起端有输尿管经过。髂外动脉在腹股沟韧带上方发出腹壁下动脉,经腹环内侧进入腹直肌鞘,并与腹壁上动脉吻合,营养腹直肌。在腹股沟韧带的后

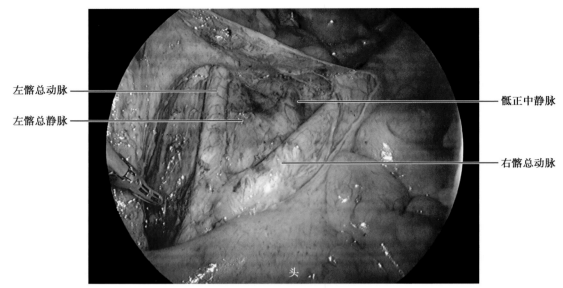

图 5-17 骶正中静脉

方分出旋髂深动脉(图 5-18)。

【临床意义】髂外动脉是下肢单一的动脉供血血管,应避免发生损伤,一旦发生损伤务必寻找有经验的医生处理;避免缝合后血管狭窄,导致下肢供血不良,必要时可采用髂内动脉代替吻合或人工血管置换;一定要保证髂外动脉血流通畅,否则会出现下肢血供障碍、坏死;可通过检查足背动脉搏动来判断髂外动脉是否通畅,同时判断髂外动脉损伤后吻合是否成功。

2. **髂内动脉**

【解剖】起于髂总动脉分叉,平腰椎间盘和骶髂关节前方下行,其远侧段闭锁并延续为脐内侧韧

带。髂内动脉分支复杂,按血液供应范围一般分为脏支(包括脐动脉、膀胱上动脉、子宫动脉、直肠下动脉、阴部内动脉和阴道动脉),壁支(包括髂腰动脉及骶外侧动脉),下肢及会阴分支(包括臀上动脉、臀下动脉、闭孔动脉)。

【临床意义】髂内动脉及前干的分支脐动脉是盆腔淋巴结切除术需要首先游离的重要解剖结构之一(图 5-18、图 5-19)。

(1)前干

1)子宫动脉

【解剖】在腹膜后沿盆侧壁向下向前走行,经阔韧带基底部,子宫旁组织到达子宫外侧,距子宫

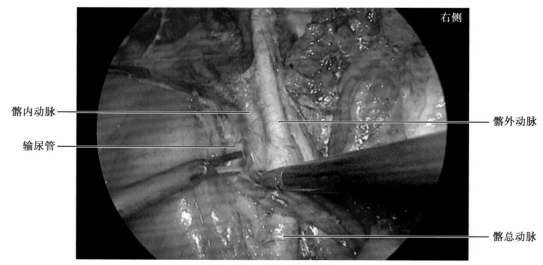

图 5-18 髂内、髂外动脉

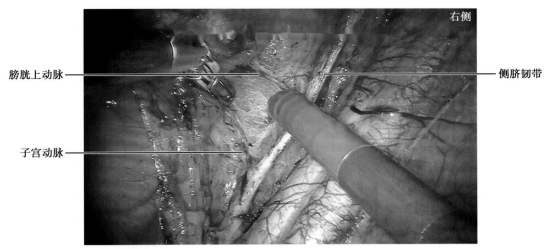

图 5-19　髂内动脉前干

颈(内口水平)约 2cm 处横跨输尿管到达子宫侧缘。主干分为宫底支(分布于子宫底部)、卵巢支(与卵巢动脉末梢吻合)和输卵管支(分布于输卵管)。

【临床意义】子宫动脉是显露侧方宫旁的重要解剖标志,以子宫动脉为界游离出头侧拉氏间隙与尾侧膀胱侧间隙,可充分显露出侧方宫旁组织。子宫动脉膀胱支在临床中虽不常被提及,但通过手术对其解剖发现,在游离输尿管过程中,输尿管隧道入口位于子宫动脉膀胱支背内侧,在输尿管隧道入口显露上具有解剖标志意义(图 5-20)。

2)膀胱上动脉:起自脐动脉,向内下方走行,分布于/供应膀胱上部及中部。

3)膀胱下动脉:起自髂内动脉前干,走行于闭孔动脉的后下方,继而转向内侧,分布于膀胱底、输尿管盆部下段等。

4)脐动脉:是前干的第 1 个分支,远端闭合形成侧脐韧带(图 5-21)。

5)闭孔动脉

【解剖】为髂内动脉分支,紧贴盆壁向前朝闭孔方向走行,经闭孔管出盆腔至股内侧部,其分支营养附近肌肉及髋关节。也可起始于阴部内动脉、腹壁下动脉、臀动脉或髂外动脉。闭孔动脉穿越闭膜管前发出耻骨支,与腹壁下动脉分支(闭孔支)吻合,有时该吻合支比较粗大,成为异常的闭孔动脉。闭孔静脉为髂内静脉属支,伴随闭孔动脉走行(图 5-22)。

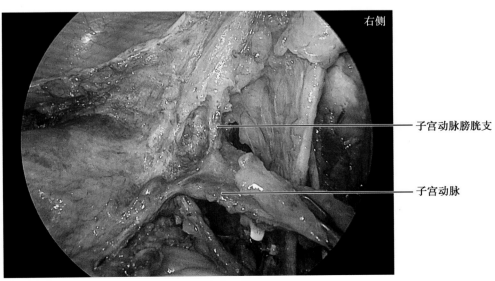

图 5-20　子宫动脉

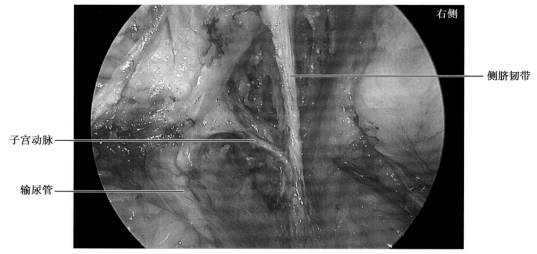

图 5-21　侧脐韧带

子宫动脉

输尿管

右侧

侧脐韧带

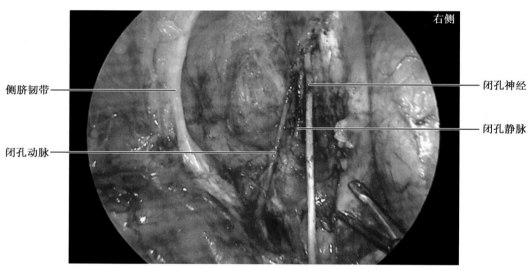

图 5-22　闭孔动脉

侧脐韧带

闭孔动脉

右侧

闭孔神经

闭孔静脉

【临床意义】闭孔动脉是髂内动脉外侧分支，多为向背侧紧贴盆壁于闭孔神经背侧走行，因此，游离髂内动脉及脐动脉时贴着两者外侧游离更加安全，不易发生闭孔动脉损伤。术中如果闭孔血管影响淋巴结切除或淋巴结明显肿大时，可切断闭孔动静脉而不必刻意保留。

6）副闭孔动脉

【解剖】凡直接或间接起自髂外动脉或股动脉者，均为副闭孔动脉。超过 50% 的副闭孔动脉经股环外侧至闭膜管出骨盆，少数经股环内侧或股环中间出骨盆。

7）直肠中动脉：可起自髂内动脉、阴部内动脉或臀下动脉，沿着侧韧带从外侧或后外侧，然后穿

透直肠固有筋膜至直肠。

8）阴部内动脉：为髂内动脉的终末支，穿越梨状肌下孔，位于坐骨棘的后方，内侧伴行有阴部神经、直肠上神经和臀下血管，外侧是坐骨神经、臀下神经、闭孔内肌神经和股方肌神经。阴部内动脉绕过坐骨棘后进入坐骨直肠侧窝，穿过阴部管，在坐骨耻骨支的内侧面进入会阴深间隙。在会阴横韧带水平，分出 2 个分支：阴蒂深动脉和阴蒂背动脉。阴蒂深动脉穿入海绵体根部，并进入海绵体中心。阴蒂背动脉经会阴横韧带下方，穿越阴蒂悬韧带，并经过阴蒂背部，发出膀胱前分支、耻骨联合后分支、耻骨联合前分支和皮肤分支。

9）臀下动脉：为髂内动脉前干的分支，较粗

大,由梨状肌下孔穿出后,供给臀下部及股后部上份的组织。

(2)后干

【解剖】内径约8mm,随年龄增长而增粗,其发出髂腰动脉、骶外侧上动脉、骶外侧下动脉、臀上动脉。髂腰动脉沿髂腰陷窝上升,与第5腰动脉和旋髂深动脉吻合。骶外侧上动脉穿入盆腔S_1椎孔。骶外侧下动脉发出分支至盆腔S_2、S_3、S_4椎孔。臀上动脉穿越梨状肌上孔,分布于臀部。

(二)盆腔静脉

1. 髂外静脉

【解剖】髂外静脉伴随髂外动脉而行,是股静脉的直接延续,其主干与属支均与同名动脉伴行。左髂外静脉全程走行于动脉的内侧;右髂外静脉先走行于动脉的内侧,之后向上逐渐转向动脉的后方。髂外静脉走行中有子宫圆韧带和卵巢血管跨过。其属支有腹壁静脉、旋髂深静脉和耻骨静脉(图5-23)。

【临床意义】是下肢回流入盆腔的单一静脉,一旦发生损伤务必寻找有经验的医生精确修复,避免缝合后血管狭窄、迂曲,导致下肢静脉回流不良,发生下肢水肿、静脉血栓等并发症。

多数情况下可用4-0/5-0血管缝合线缝合修补。另外,在手术过程中,注意避免钳夹静脉,容易损伤静脉壁的内膜造成术后的血栓形成。

2. 髂内静脉

【解剖】髂内静脉起始于坐骨大孔的上部,与同名动脉后内侧上行,至骶髂关节前方与髂外静脉汇合(图5-23)。静脉比动脉更紧贴于盆壁,被动脉所覆盖,故动脉多位于静脉的内侧及其前上方。髂内静脉比髂内动脉变异更多,走行更复杂。静脉基本与动脉伴行,但盆腔脏器周围有丰富的静脉丛。盆部静脉丛均由髂内静脉属支所构成,有阴部静脉丛、膀胱静脉丛、直肠静脉丛、子宫静脉丛、阴道静脉丛等。这些静脉丛位于脏器周围的疏松结缔组织中,交织成网,且管壁极薄,静脉之间有动脉穿过,呈海绵状间隙。髂内静脉及其静脉丛一般深藏于盆底,普通妇科手术不会触及这些血管,但在切除盆腔淋巴结时会暴露该静脉及其静脉丛。由于髂内静脉属支多、分布广,一旦损伤会出现难以控制的大出血。

【临床意义】切除闭孔区域淋巴结时可显露髂内静脉的外侧,处理侧方宫旁组织时可显露髂内静脉内侧。髂内、髂外静脉分叉处是盆腔淋巴结切除中最易损伤的部位之一,传统手术中此分叉部位被形象地称为"虎口",提示该处淋巴结处理危险。可于髂总静脉外侧解剖该区域淋巴脂肪组织显露髂内静脉及闭孔神经(图5-23)。

(1)子宫浅静脉:与子宫动脉伴行(图5-24)。

(2)子宫深静脉

【解剖】主要汇集子宫体部的静脉血,走行于主韧带的血管部(主韧带表面),最后汇入髂内静脉,中间有膀胱上、中、下静脉汇入。在主韧带血管部和其下的索状部之间有盆内脏神经的分支经过,汇入下腹下神经丛(图5-25)。

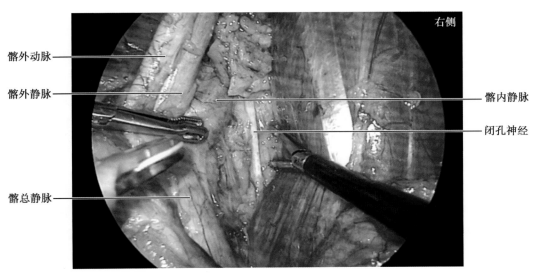

图5-23 髂内、髂外静脉

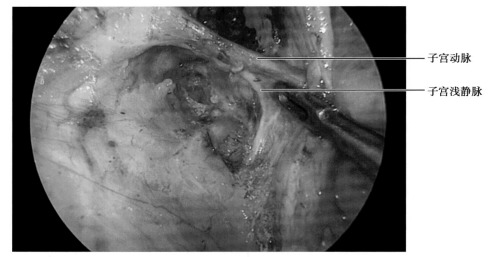

图 5-24　子宫浅静脉

右侧

侧脐韧带

子宫深静脉

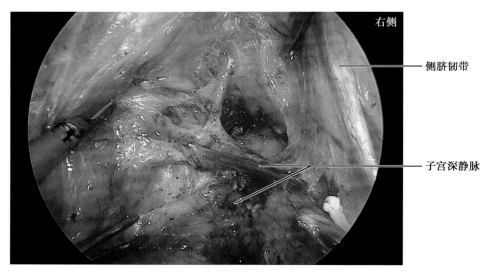

图 5-25　子宫深静脉

（3）膀胱中静脉

【解剖】从膀胱汇入髂内静脉（或臀下静脉及阴部内静脉）。

（4）闭孔静脉

【解剖】在正常情况下，闭孔静脉通常只有一支。它回收内收肌群的血液，在长收肌与短收肌之间向上走行，穿过闭孔管，至闭孔上方，与闭孔动脉伴行，沿骨盆侧壁上行，最终汇入髂内静脉。

【临床意义】闭孔静脉无特殊重要性，切除淋巴结困难时可予以夹闭后离断。闭孔神经下方的静脉经常交织成网状，而且有时该静脉较为粗大并且呈网状交通支，在传统的开腹手术中，闭孔神经背侧曾被称为"狼窝"，一旦损伤不易止血，只能采取压迫止血。而在腹腔镜下有视觉和双极电凝的

优势，此部位出血相对容易处理，个别出血"凶猛"需要缝合止血。

（5）副闭孔静脉

【解剖】副闭孔静脉是从闭孔出来汇入髂外静脉的静脉分支，分布于骨盆壁。

【临床意义】副闭孔静脉是相对固定的髂外静脉属支，多没有相应的动脉伴行，一般情况下此静脉损伤后双极电凝止血即可（图 5-26）。

（6）髂腰静脉

【解剖】髂腰动脉的伴行静脉。由腰支和髂支汇合成。腰支收集腰大肌与腰方肌的静脉血，常与腰升静脉下端相连；髂支收集髂肌的静脉血，多汇入髂总静脉或髂内静脉（图 5-27）。

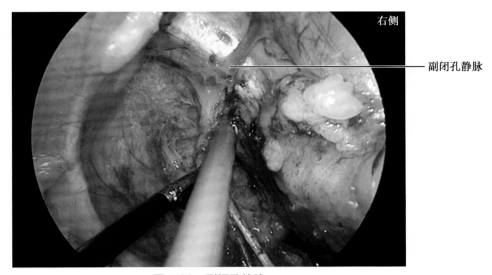

右侧

副闭孔静脉

图 5-26　副闭孔静脉

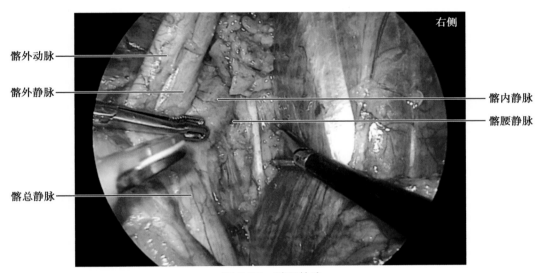

右侧

髂外动脉

髂外静脉

髂总静脉

髂内静脉

髂腰静脉

图 5-27　髂腰静脉

第六章

相关神经解剖

一、腹腔神经

(一) 腹主动脉丛

【解剖】由腹腔神经丛和腹腔神经节向下延续而来,并接受来自 L_1、L_2 内脏神经的纤维,该丛位于腹主动脉的两侧和前方,肠系膜上、下动脉起始部之间,部分纤维分布在下腔静脉前方,故又称肠系膜间丛,向下延续为肠系膜下丛和下腹上丛(图 6-1)。

【临床意义】腹主动脉丛属于交感神经,由粗细不同的神经编织网络状排列在腹主动脉前方,在腹腔镜下非常容易辨认。需切除腹主动脉的左侧、前方及右侧分布的淋巴结,而腹主动脉丛与这些淋巴结交织在一起,易损伤腹主动脉丛,但腹主动脉

丛是网状结构,仔细处理,避免出血的情况下,可以保留部分神经丛。

(二) 腰交感干

【解剖】为胸部交感干的延续,连于各腰交感干神经节之间;位于腰椎体的前外侧方,腰大肌起点的内侧和前方。腰神经节一般有 3~5 个,多数为 4 个,高度约平同序数腰椎体。右侧腰交感干在下腔静脉、腰淋巴结和右侧输尿管后方;左侧腰交感干常被腹主动脉和左侧腰淋巴结掩盖。两侧腰交感干在腰动脉和腰静脉的前方下行。在左侧髂血管后方跨过骨盆入口,延续为骶部交感干。腰交感干外侧是生殖股神经(图 6-2)。

【临床意义】行左侧腹主动脉区域淋巴结清扫术时,可能会损伤到腰交感干神经节。若发生损

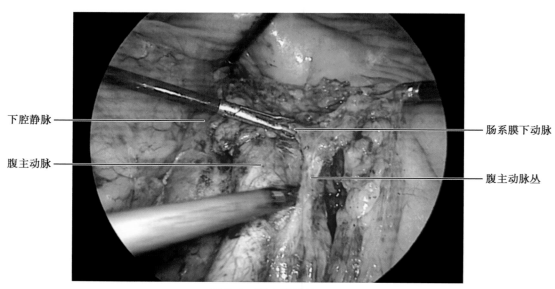

下腔静脉
腹主动脉
肠系膜下动脉
腹主动脉丛

图 6-1　腹主动脉丛

伤时可出现同侧下肢的皮肤变得温暖、红润和干燥，而患者主诉多为对侧下肢皮温变低。

（三）上腹下神经丛

【解剖】为腹主动脉丛的直接延续，由于位于骶骨岬前方，常被称为骶前神经丛或骶前神经。上腹下神经丛多分布于腹主动脉分叉、两侧髂总动脉与骶岬之间的三角区内，呈不规则网状紧贴于腹膜壁层；在骶岬水平或骶岬下方水平分为左、右两支腹下神经。上腹下神经丛的主要成分为交感神经纤维，来源于腹主动脉丛、肠系膜下丛及 L_3、L_4 交感神经节的内脏神经，并分为左、右腹下神经下降至左、右盆丛，另有小分支至输尿管丛、卵巢丛和髂总血管丛（图 6-3）。

二、盆腔神经

（一）生殖股神经

【解剖】由第 1 腰神经前支部分纤维和第 2 腰神经前支大部分纤维组成。在腰大肌的前方下行，于髂总动脉外侧分为股支与生殖支：前者支配大腿内 1/3 的皮肤感觉；后者与子宫圆韧带伴行，穿过腹股沟管，分支至大阴唇（图 6-4）。

【临床意义】盆腔淋巴结切除时，应尽量保留该神经，避免大腿内侧皮肤感觉功能障碍。部分患者其神经痛表现为腹股沟区烧灼痛，并放射到外阴和大腿内上方。且个别患者在行走和大腿过度伸展时疼痛加剧，多在数月后逐渐恢复。

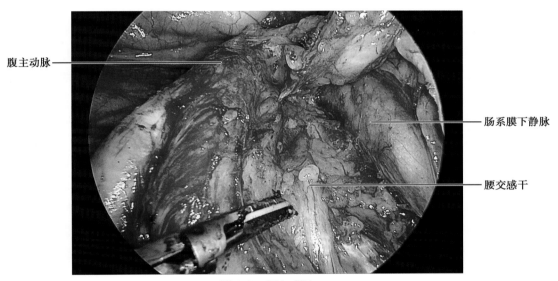

腹主动脉

肠系膜下静脉

腰交感干

图 6-2 腰交感干

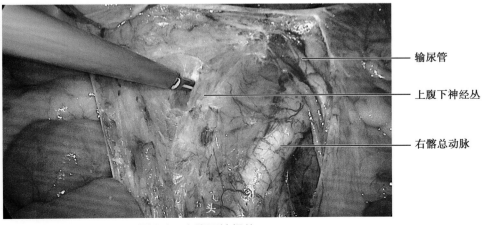

输尿管

上腹下神经丛

右髂总动脉

头

图 6-3 上腹下神经丛

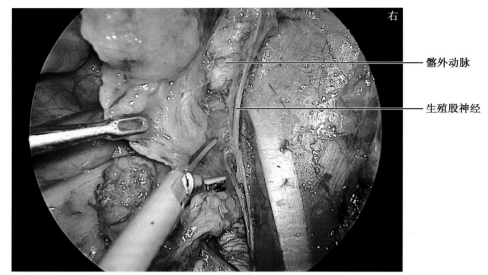

图 6-4　生殖股神经

（二）闭孔神经

【解剖】由第 2~4 腰神经前支组成。在腰大肌内侧缘、髂总动脉后侧穿入小骨盆，在髂内血管和输尿管的外侧，于闭孔血管上方穿行，经过闭膜管到达股部，支配股部收缩肌群及股内侧 2/3 的皮肤感觉。当该神经损伤后，大腿内收肌群瘫痪，两下肢交叉有困难，大腿内收或外旋障碍。损伤后必须及时吻合修复（图 6-5、图 6-6）。

【临床意义】闭孔神经位于闭孔间隙内，切除闭孔淋巴结过程中应避免损伤。闭孔神经损伤的临床表现：①大腿内侧下 2/3 皮肤感觉缺失；②患侧下肢内收肌麻痹萎缩，内收无力或外旋障碍。有研究统计，70% 闭孔神经无功能。

（三）副闭孔神经

【解剖】出现率为 3.44%，国外有学者报道为29%，多见于高位型腰丛。副闭孔神经很小，多数由第 3、4 腰神经前支的腹侧支组成，少数发自闭孔神经或股神经；也可能起自第 5 腰神经前支，沿腰大肌下行，邻近闭孔神经，跨过耻骨上支，在耻骨肌深面分为 3 支。在极个别的病例，副闭孔神经穿过闭孔窝底的血管，然后吻合于闭孔神经。

【临床意义】临床上偶有将腰骶干误认为副闭孔神经。闭孔神经、副闭孔神经与腰骶干可以通过髂腰静脉的解剖位置进行辨识，闭孔神经与副闭孔神经位于髂腰静脉的腹侧，腰骶干位于髂腰静脉的背侧。

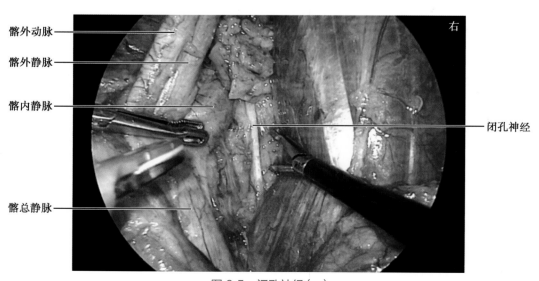

图 6-5　闭孔神经（一）

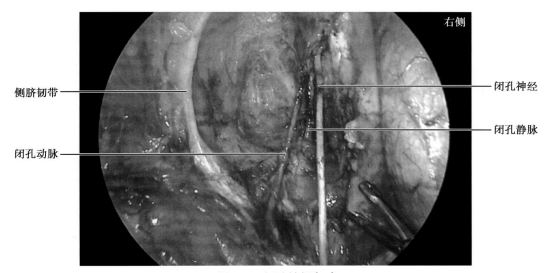

图 6-6　闭孔神经（二）

（四）腰骶干

【解剖】由第 4 腰神经前支小部及第 5 腰神经前支全部，位于腰大肌后内侧，贴近骶翼，经髂总血管后方，达闭孔神经内侧，二者以髂腰静脉为间隔，即髂腰静脉走行于闭孔神经和腰骶干之间（图 6-7）。

【临床意义】腰骶干是切除髂总深淋巴结时，需要显露的重要解剖结构，此区域在电凝止血时，往往因为注意保护熟悉的闭孔神经，而容易忽略深处的腰骶干神经。如腰骶干出现损伤，症状较闭孔神经损伤更严重。主要表现为下肢行走障碍，晚期出现跛行、小腿肌肉萎缩、足趾不能背屈等症状。

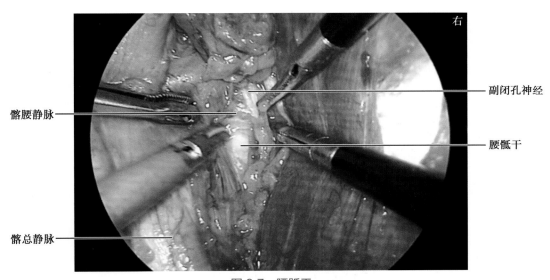

图 6-7　腰骶干

第七章
相关淋巴解剖及淋巴回流

一、腹主动脉区域淋巴结

（一）腹主动脉外侧淋巴结

【解剖】沿腹主动脉左侧排列，上达膈肌主动脉裂孔，下至腹主动脉末端，与左髂总淋巴结相续。主要收集腹外侧、子宫、卵巢、输卵管等脏器的淋巴液。主动脉外侧淋巴结的输出淋巴管形成左腰淋巴干（图 7-1、图 7-2）。

（二）腹主动脉前淋巴结

【解剖】位于腹主动脉前方，主要收集腹腔及肠系膜上、下淋巴液。主动脉前淋巴结的输出淋巴管汇入主动脉外侧淋巴结及主动脉腔静脉间淋巴结（图 7-3）。

（三）腹主动脉后淋巴结

【解剖】位于腹主动脉后方，第 1~4 腰椎的前方，主要收集腹壁深淋巴液和主动脉外侧输出的淋巴液。

（四）腹主动脉与下腔静脉间淋巴结

【解剖】位于腹主动脉与下腔静脉之间，一般在肾动脉起点平面下。主要收集子宫、卵巢、输卵管、右肾等脏器的淋巴液（图 7-4）。

（五）下腔静脉外侧淋巴结

【解剖】相互成链，位于下腔静脉右侧，上达膈肌，下至下腔静脉起点。主要收集右髂总淋巴结的输出液及子宫、卵巢、输卵管的淋巴液。下腔静脉外侧淋巴结输出淋巴管汇入腔静脉后淋巴结或直接汇入右腰淋巴干（图 7-5）。

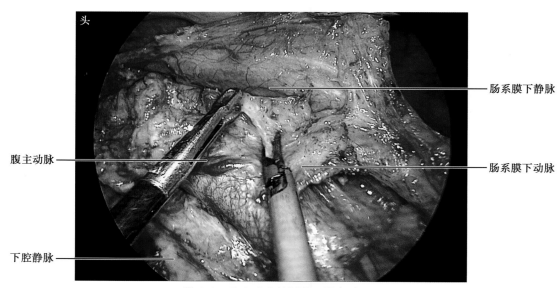

腹主动脉

下腔静脉

肠系膜下静脉

肠系膜下动脉

图 7-1　腹主动脉外侧淋巴结（一）

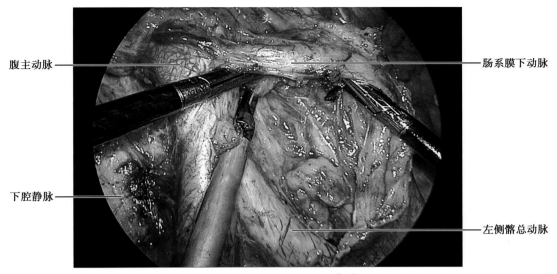

腹主动脉

下腔静脉

肠系膜下动脉

左侧髂总动脉

图 7-2 腹主动脉外侧淋巴结(二)

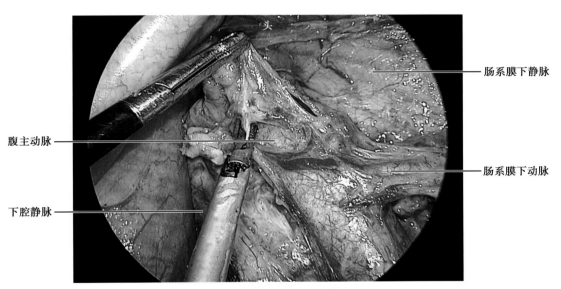

腹主动脉

下腔静脉

肠系膜下静脉

肠系膜下动脉

图 7-3 腹主动脉前淋巴结

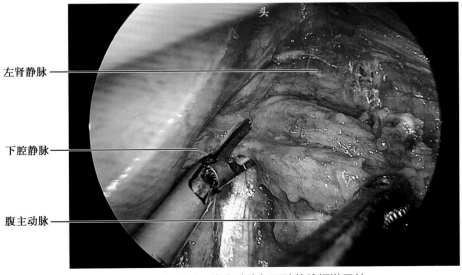

左肾静脉

下腔静脉

腹主动脉

图 7-4 腹主动脉与下腔静脉间淋巴结

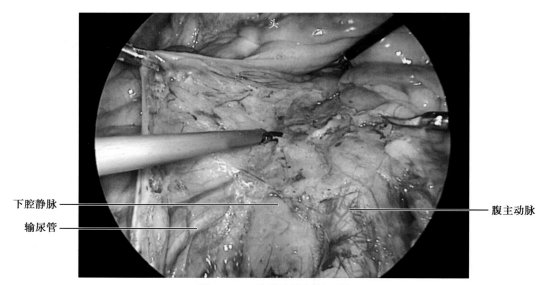

下腔静脉

输尿管

腹主动脉

图 7-5 下腔静脉外侧淋巴结

(六) 下腔静脉前淋巴结

【解剖】位于下腔静脉前方,右肾动脉起点下方。主要收集右肾、卵巢的淋巴液,以及髂总淋巴结的输出液。下腔静脉前淋巴结的输出淋巴管汇入腹主动脉下腔静脉间淋巴结及腔静脉外侧淋巴结(图 7-6)。

(七) 下腔静脉后淋巴结

【解剖】位于下腔静脉后面,上至右肾静脉水平,下达腹主动脉分叉处,主要收集右肾、卵巢的淋巴液。其输出淋巴管形成右腰淋巴干。

【临床意义】腹主动脉区域淋巴结可分为 7 组,在术前影像学检查无特殊提示情况下,通常只切除下腔静脉表面、下腔静脉与腹主动脉之间、腹主动脉前方及腹主动脉左侧的区域淋巴结。其中腹主动脉左侧、肠系膜下动脉头侧区域淋巴结的切除最为困难,且该区域淋巴结相对转移率最高。为了更好地显露并完整切除该区域淋巴结,可将侧腹膜向腹、外侧牵拉,于降结肠系膜与淋巴结交接处锐性分离即可显露两者之间的间隙,沿着间隙继续向背侧分离,可逐步显露出淋巴结与肾门脂肪之间的间隙,此过程可逐渐显露出肠系膜下静脉、左侧卵巢静脉、左侧输尿管。

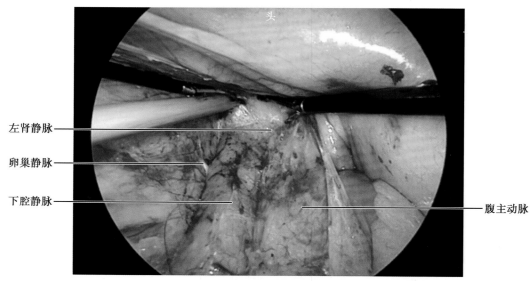

左肾静脉

卵巢静脉

下腔静脉

腹主动脉

图 7-6 下腔静脉前淋巴结

二、盆腔淋巴结

（一）髂总淋巴结

【解剖】位于髂总动静脉周围，接受髂外、髂内和骶前淋巴结输出的淋巴管。收纳来自下肢、会阴、外生殖器及盆内脏器的淋巴结。

1. **内侧淋巴结**　位于髂总动脉内侧或髂总静脉前方（图 7-7）。

2. **外侧淋巴结**　左侧者位于左髂总动脉与腰大肌之间，右侧者位于右髂总动脉的外侧、右髂总静脉的前方（图 7-8、图 7-9）。

3. **髂总深淋巴结**　位于髂总动、静脉的背侧

与髂腰肌内侧。

【临床意义】该区域解剖复杂，淋巴切除务必谨慎，避免造成闭孔神经、腰骶干、髂总静脉、髂内外静脉等重要解剖结构的损伤（图 7-10）。

（二）骶前淋巴结

【解剖】骶前淋巴结位于骶骨前方，多沿骶正中动脉排列，上方不超越骶骨岬。骶前淋巴结接收子宫颈、子宫体下部、阴道上部、直肠肛管黏膜、盆后壁的集合淋巴引流，注入主动脉下淋巴结。主动脉下淋巴结的输出淋巴管注入主动脉前或主动脉旁淋巴结（图 7-11）。

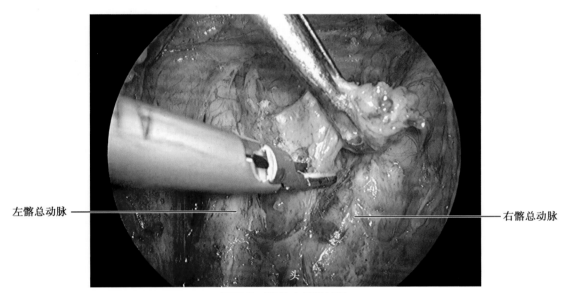

图 7-7　髂总内侧淋巴结

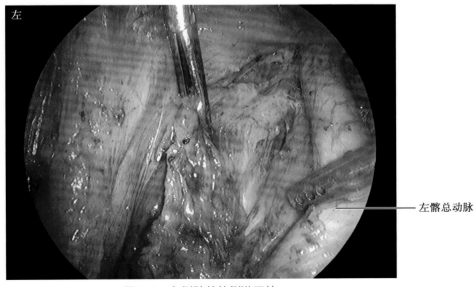

图 7-8　左侧髂总外侧淋巴结

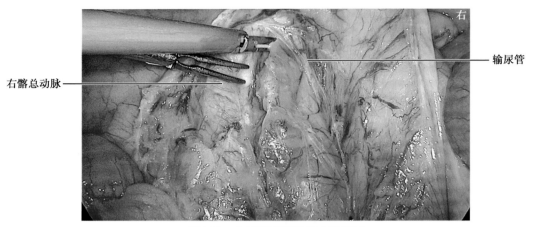

右髂总动脉

输尿管

图 7-9　右侧髂总静脉前方淋巴结

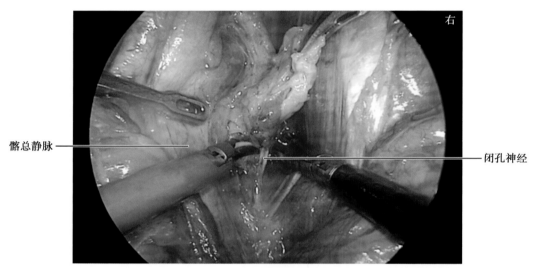

髂总静脉

闭孔神经

图 7-10　髂总深淋巴结

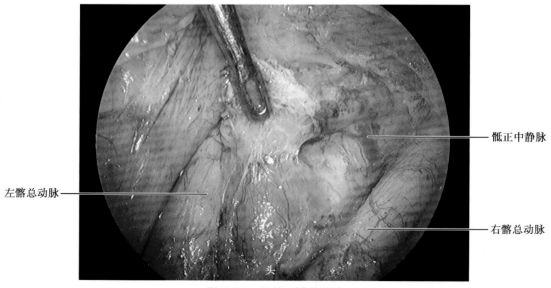

左髂总动脉

骶正中静脉

右髂总动脉

图 7-11　骶前区域淋巴结

（三）髂外淋巴结

【解剖】沿髂外动、静脉排列，可分为髂外外侧、髂外中间、髂外内侧及髂外后淋巴结4群。接纳来自下肢、会阴部、肛门及外生殖器的淋巴引流，还接纳子宫颈、子宫体下部、阴道上部、膀胱等处的淋巴引流。髂外淋巴结的输出淋巴管一部分注入髂总淋巴结，一部分注入髂间淋巴结（图7-12）。

（四）髂内淋巴结

【解剖】沿髂内动脉及其分支排列。主要汇集盆内脏器、会阴及臀部等处的淋巴。包括两组：臀组和骶组。臀组淋巴结汇集直肠、会阴深部区域和臀区淋巴结。骶组淋巴结沿着骶外侧动脉分布，靠近骶骨第2和第3孔的腹侧，邻近骶丛神经，汇集直肠和子宫颈的淋巴。其中包括子宫旁淋巴结，位于子宫颈的两侧，子宫动脉和输尿管交叉附近，接收子宫颈、子宫体下部的淋巴管，注入髂间淋巴结（图7-13）。

（五）闭孔淋巴结

【解剖】沿闭孔动脉分布，多排列于闭孔神经的周围。主要收纳膀胱、输尿管、子宫及阴道的淋巴，注入髂内外淋巴结和髂间淋巴结（图7-14）。

【临床意义】该区淋巴结切除过程中注意保护闭孔神经。

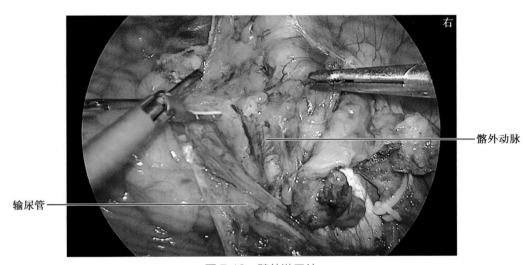

图7-12　髂外淋巴结

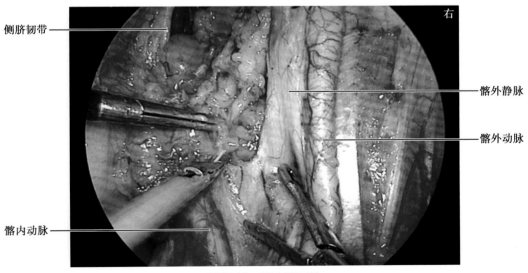

图7-13　髂内淋巴结

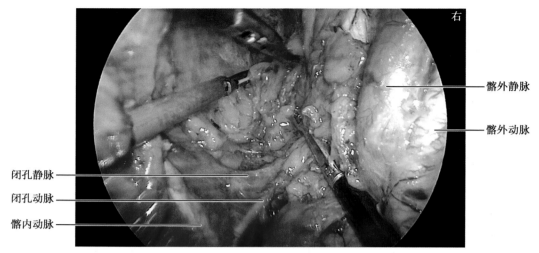

图 7-14　闭孔淋巴结

右侧标注：髂外静脉、髂外动脉
左侧标注：闭孔静脉、闭孔动脉、髂内动脉

（六）腹股沟深淋巴结

【解剖】位于股管内、股静脉内侧，收集来自子宫体部的淋巴结，经子宫圆韧带及腹股沟浅淋巴结，其输出淋巴管注入髂外及闭孔淋巴结（图 7-15）。

三、卵巢淋巴回流

卵巢有三条主要的淋巴引流途径。

（一）卵巢系膜

卵巢的淋巴流向自卵巢门穿出 6~8 条集合淋巴管，进入卵巢系膜，与子宫及输卵管外的集合管汇合，后经骨盆漏斗韧带，伴卵巢血管上行至肾下极水平，向内横跨输尿管的腹侧，注入腹主动脉区域淋巴结。卵巢的淋巴管在肾下极处，与肾周围的毛细淋巴管吻合。

1. 右侧卵巢的集合淋巴管，主要注入下腔静脉处及腹主动脉分叉附近的腹主动脉前淋巴结，一部分注入下腔静脉前淋巴结。

2. 左侧卵巢的集合淋巴管，注入左肾动脉起始部和左侧卵巢动脉起始处的腹主动脉外侧淋巴结及腹主动脉前淋巴结。

（二）子宫阔韧带

经子宫阔韧带内的淋巴管流向子宫，然后经过子宫骶韧带深部的淋巴管，注入闭孔淋巴结。

（三）圆韧带

当髂外淋巴结受侵时，可能由于近心端引流受阻，肿瘤经圆韧带转移至髂外和腹股沟淋巴引流区。

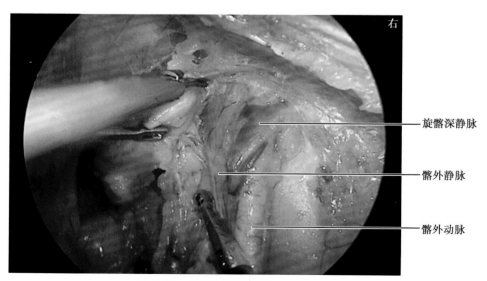

图 7-15　腹股沟深淋巴结

右侧标注：旋髂深静脉、髂外静脉、髂外动脉

【临床意义】卵巢恶性肿瘤除主要侵及腹主动脉区域淋巴结外,尚可侵及髂内淋巴结、髂外淋巴结、闭孔淋巴结和腹股沟淋巴结。

四、乳糜池

【解剖】位于第 1 腰椎椎体的前方,左肾静脉下缘,下腔静脉与腹主动脉之间;由左、右腰干和肠干汇合而成;为来自盆腔、腹腔和下肢的淋巴汇集主干;是胸导管的起始处。

【临床意义】通常在高位腹主动脉旁淋巴结切除时涉及此解剖结构,为了避免其损伤进而出现乳糜漏,手术操作过程中,在左肾静脉回流至下腔静脉处避免过分游离显露。术后发现乳糜漏一般采取支持疗法:低脂、高蛋白、高热量、高维生素

饮食,并保持通畅引流。在确诊后一般认为应根据每日漏出量、持续时间、有无减少倾向及患者的全身状态,综合考虑是否再次手术治疗乳糜漏。乳糜漏漏出液超过 500ml/d 时,需禁食、全胃肠外营养(total parenteral nutrition,TPN),配合中长链脂肪乳剂和生长抑素治疗。若有影像学提示较大淋巴管破口漏出则应手术处理。

五、心膈角淋巴结

【解剖】位于心脏和膈肌之间夹角的最底部,也称为膈上淋巴结或心旁淋巴结。

【临床意义】在晚期卵巢癌中,淋巴结转移率高达 48%~75%,心膈角是常见的淋巴结转移部位之一。

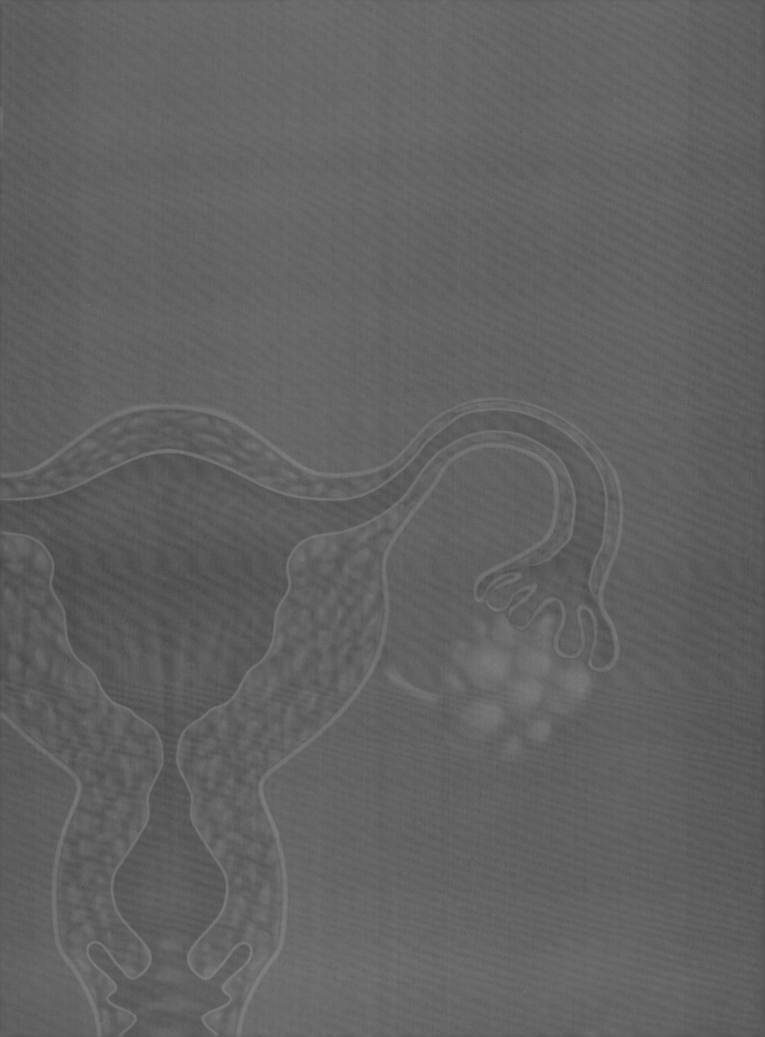

第二部分

全面分期手术

第八章

全子宫附件切除术

这一手术步骤的完成通常是在早期卵巢癌腹腔镜下患侧附件切除后，冰冻病理回报为恶性卵巢肿瘤时完成。这一过程相对简单，笔者团队在这里仅作一些关键部位的描述，详见视频8-1。

视频8-1

一、附件处理

（一）显露侧腹膜后间隙

将子宫向反方向举宫，术者向腹侧、尾侧提拉圆韧带，助手向内侧、腹侧提拉骨盆漏斗韧带，使用超声刀锐性分离乙状结肠与侧腹膜粘连，游离乙状结肠；于骨盆漏斗韧带与髂血管交汇处由外侧向尾侧，使用超声刀锐性打开侧腹膜至侧腹膜与圆韧带交汇处；继续于圆韧带头侧，自外向内侧离断侧腹膜至接近宫角附近，即可显露出侧腹膜后间隙腹侧面（图8-1）。

（二）分离侧腹膜后间隙

术者与助手继续上述方法提拉圆韧带与骨盆漏斗韧带，使用超声刀于侧腹膜后间隙内锐性分离，解剖出骨盆漏斗韧带走行（图8-2）。

【手术操作体会与注意事项】最安全的方式为将侧腹膜后间隙向背侧分离，显露出输尿管走行，在直视输尿管走行前提下为后续骨盆漏斗韧带处理提供安全保障。

（三）离断骨盆漏斗韧带

术者向腹侧、外侧提拉骨盆漏斗韧带，助手提拉乙状结肠系膜及侧腹膜，使用超声刀锐性分离、裸化骨盆漏斗韧带；在明确输尿管走行的前提下，以一次性组织闭合夹夹闭骨盆漏斗韧带，使用超声刀予以离断（图8-3）。

【手术操作体会与注意事项】此处骨盆漏斗韧带处理务必明确输尿管走行，同时骨盆漏斗韧带尽量行长段游离，有利于后续有充分的空间使用一次性组织闭合夹进行夹闭，避免离断过程中留下的长度过短。

二、显露膀胱宫颈间隙及膀胱阴道间隙

离断一侧圆韧带顺势以超声刀锐性打开膀胱反折腹膜，术者提拉膀胱，向腹侧、尾侧提拉，使用超声刀锐性分离，即可逐步显露出膀胱宫颈间隙及膀胱阴道间隙（图8-4）。

【手术操作体会与注意事项】膀胱阴道间隙无须过多分离，分离至穹窿尾侧0.5~1cm即可。

三、显露子宫血管

膀胱已经充分下推，继续利用超声刀将阔韧带后叶锐性分离、离断至骶韧带附近（图8-5）。

【手术操作体会与注意事项】此过程术者或助手尽可能将阔韧带后叶向头侧牵拉，向尾侧按压，这样有利于辨识阔韧带与宫旁血管之间的关系，有利于安全锐性分离。

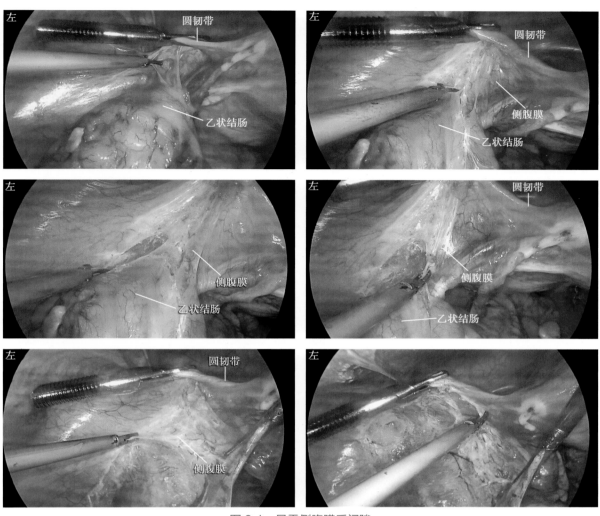

图 8-1　显露侧腹膜后间隙

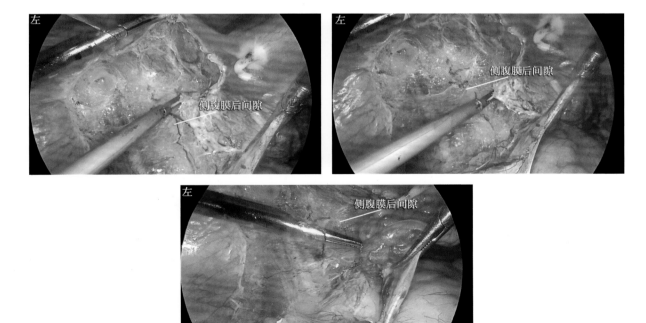

图 8-2　分离侧腹膜后间隙

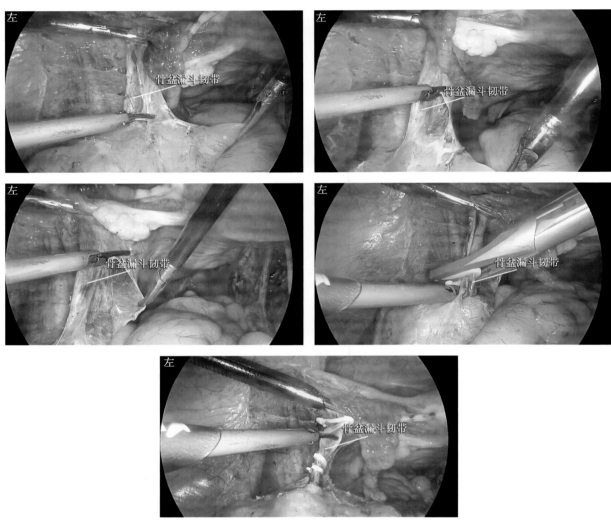

图 8-3　离断骨盆漏斗韧带

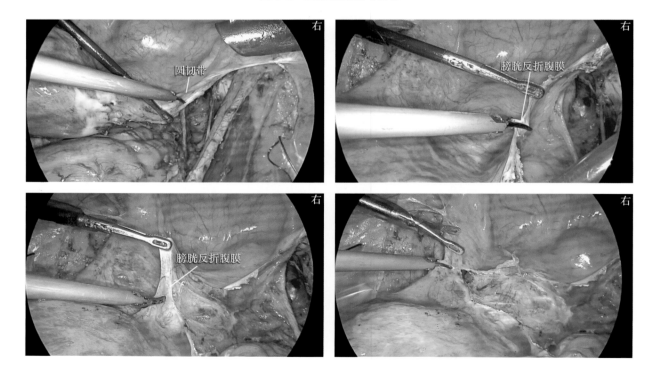

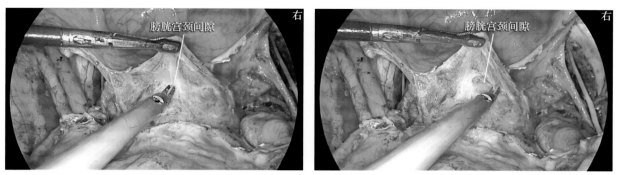

图 8-4 显露膀胱宫颈间隙及膀胱阴道间隙

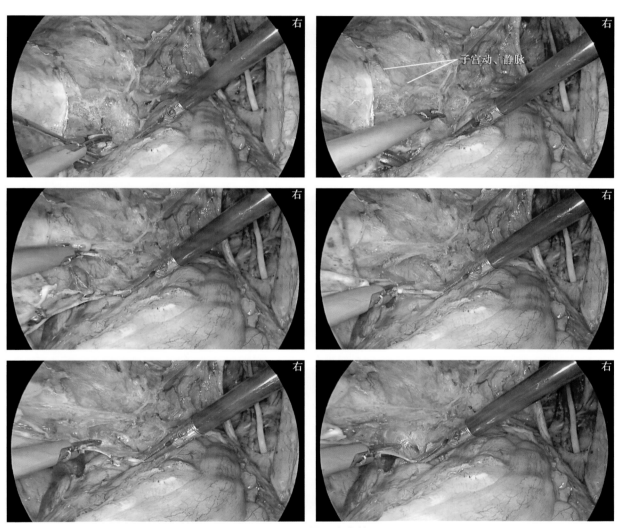

图 8-5 显露子宫血管

四、处理宫旁血管

于峡部利用双极电凝充分凝闭子宫动、静脉，使用超声刀锐性离断（图 8-6）。

五、切除子宫

使用单极于举宫杯边缘部位环形切开阴道，离断子宫，自阴道取出标本（图 8-7）。

【手术操作体会与注意事项】离断阴道过程中,尤其是两侧子宫血管位置阴道壁离断时,需要将举宫杯凸起缘转动至相应位置,可以避免因切除阴道壁过低而发生出血,甚至损伤输尿管。

六、缝闭阴道

可吸收线或倒刺线连续缝合关闭阴道(图 8-8)。

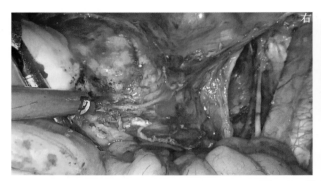
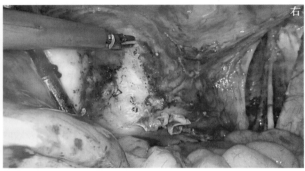

图 8-6　处理宫旁血管

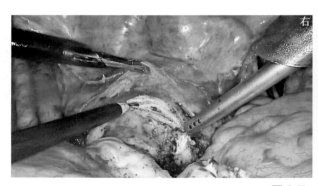
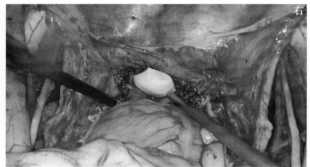

图 8-7　切除子宫

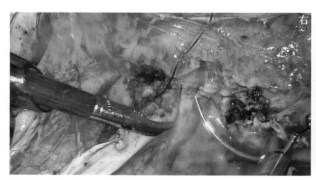
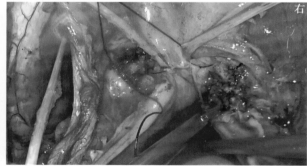

图 8-8　缝闭阴道

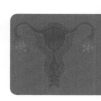

淋巴转移是卵巢癌的一种重要转移途径,美国国立综合癌症网络(National Comprehensive Cancer Network,NCCN)*Ovarian Cancer Including Fallopian Tube Cancer and Primary Peritoneal Cancer* 2023 版指南仍然继续推荐早期卵巢癌(<ⅡB 期)需要进行系统的盆腔及左肾静脉水平的腹主动脉区域淋巴结切除;晚期卵巢癌(≥ⅡB 期)只需要切除肿大、临床阳性、可疑转移淋巴结。笔者将以右侧盆腔淋巴结的系统切除(视频 9-1)来展示早期卵巢癌盆腔淋巴结切除的手术过程。

视频 9-1

一、显露侧腹膜后间隙

术者将骨盆漏斗韧带向内侧牵拉,助手将圆韧带向尾侧、腹侧提拉,自骨盆漏斗韧带与髂血管交汇处外侧起始,以超声刀于髂外动脉与髂腰肌之间向尾侧锐性打开侧腹膜至圆韧带与侧腹膜交汇处,然后沿着圆韧带头侧缘锐性打开侧腹膜,即可显露出侧腹膜后间隙(图 9-1)。

【手术操作体会与注意事项】侧腹膜后间隙在妇科手术中有着非常重要的意义,通过侧腹膜后间隙的解剖可以帮助寻找骨盆漏斗韧带、输尿管、

髂血管等重要解剖结构,尤其是在因盆腔粘连较重或肿瘤较大的患者手术中,可以利用此间隙的显露而避免输尿管损伤。

二、处理骨盆漏斗韧带

将侧腹膜后间隙进行游离,显露出输尿管走行,在直视输尿管走行前提下予以一次性组织闭合夹夹闭骨盆漏斗韧带并离断(图 9-2)。

【手术操作体会与注意事项】于髂外血管交汇处离断骨盆漏斗韧带容易发生输尿管损伤,因此笔者团队习惯利用侧腹膜后间隙将输尿管走行充分显露后,避开输尿管,再进行骨盆漏斗韧带的处理。

三、显露髂总区域淋巴结

沿髂总动脉表面打开侧腹膜,助手将侧腹膜向外侧、头侧提拉,使用超声刀锐性分离侧腹膜与髂总区域淋巴结关系,并逐步显露出输尿管,将输尿管向外侧游离(图 9-3)。

【手术操作体会与注意事项】此区域淋巴结的显露相对并不复杂,但是仍要注意:第一,显露淋巴结过程中务必小心游离,逐步显露出输尿管走行,将输尿管充分外推后,再进行淋巴结切除,避免损伤输尿管;第二,髂总区域淋巴结通常会向头侧下腔静脉延续,为体现整块切除原则,笔者团队会选择将下腔静脉表面淋巴结连同髂总区域淋巴结整块、完整切除。

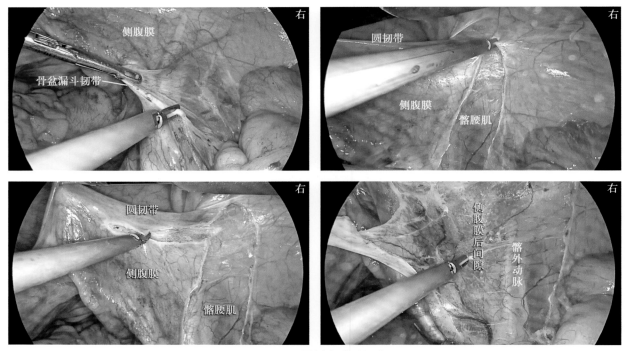

图 9-1　显露侧腹膜后间隙

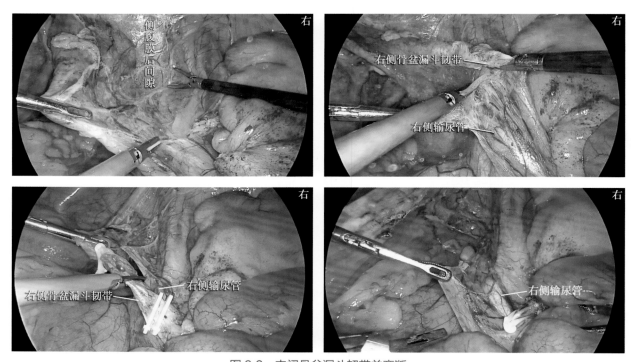

图 9-2　夹闭骨盆漏斗韧带并离断

四、处理髂总区域淋巴结

(一) 游离髂总区域淋巴结

使用超声刀于该区域淋巴结内侧、头侧、尾侧进行锐性游离,逐步将该区域淋巴结游离至以淋巴结与髂总静脉穿支血管为中心的髂总静脉表面(图 9-4)。

【手术操作体会与注意事项】此区域淋巴结通常与髂总静脉或下腔静脉之间存在穿支血管,因此,此区域淋巴结切除过程中,对于穿支血管的

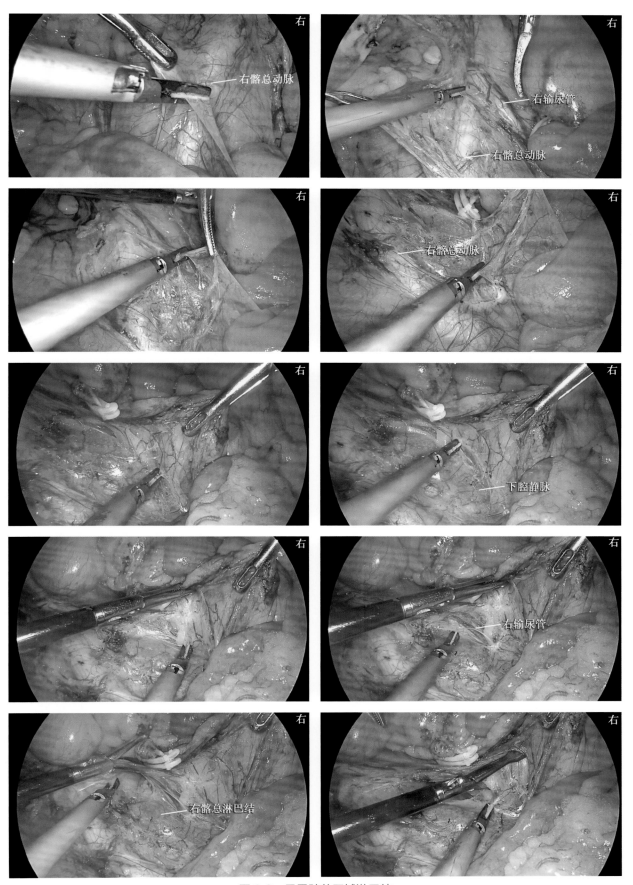

图 9-3 显露髂总区域淋巴结

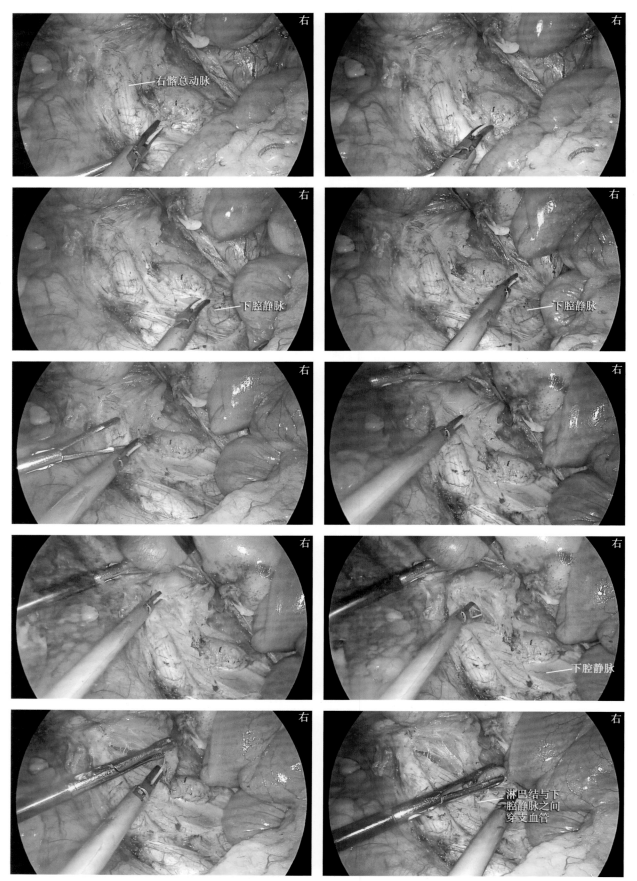

图 9-4 游离髂总区域淋巴结

处理稍有不慎极易造成出血,甚至是灾难性出血。因此笔者团队在对此区域淋巴结切除前通常是先围绕该区域淋巴结在周边进行持续游离,直至显露出穿支血管。

(二) 处理穿支血管

充分裸化髂总区域淋巴结与髂总静脉之间的穿支血管后,可以采取超声刀反复凝闭后离断,或钛夹夹闭穿支血管然后予以离断(图9-5)。

【手术操作体会与注意事项】

1. 如果采用超声刀凝闭后离断,笔者团队多习惯在凝闭过程中短时使用超声刀、反复夹闭、松开刀头,这样可以避免超声刀持续激发凝闭血管导致的功能叶与穿支血管粘连,进而避免暴力拉扯发生意外出血。

2. 施用钛夹时,尽量避免在穿支血管根部夹闭,如发生根部钳夹出血,再行止血处理会非常棘手,此情况易发生在血管质脆的老年女性及糖尿病患者中。

3. 将髂总深部淋巴结游离至输尿管背侧,将髂总深淋巴结向腹侧提拉,使用超声刀锐性分离,逐步向尾侧分离至输尿管背侧。

4. 将髂总淋巴结移至输尿管尾侧,于输尿管尾侧使用超声刀锐性打开输尿管和淋巴结的系膜,将髂总深淋巴结移至输尿管尾侧。

五、处理髂外动脉表面区域淋巴结

(一) 髂外动脉近端淋巴结处理

将淋巴脂肪组织向腹侧提拉,使用超声刀贴着髂外动脉与髂腰肌表面锐性分离,逐步分离至髂外动脉远端(图9-6～图9-8)。

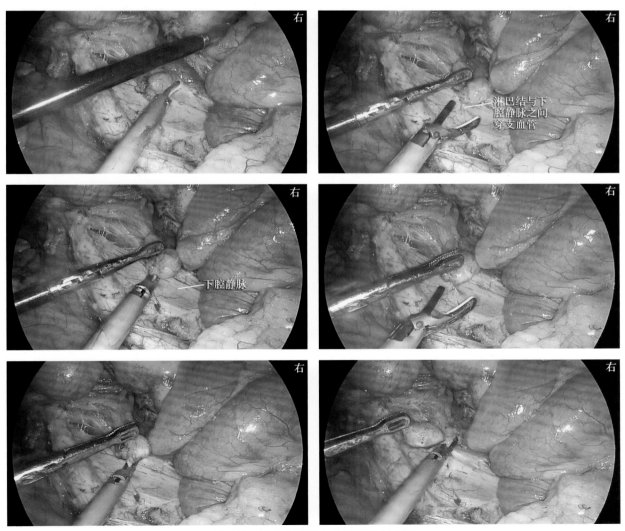

图9-5 钛夹夹闭穿支血管后予以离断

（二）髂外动脉远端淋巴结处理

将该区域淋巴结向内侧、腹侧提拉，使用超声刀逐步由外侧向内侧锐性分离，逐步将淋巴脂肪组织游离至髂外动脉内侧，逐步显露出旋髂深静脉（图 9-9、图 9-10）。

【手术操作体会与注意事项】盆腔淋巴结切除时，尽量保留生殖股神经，避免大腿内侧皮肤感觉功能障碍。部分患者其神经痛表现为腹股沟区灼烧痛，并放射到外阴和大腿内上方。

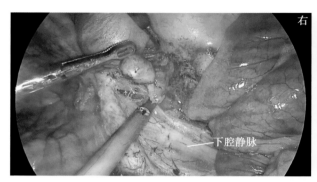
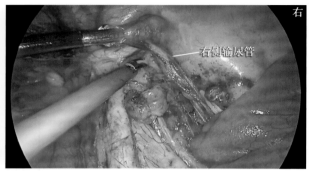

图 9-6　游离髂总深部淋巴结至输尿管背侧

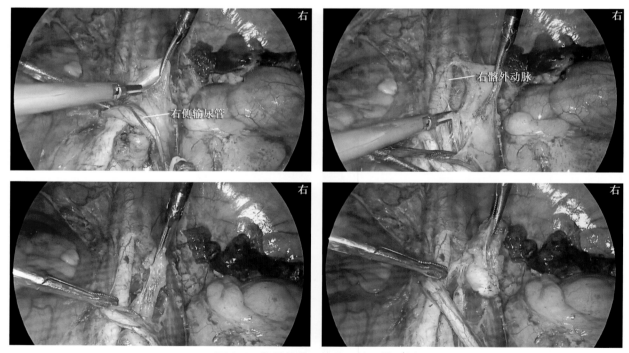

图 9-7　将髂总淋巴结移至输尿管尾侧

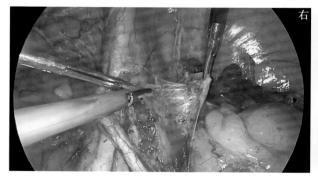
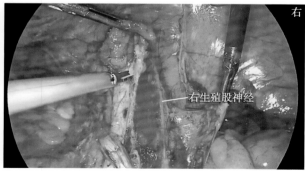

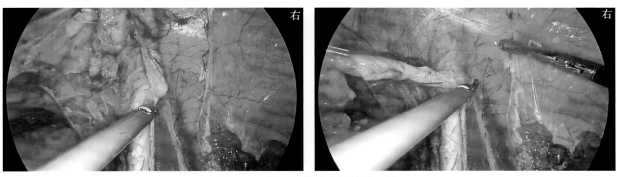

图 9-8　处理髂外动脉近端淋巴结

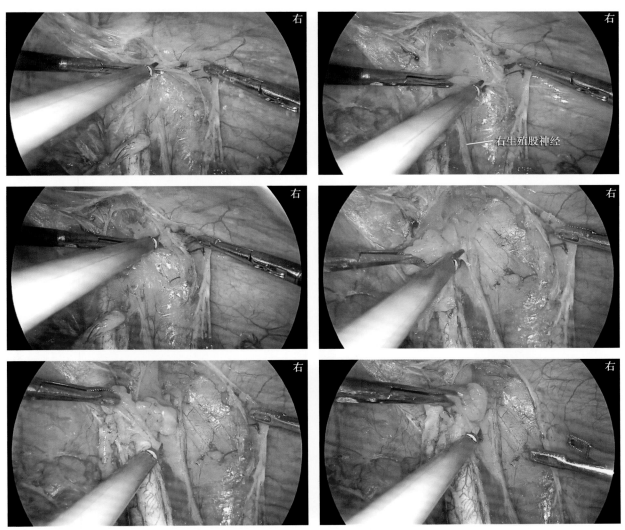

图 9-9　由外侧向内侧游离髂外动脉远端淋巴结至髂外动脉内侧

六、游离闭孔间隙

　　术者将侧腹膜、输尿管、侧脐韧带向内侧提拉,助手将髂外动、静脉向外侧轻轻按压,使用超声刀自髂内动脉起始向尾侧、背侧紧贴髂内动脉

外侧逐步游离至盆底,逐步将闭孔间隙完全显露(图 9-11)。

　　【手术操作体会与注意事项】

　　1. 此间隙的显露是明确盆腔淋巴结切除范围的内侧界限和背侧界限。

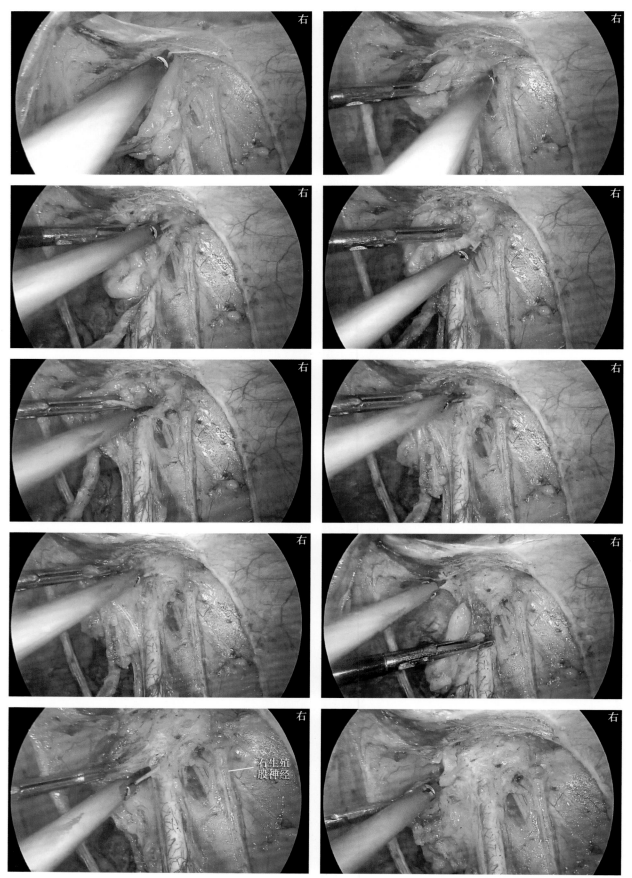

右生殖
股神经

图 9-10　显露旋髂深静脉

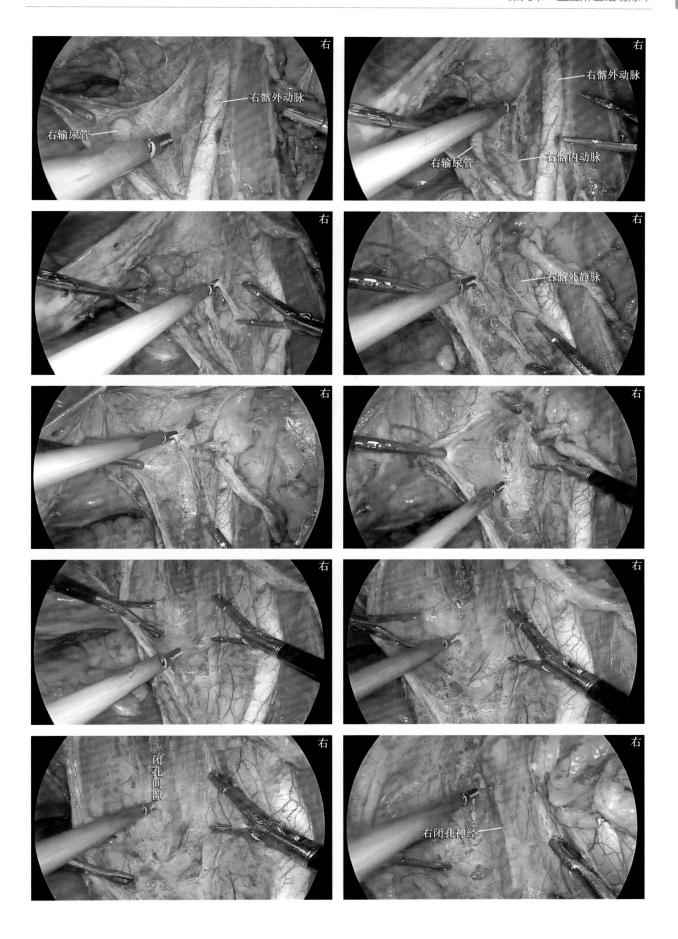

右

右輸尿管

右髂外动脉

右

右髂外动脉

右輸尿管

右髂内动脉

右

右

右髂外静脉

右

右

右

右

右

闭孔间隙

右

右闭孔神经

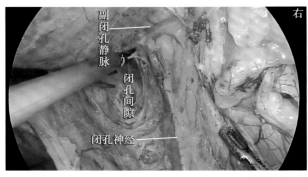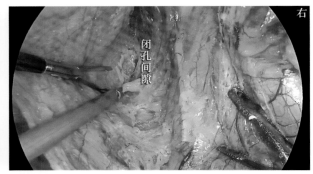

图 9-11　游离闭孔间隙

2. 闭孔间隙的显露其实是侧腹膜后间隙游离的延续，髂内动脉外侧通常只有闭孔动脉一个分支，闭孔动脉自髂内动脉发出后向背侧、尾侧走行，因此在髂内动脉外侧进行游离相对更加安全。

七、游离髂外静脉内侧区域淋巴结

自髂外静脉头侧向尾侧使用超声刀锐性分离髂外静脉内侧区域淋巴结(图 9-12)。

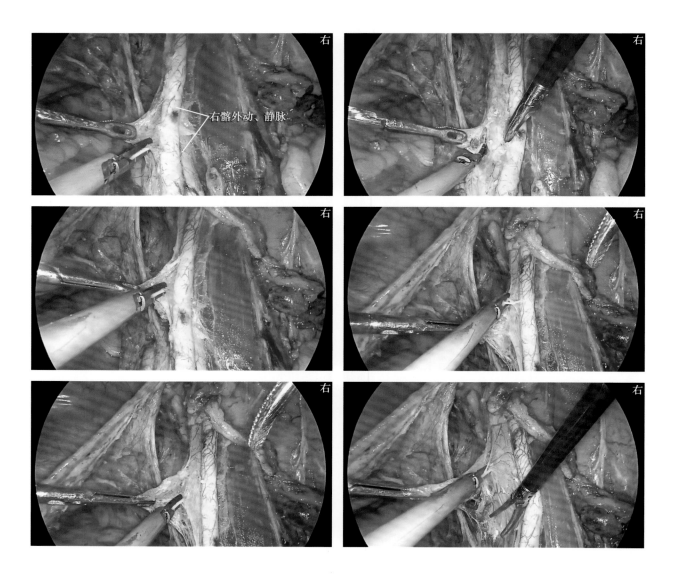

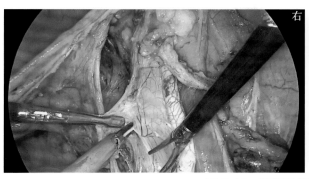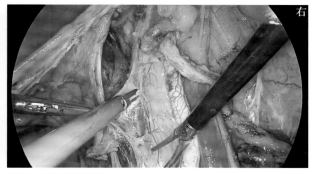

图 9-12　游离髂外静脉内侧区域淋巴结

八、游离髂外静脉背侧区域淋巴结

术者将淋巴脂肪组织向内侧牵拉，助手将髂外动、静脉向外侧按压，使用超声刀逐步锐性分离，显露髂外静脉背侧（图 9-13）。

【手术操作体会与注意事项】此处分离过程中，要注意尾侧副闭孔静脉的显露，避免损伤，副闭孔静脉若发生损伤可凝闭或夹闭后再予以离断。

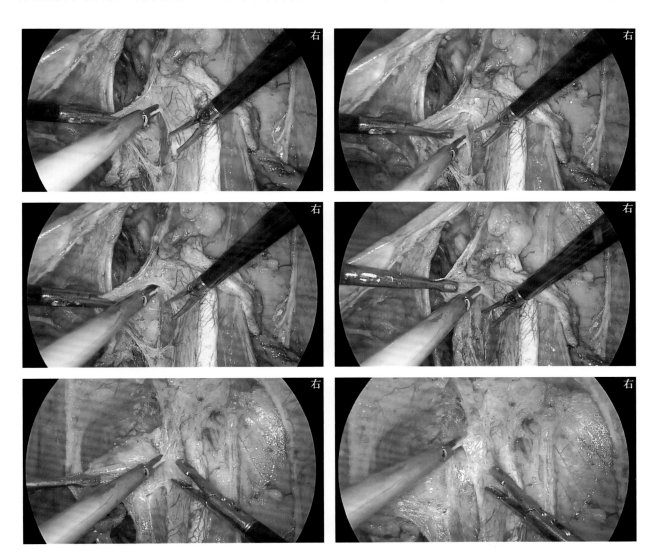

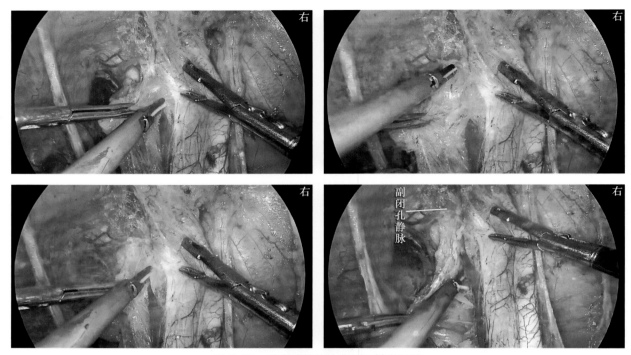

图 9-13 游离髂外静脉背侧区域淋巴结

九、游离闭孔神经外侧区域淋巴结

术者将已经游离好的髂外静脉背侧淋巴结向内侧牵拉,助手将髂外动、静脉及髂腰肌向外侧推拉,使用超声刀于淋巴结与髂腰肌间隙内锐性分离,逐步显露出尾侧闭孔内肌、背侧盆底血管即可(图 9-14)。

【手术操作体会与注意事项】锐性分离淋巴脂肪组织与髂腰肌间隙时需要注意盆底血管网,一旦发生损伤,通常会选择能量器械止血,而盆底血管网背侧即为坐骨神经,易发生神经损伤。

十、显露髂腰肌、髂外血管间隙

术者将髂外动静脉向内侧按压、助手将髂腰肌向外侧按压,使用超声刀于二者间隙内锐性分离将该间隙显露,显露出闭孔神经及髂总深区域淋巴脂肪组织(图 9-15)。

【手术操作体会与注意事项】此间隙的游离需先向头侧、尾侧纵向打"宽",然后向背侧打"深",充分暴露间隙,显露间隙内的重要解剖结构。

十一、处理髂总深区域淋巴结

术者将髂外动、静脉向内侧按压,助手将髂腰肌向外侧按压,使用超声刀锐性分离二者间隙。首先,分离淋巴脂肪组织与髂腰肌之间间隙,可逐步显露出闭孔神经盆腔起始段。其次,在直视闭孔神经的前提下助手将髂总深淋巴脂肪组织向腹侧提拉,使用超声刀锐性分离,逐步将该区域淋巴脂肪组织自头侧向尾侧分离至髂内静脉处,将髂内静脉外侧淋巴脂肪组织与髂总深区域淋巴脂肪组织整体向尾侧分离至越过髂内、外静脉汇合处即可(图 9-16~图 9-18)。

【手术操作体会与注意事项】

1. 该区域淋巴脂肪组织的分离相对风险较高,因为该区域的解剖结构包括闭孔神经、副闭孔神经、腰骶干、髂腰静脉、髂内静脉、髂总静脉,彼此关系都相对紧密,尤其是回流入髂总静脉的髂腰静脉通常为多支,并且相互交汇,一旦发生出血,是比较汹涌的,并且该区域空间狭窄,止血相对困难。髂腰静脉背侧为腰骶干,使用能量器械止血过程中,稍有不慎易发生腰骶干损伤。

2. 笔者团队在该区域淋巴脂肪组织的处理上的经验是首先通过游离髂腰肌与淋巴脂肪组织关系,显露出闭孔神经,但切记不可继续向背侧游离,因为背侧通常会存在髂腰静脉,稍有不慎即可损伤出血。

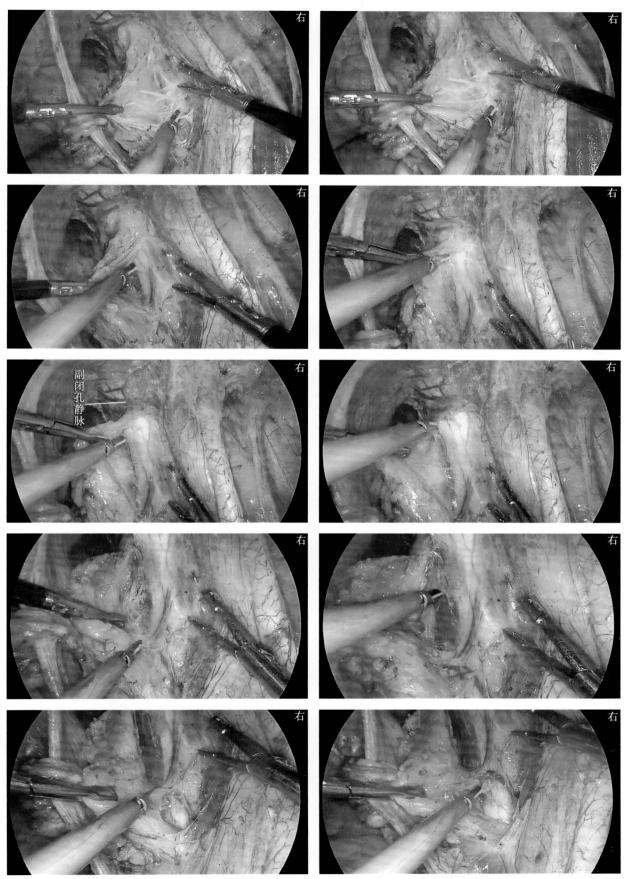

副闭孔静脉

图 9-14 游离闭孔神经外侧区域淋巴结

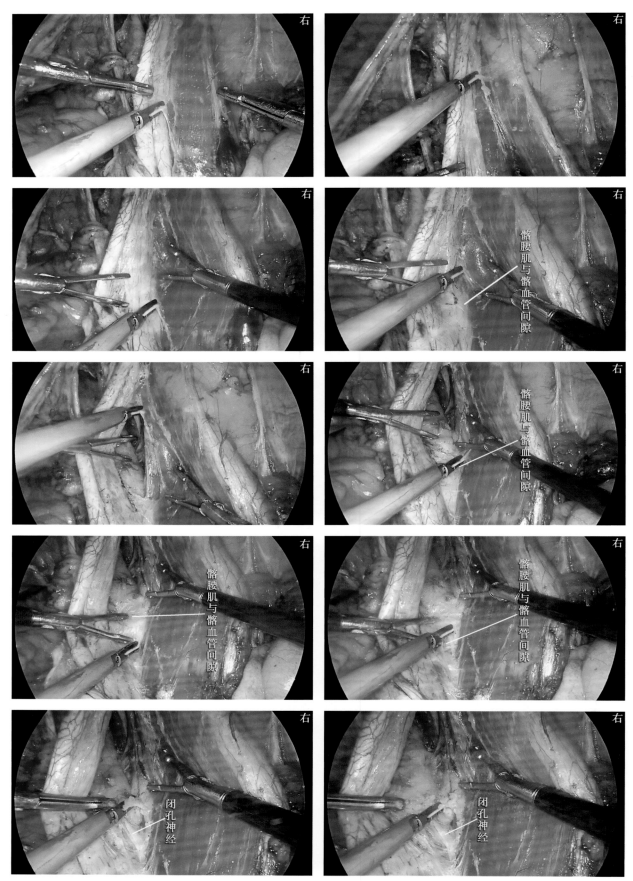

图 9-15　显露髂腰肌、髂外血管间隙

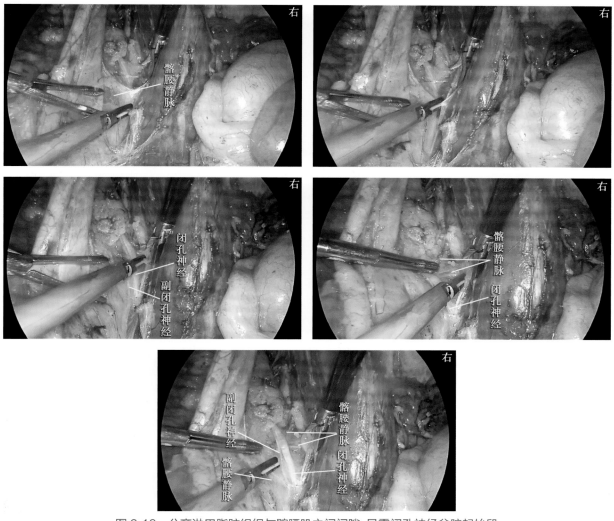

图 9-16 分离淋巴脂肪组织与髂腰肌之间间隙,显露闭孔神经盆腔起始段

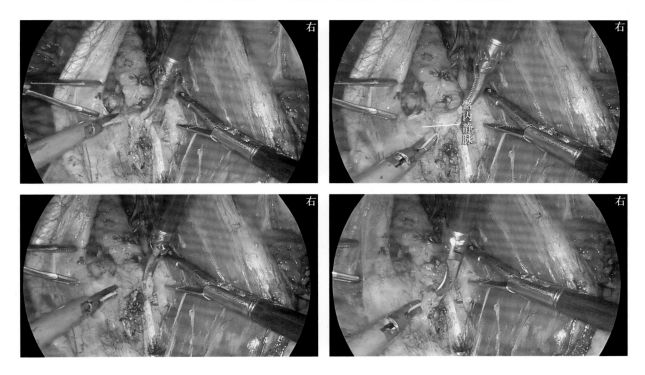

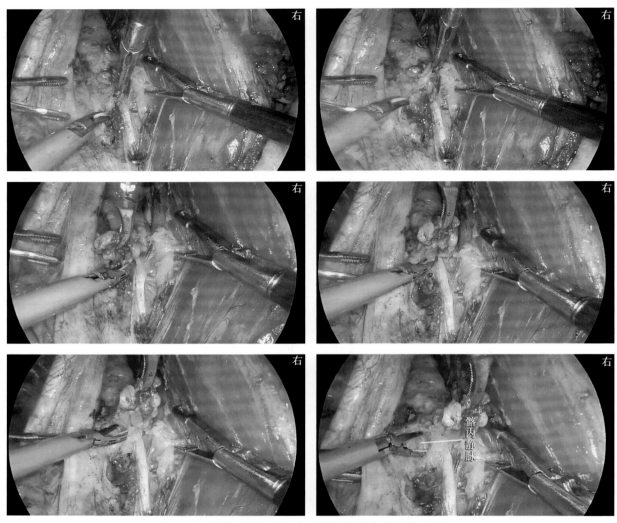

图 9-17　将淋巴脂肪组织自头侧向尾侧分离至髂内静脉处

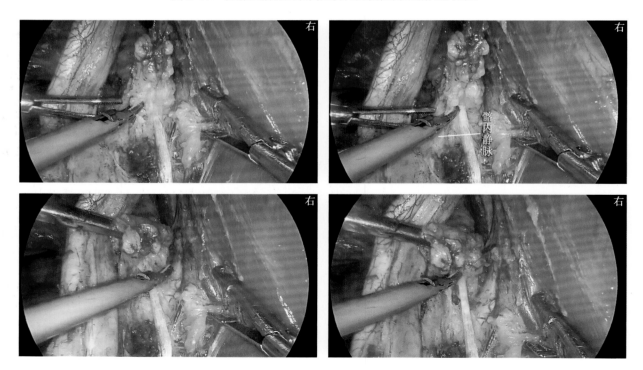

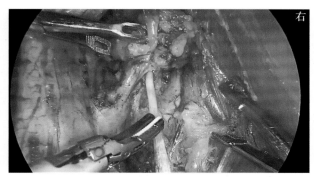

图 9-18 将淋巴脂肪组织整体向尾侧分离至越过髂内、外静脉汇合处

3. 可将闭孔神经向外侧牵拉,此时再分离髂总静脉与淋巴脂肪组织关系,助手牵拉该区域淋巴脂肪组织时务必不可将器械探入淋巴脂肪组织内过深,避免器械将淋巴脂肪组织内的髂腰静脉损伤。

4. 该区域淋巴脂肪组织分离时,笔者团队建议先将髂内静脉予以显露,避免将该区域淋巴脂肪组织向尾侧游离过程中误伤髂内静脉。

十二、整块切除盆腔淋巴脂肪组织

将髂总深区域淋巴脂肪组织移至髂内、外静脉汇合处内侧,术者提拉淋巴脂肪组织,助手将闭孔神经向外侧推压,使用超声刀锐性分离汇聚于闭孔神经周围的淋巴脂肪组织,并且逐步分离出闭孔血管,予以保留。最后将盆腔淋巴脂肪组织于盆底水平做整块切除(图 9-19)。

十三、装袋隔离淋巴脂肪组织

将切除后的淋巴脂肪组织装入取瘤袋中,避免造成人为的肿瘤细胞播散(图 9-20)。

十四、灭菌蒸馏水冲洗、探查术野

使用 42℃灭菌蒸馏水反复冲洗淋巴结切除创面,观察有无活动性出血(图 9-21)。

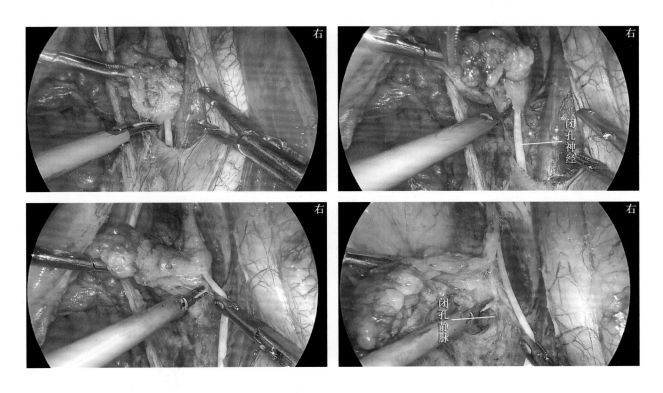

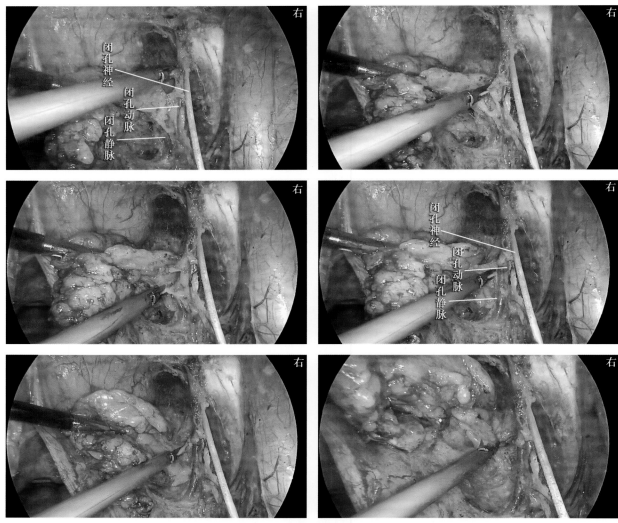

图 9-19　将髂总深区域淋巴脂肪组织移至髂内外静脉汇合处内侧

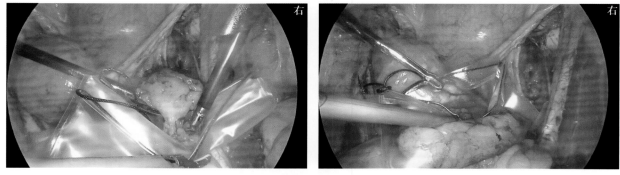

图 9-20　装袋隔离淋巴脂肪组织

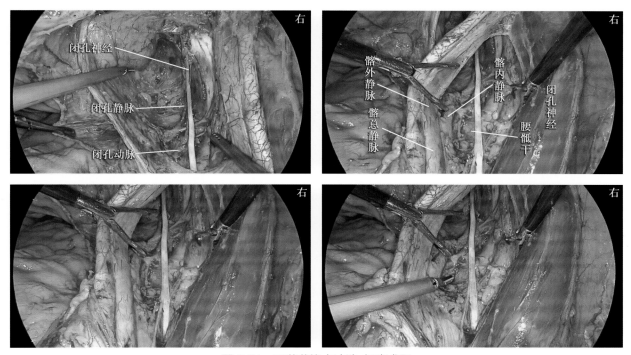

图 9-21　灭菌蒸馏水冲洗、探查术野

第十章
高位腹主动脉区域淋巴结切除术

该区域淋巴结切除方法主要分为顺行(自头侧向尾侧)切除与逆行(自尾侧向头侧)切除。笔者团队在顺行切除方法操作过程中,有一个重要的体会就是在进行高位腹主动脉区域淋巴结的切除过程中超声刀总是与血管呈垂直方向(笔者团队都是右利手,无法行左手超声刀淋巴结切除),操作过程中总是感觉在垂直切割血管,感觉极度的不安全。因此,笔者团队在进行高位腹主动脉区域淋巴结切除时,都是采用逆行的方式。本章以腹腔镜下高位腹主动脉区域淋巴结切除(视频 10-1)为例叙述手术要点。

视频 10-1

患者体位选择头低位,一般采取 15°~30° 的倾斜状态(根据患者的体重指数情况而定),不建议头部过低。因为在操作过程中,头部过低会有一种术野纵深过深的感觉,会导致视野内有不适感,需要将镜头过度地进入腹腔,但是这样容易引起器械与镜头"打架"。

一、上推肠管及大网膜

将大网膜及肠管向头侧上推显露腹主动脉区域腹膜(图 10-1)。

【手术操作体会与注意事项】此过程中,小肠的上推通常是困难的,虽然可以通过头低位实现肠管向头侧移位,但是过度的头低位会在淋巴结切除过程中使得整个术野显得纵深过大,不利于淋巴结切除。笔者团队习惯将肠管以肠袢为单位向头侧进行排列,最终将剩余的十二指肠肠袢用无损伤钳向腹侧掀起,以此来显示腹主动脉区域腹膜及其与肠系膜之间的"膜桥"。

二、显露腹主动脉、下腔静脉、十二指肠、左肾静脉

将十二指肠系膜向腹侧、外侧提拉,使用超声刀将下腔静脉与腹主动脉表面腹膜自尾侧向头侧

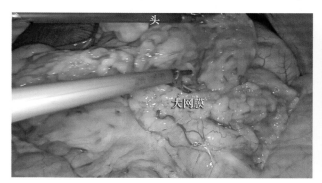
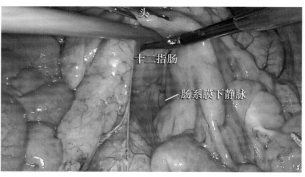

图 10-1 上推肠管及大网膜

74

逐步锐性分离,显露出下腔静脉、腹主动脉,并逐步锐性分离十二指肠背侧与下腔静脉关系,显露出下腔静脉及左肾静脉(图 10-2)。

【手术操作体会与注意事项】

1. 在锐性打开后腹膜时,可通过辨识肠系膜与后腹膜之间的"膜桥"(即黄白交界处),通过离断"膜桥"可以无血化进入后腹膜间隙。

2. 在向头侧锐性打开、分离后腹膜过程中,注意分离十二指肠及其系膜与下腔静脉之间间隙,因为向头侧打开后腹膜过程中要将十二指肠及其系膜向腹侧牵拉,此时十二指肠及其系膜与下腔静脉之间的连接血管很容易被过大的张力拉断而发生出血,注意在向头侧锐性打开后腹膜过程中持续调整张力,逐步分离后腹膜寻找左肾静脉。

3. 分离十二指肠与下腔静脉之间时,尽量避免钳夹十二指肠,避免发生十二指肠损伤,为避免

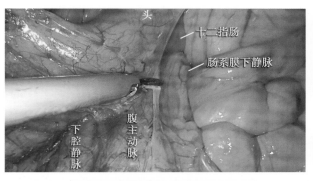
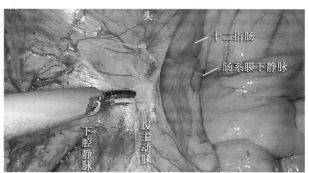
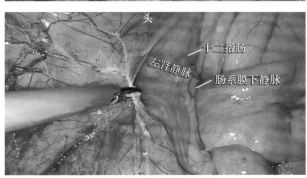
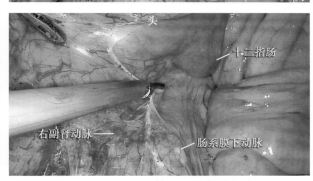
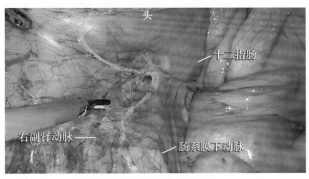
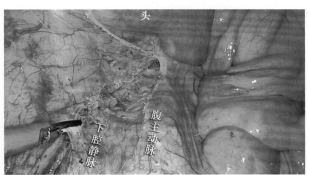
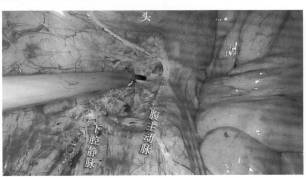
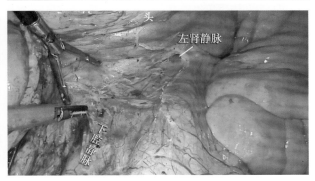

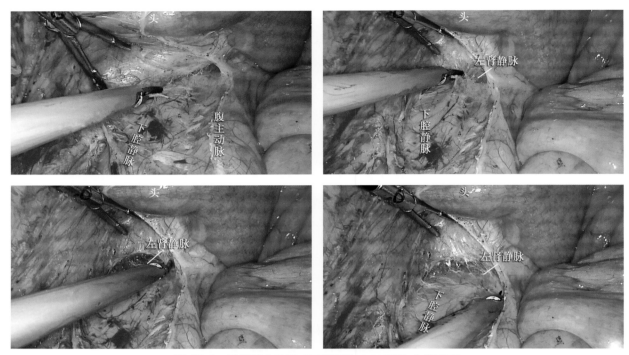

图 10-2 显露腹主动脉、下腔静脉、十二指肠、左肾静脉

器械直接接触十二指肠后壁,可采用腔镜纱条垫于器械与十二指肠后壁之间。

三、悬吊右侧腹膜及肠系膜

以 1-0 薇乔线缝针自腹壁外穿刺入腹腔,将右侧腹膜及肠系膜予以缝合,然后将缝针自腹壁向外穿出,将侧腹膜及系膜向腹侧、外侧牵拉,悬吊线于体外进行弯钳固定即可(图 10-3)。

【手术操作体会与注意事项】

1. 缝针进入体内后务必始终保持针尖朝向腹壁,避免损伤肠管、血管。

2. 笔者团队习惯取头侧端腹腔穿刺器偏头侧

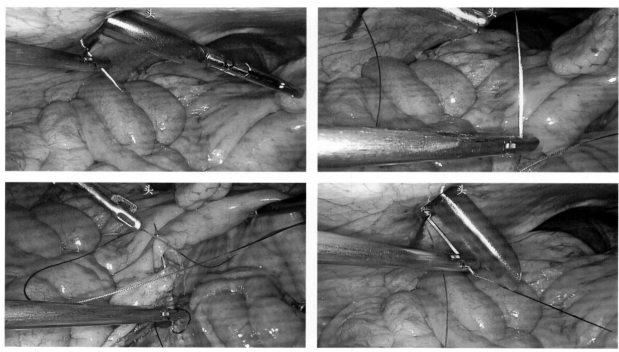

图 10-3 悬吊右侧腹膜及肠系膜

作为悬吊缝针体外穿刺点,将后腹膜及肠系膜充分向外侧及头侧牵拉,有利于术野显露。

四、显露腹主动脉左侧区域淋巴脂肪组织

将后腹膜向外侧提拉,使用超声刀于淋巴脂肪组织与后腹膜之间锐性分离(图 10-4),逐步显露出腹主动脉左侧区域淋巴脂肪组织、肠系膜下动脉、

肠系膜下静脉、左侧卵巢静脉(图 10-5)。

【手术操作体会与注意事项】

1. 此处间隙的分离可以应用膜解剖的理念进行指导,淋巴脂肪组织外侧共有三个胚原单位(后肠胚原单位的降结肠、输尿管芽胚原单位的输尿管、泌尿胚原单位的肾脏)。因此分离过程中只要保证不进入这三个胚原单位即可轻松、无血的显露出腹主动脉左侧区域淋巴组织。

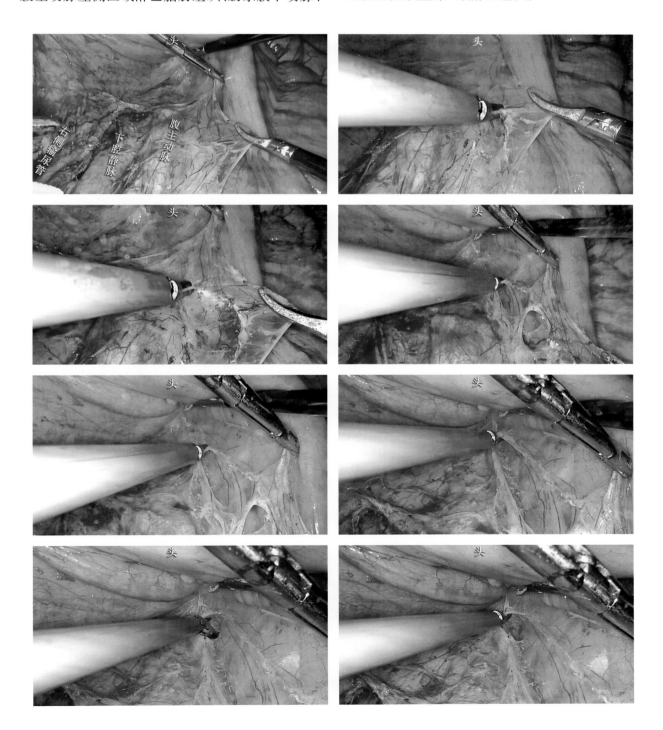

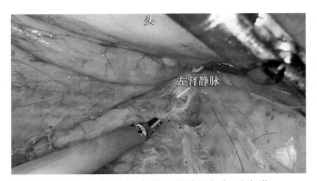

图 10-4　锐性分离淋巴脂肪组织与后腹膜

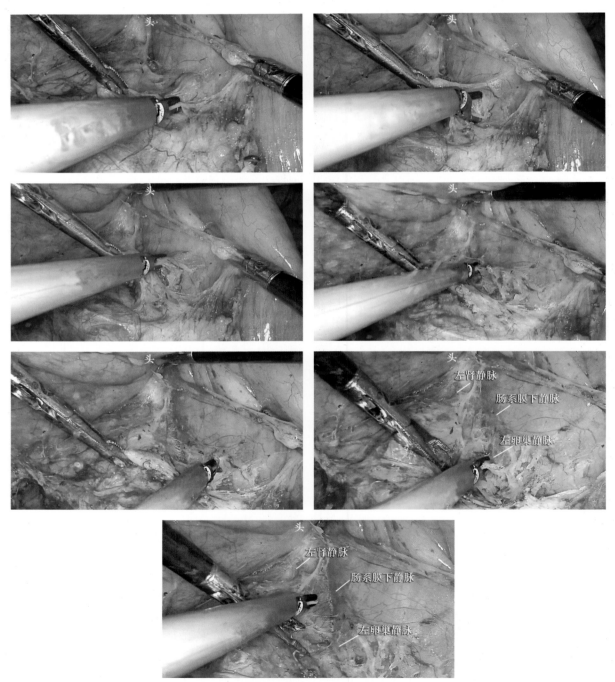

图 10-5　显露出腹主动脉左侧区域肠系膜下动脉、肠系膜下静脉、左侧卵巢静脉

2. 在分离起始要找到淋巴脂肪组织与后肠胚原单位之间的融合处（即"膜桥"）。笔者团队通过大量的手术实践总结，胚原单位之间的融合边界可以通过组织之间的不同颜色进行区分，融合边界间存在胚原单位之间交汇的垂直血管，只要将这些垂直血管逐步离断即可进入两个胚原单位之间的间隙。

3. 将后腹膜向腹侧、外侧提拉，寻找后肠胚原单位与淋巴脂肪组织间的垂直血管，逐步予以离断，即可显露出后肠胚原单位与淋巴脂肪组织之间的间隙，并且可以看到肠系膜下静脉被自身的后肠胚原单位"膜"包绕。

五、悬吊左侧腹膜及肠系膜

以 1-0 薇乔线缝针自腹壁外穿刺入腹腔，将左侧腹膜及肠系膜予以缝合。然后将缝针自腹壁向外穿出，将侧腹膜及系膜向腹侧、外侧牵拉，使用悬吊线于体外进行弯钳固定即可（图 10-6）。

【手术操作体会与注意事项】

1. 缝针进入体内后务必始终保持针尖朝向腹壁，避免损伤肠管、血管。

2. 笔者团队习惯缝针体外穿刺点位于头侧 Trocar 偏头侧，可以将后腹膜及肠系膜充分向外侧

及头侧牵拉，有利于术野显露。

六、游离下腔静脉表面及其与腹主动脉之间淋巴脂肪组织

将淋巴脂肪组织向腹侧、头侧提拉，使用超声刀自尾侧向头侧锐性分离至左肾静脉下缘（图 10-7~图 10-9）。

【手术操作体会与注意事项】

1. 在行盆腔淋巴结切除过程中，部分患者髂总淋巴结会向头侧延续至下腔静脉表面，为体现肿瘤整体切除原则，笔者团队通常在盆腔淋巴结切除时连同下腔静脉表面淋巴结一同整块切除。

2. 此区域淋巴脂肪组织切除过程中，若遇到有走行于下腔静脉表面的动脉时，切记不可以轻易予以离断，务必反复阅读患者术前计算机断层扫描（computed tomography，CT）报告，明确是否存在右侧副肾动脉，一旦考虑为副肾动脉则不可予以离断，若离断会导致部分肾脏缺血坏死、萎缩。

3. 下腔静脉表面与淋巴脂肪组织之间通常会存在穿支血管，一旦损伤，容易发生灾难性出血，笔者团队习惯分离出血管后，在超声刀充分凝闭后离断，或钛夹钳夹闭后离断。

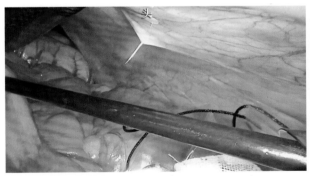
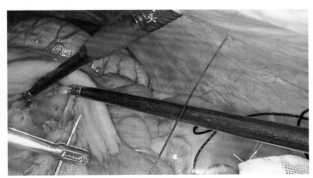
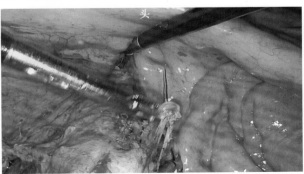
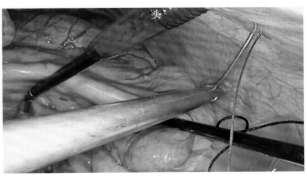

图 10-6　悬吊左侧腹膜及肠系膜

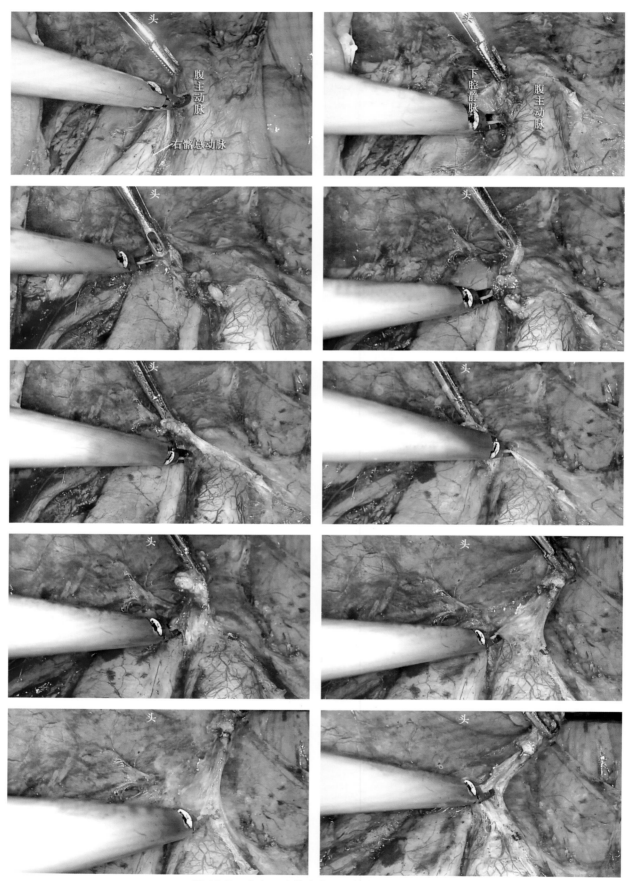

图 10-7　分离下腔静脉表面区域淋巴脂肪组织

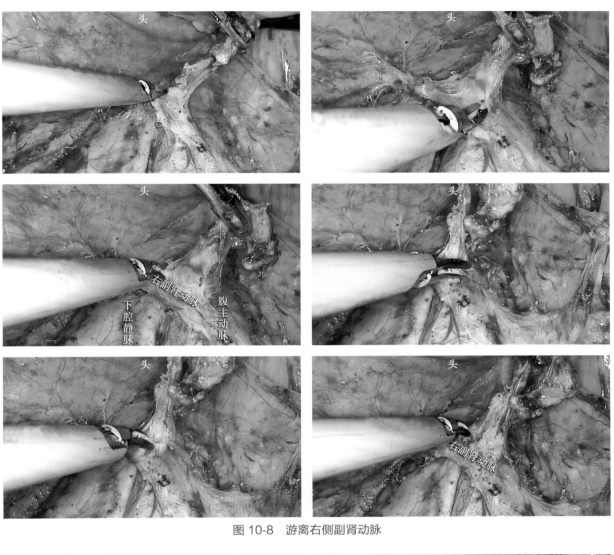

图 10-8　游离右侧副肾动脉

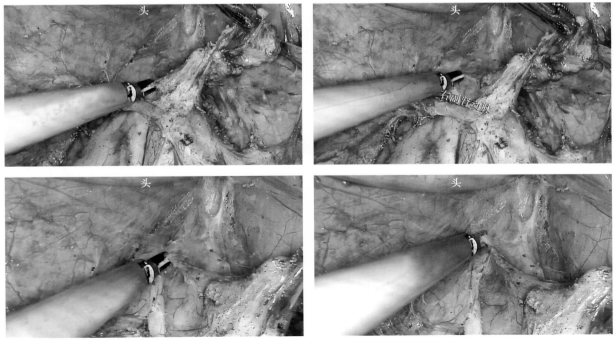

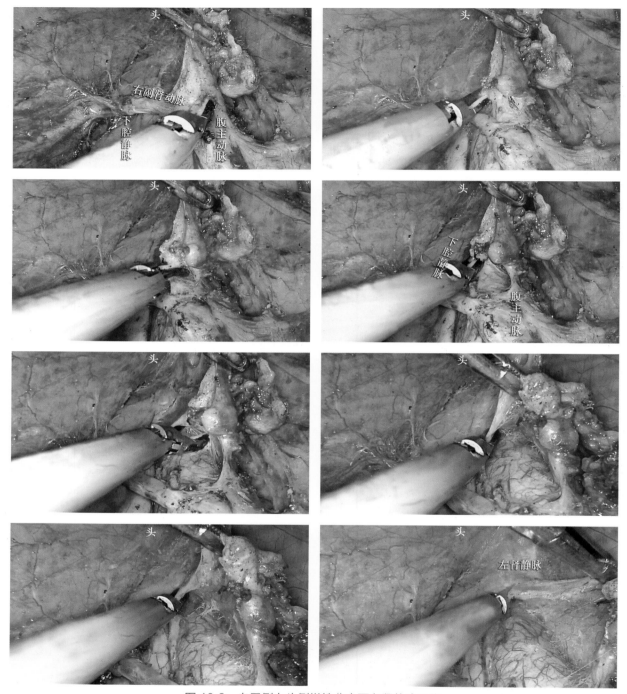

图 10-9 自尾侧向头侧锐性分离至左肾静脉下缘

七、游离腹主动脉左侧与淋巴脂肪组织关系

将前面游离好的淋巴脂肪组织向腹侧、外侧提拉，使用超声刀自肠系膜下动脉头侧逐步分离，显露出腹主动脉左侧壁（图 10-10）。

【手术操作体会与注意事项】该步骤处理的

意义在于为后面将肠系膜下动脉尾侧区域淋巴脂肪组织整块移至肠系膜下动脉头侧奠定基础。

八、游离肠系膜下动脉尾侧区域淋巴脂肪组织

（一）游离肠系膜下动脉

助手将后腹膜向外侧、腹侧提拉，使用超声刀沿着

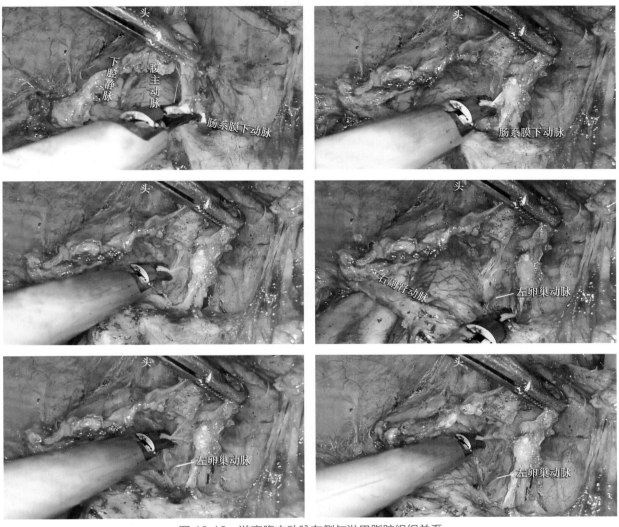

图 10-10　游离腹主动脉左侧与淋巴脂肪组织关系

肠系膜下动脉尾侧锐性分离,逐步将肠系膜下动脉向外安全游离,并显露出该区域淋巴脂肪组织(图 10-11)。

【手术操作体会与注意事项】

1. 腹主动脉左侧区域淋巴脂肪组织的切除最重要的一步便是肠系膜下动脉的解剖,此处肠系膜下动脉的解剖不仅可以显露该区域淋巴脂肪组织,并且为后续输尿管的显露和游离奠定基础。

2. 腹主动脉左侧区域淋巴脂肪组织切除过程中,需要持续性将肠系膜下动脉向头侧或外侧提拉,如发生肠系膜下动脉根部(即其起始部)损伤,在肠系膜下动脉解剖过程中,不建议将肠系膜下动脉起始处充分裸化,笔者团队在此操作过程中通常会保留其根部的系膜组织。

(二)右侧髂总动脉表面淋巴脂肪组织

将右侧髂总动脉表面淋巴脂肪组织游离至其

外侧(图 10-12)。

(三)显露左侧输尿管

术者将该区域淋巴脂肪组织向内侧牵拉,助手将后腹膜及肠系膜下动脉向外侧提拉,使用超声刀沿淋巴脂肪组织外侧逐步锐性分离,逐步显露出左侧输尿管(图 10-13)。

【手术操作体会与注意事项】分离过程中是将此区域内淋巴脂肪组织与输尿管芽胚原单位分开,两个胚原单位之间存在垂直血管,逐一安全离断即可将两个胚原单位分离开。

(四)分离右侧髂总动脉、腹主动脉与淋巴脂肪组织关系

术者或助手将淋巴脂肪组织向外侧提拉,使用超声刀锐性分离,头侧达肠系膜下动脉背侧、尾侧,与髂总淋巴结断端相接(图 10-14)。

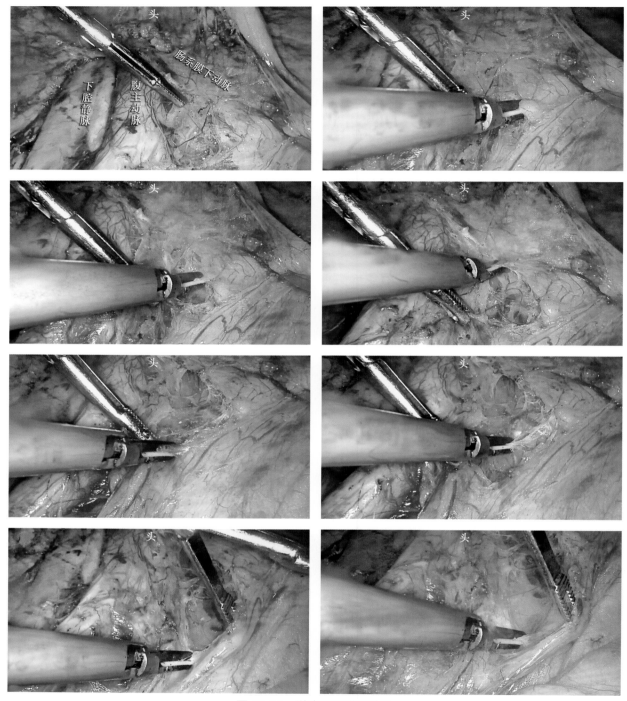

图 10-11　游离肠系膜下动脉

【手术操作体会与注意事项】

1. 此间隙分离要注意,使用超声刀时务必小步分离、切割,避免大把夹持切割,因为该区域通常会存在一对腰动、静脉,一旦损伤可能出现灾难性的出血。在不明确出血点情况下,避免双极电凝止血,如明确为腰动、静脉出血,可予以钛夹钳进行夹闭止血。

2. 该区域腰交感神经节外观和淋巴结较为相似,一旦损伤会出现同侧下肢皮肤温暖、红润和干燥,而患者主诉多为对侧下肢皮温变低。笔者团队对于交感神经节与淋巴脂肪组织的鉴别主要是通过寻找、游离与其相连的腰交感干。

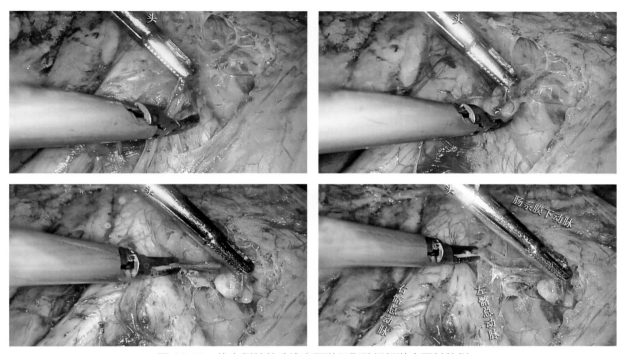

图 10-12　将右侧髂总动脉表面淋巴脂肪组织游离至其外侧

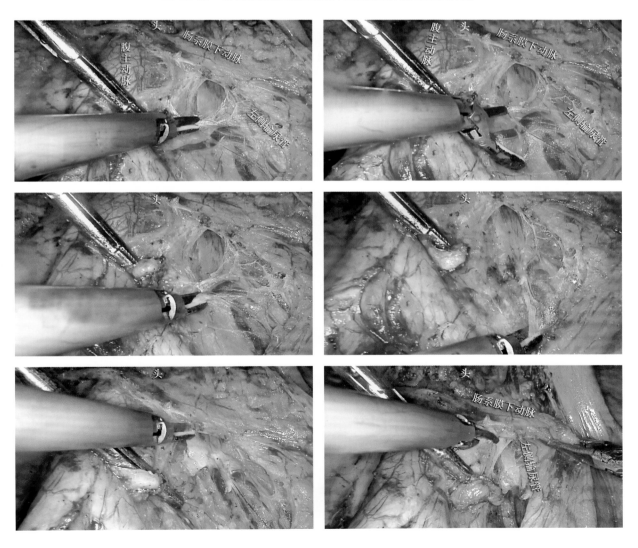

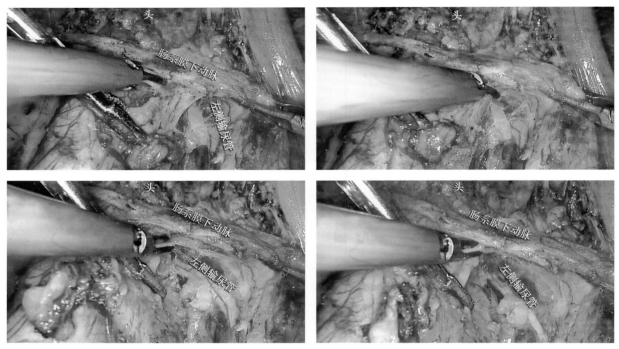

图 10-13 显露左侧输尿管

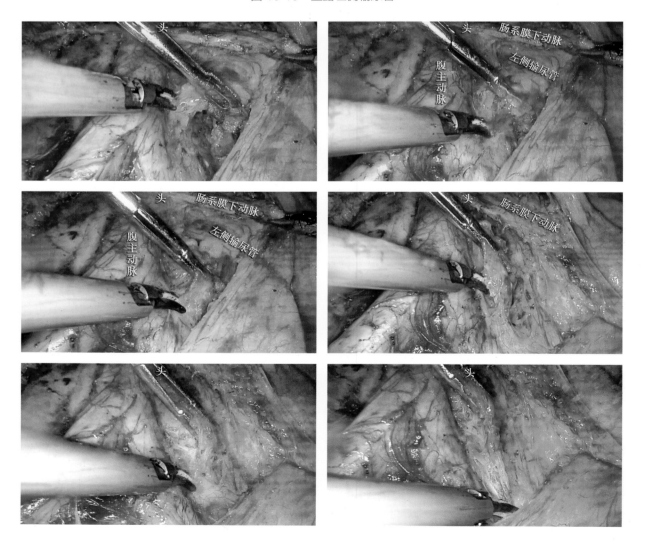

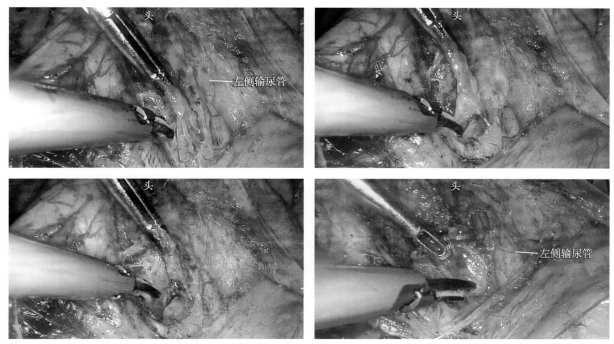

图 10-14　分离右侧髂总动脉、腹主动脉与淋巴脂肪组织关系

（五）充分游离该区域淋巴脂肪组织

助手将肠系膜下动脉及后腹膜向外侧提拉，术者将淋巴脂肪组织向头侧提拉，使用超声刀锐性分离，将该区域淋巴脂肪组织自尾侧向头侧游离至肠系膜下动脉背侧水平（图 10-15）。

九、游离肠系膜下动脉头侧区域淋巴脂肪组织

（一）将肠系膜下动脉尾侧区域淋巴脂肪组织移至头侧（图 10-16）

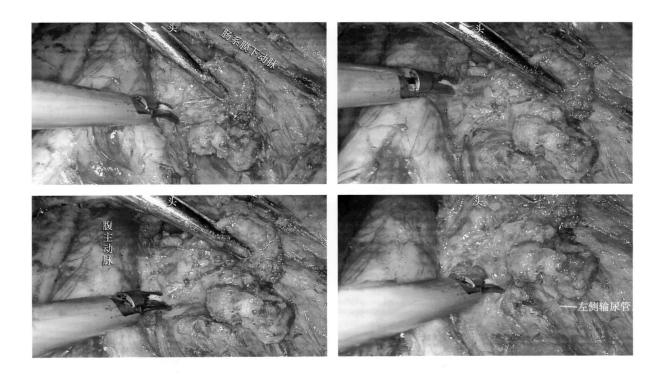

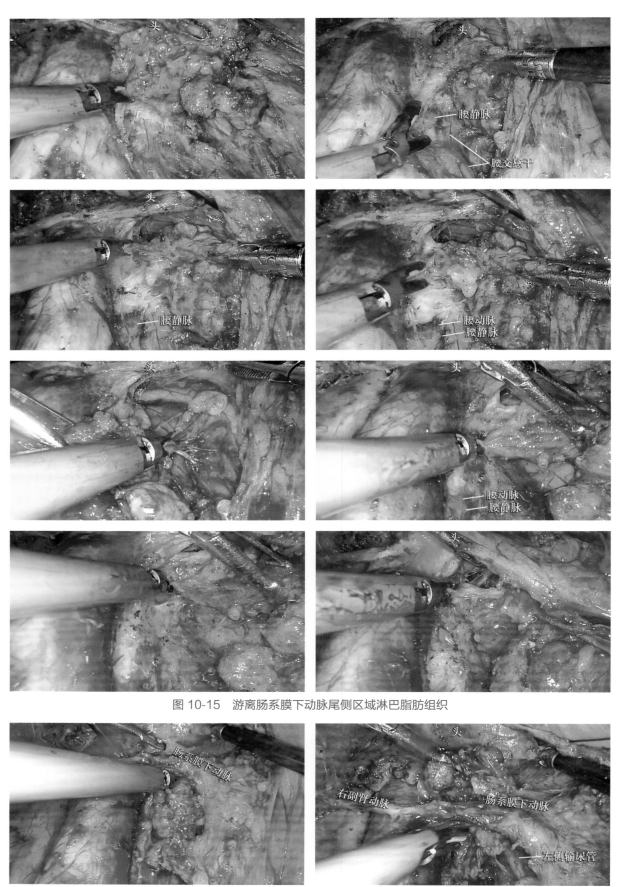

图 10-15　游离肠系膜下动脉尾侧区域淋巴脂肪组织

图 10-16　将肠系膜下动脉尾侧区域淋巴脂肪组织移至头侧

（二）游离该区域淋巴脂肪组织背侧

术者将淋巴脂肪组织向头侧、腹侧提拉，使用超声刀紧贴淋巴脂肪组织背侧进行分离（图10-17）。

【手术操作体会与注意事项】该区域的分离需要将超声刀置于肠系膜下动脉背侧来完成；先进行淋巴脂肪组织背侧的游离，主要是为了寻找腰动脉、静脉，避免在后续分离过程中因为肠系膜下动脉遮挡术野而发生损伤。

（三）游离该区域淋巴脂肪组织外侧

术者将淋巴脂肪组织向内侧牵拉，助手将后腹膜向外侧提拉，使用超声刀锐性分离，逐步显露出左侧卵巢静脉、输尿管（图10-18）。

【手术操作体会与注意事项】该区域依然可在膜解剖理论指导下进行操作；在该区域的分离过程中，容易误把肾门脂肪组织当作淋巴脂肪组织予以切除；在膜解剖理念指导下，可根据脂肪颜色及脂肪颗粒形态初步判断出二者之间的界线，从而最大限度保障分离过程中走行在淋巴脂肪组织与泌尿胚原单位及输尿管芽胚原单位之间的正确间隙内。

（四）充分显露左肾静脉

使用超声刀于左肾静脉表面进行锐性分离，逐步显露至左肾静脉与左卵巢静脉交汇处（图10-19）。

（五）于左肾静脉下缘完整切除淋巴脂肪组织

切除过程中若遇到左卵巢动脉予以一次性组织闭合夹夹闭即可，若遇到粗大淋巴管亦可以用一次性组织闭合夹或钛夹钳进行夹闭（图10-20）。高位腹主动脉区域淋巴结切除术（机器人）见视频10-2。

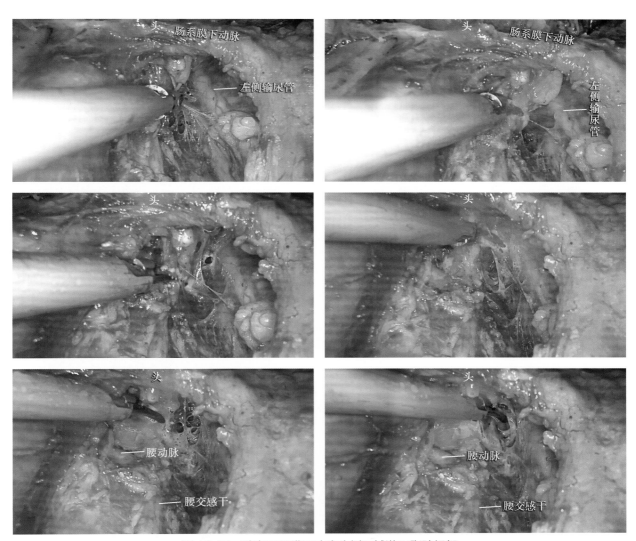

图 10-17　游离肠系膜下动脉头侧区域淋巴脂肪组织

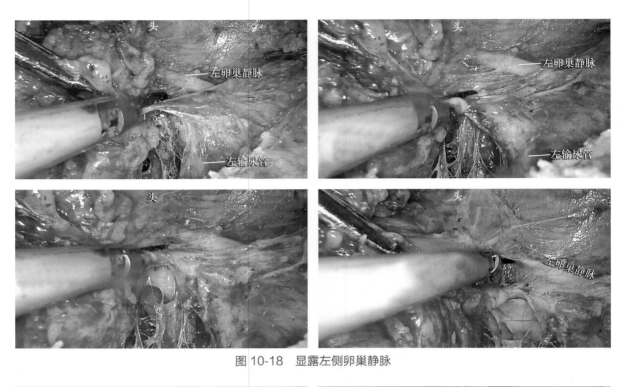

图 10-18 显露左侧卵巢静脉

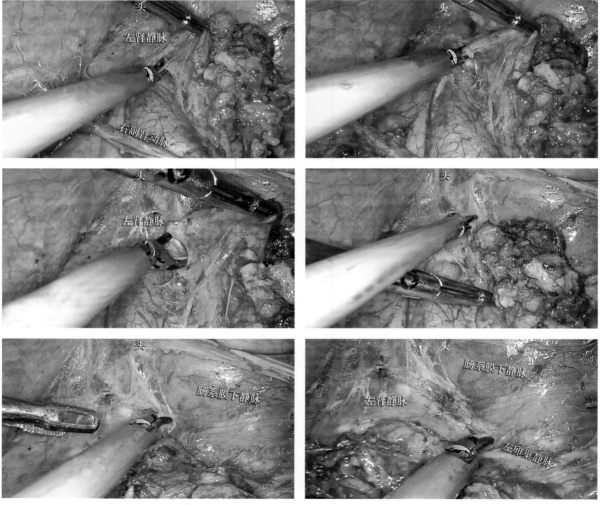

图 10-19 充分显露左肾静脉

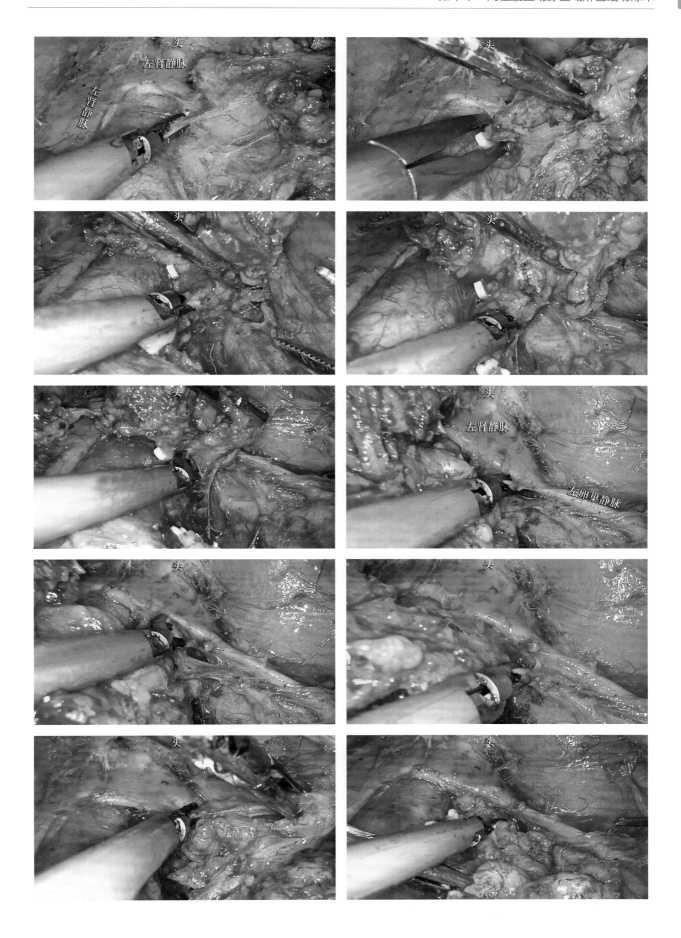

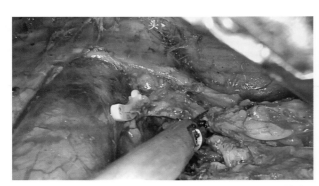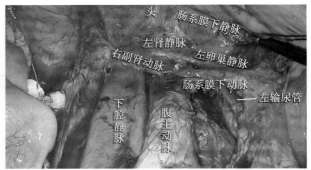

图 10-20　于左肾静脉下缘完整切除淋巴脂肪组织

视频 10-2

第三部分

肿瘤细胞减灭术

第十一章
盆腔区域手术

一、联合直肠盆腔病灶整块切除

晚期卵巢肿瘤中直肠子宫陷凹受累较为常见,直肠前壁通常会被转移病灶累及,此时需要医生在术前及术中进行分析、判断是否可以行转移病灶切除保留直肠,或无法保留直肠行联合直肠的盆腔病灶整块切除。笔者团队在术前常规安排患者完善肠镜检查,明确肠壁黏膜是否受累;行全腹增强CT检查明确直肠系膜、直肠前壁受累情况,协助判断是否可行保留直肠的手术或联合直肠切除手术。

部分患者直肠可被转移病灶侵入达黏膜层,术前可通过肠镜检查及肛诊明确;另有部分患者仅在术中探查发现直肠受累严重,直肠病灶呈"火山口"样,此类病例需要切除直肠来达到转移病灶肉眼肿瘤完全切除(R0)。直肠子宫陷凹的转移病灶通常粘连于子宫后壁和直肠前壁,如分别切除子宫和直肠,必须将转移病灶与子宫或直肠分离,这样会造成创面大量的渗血。因此,医生通常会采取子宫与直肠一同切除,不仅可避免肿瘤破碎引起播散,也可避免因剥离转移病灶引起的大量渗血。除了直肠受累需要切除之外,体内任何部位的肠管都可能因受肿瘤累及需行肠管切除,在这里仅向大家介绍最为常见的易被转移病灶累及而需要进行的直肠切除手术(视频 11-1)。

视频 11-1

直肠切除与吻合,可采用传统的手法端-端吻合术,也可借助肠管闭合器、吻合器来完成。随着医疗耗材进入后集采时代,笔者团队习惯应用价格相对低廉的肠管闭合器与吻合器来完成肠管的切除与吻合,既可节约手术时间,也更加安全可靠。

(一)探查盆腔

充分探查盆腔,明确盆腔病灶累及程度,确定盆腔手术范围(图 11-1)。通常此类患者因病灶累及广泛,需要切除盆腔大部分腹膜,甚至"卷地毯

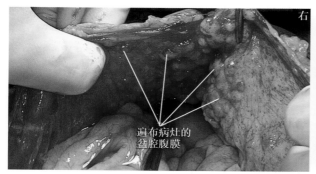

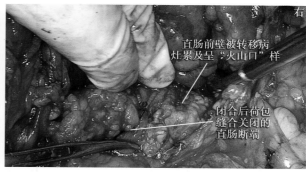

图 11-1　探查盆腔

式"盆腔腹膜切除。

（二）游离双侧盆腔腹膜、结扎圆韧带

游离双侧盆腔腹膜、结扎圆韧带见图 11-2、图 11-3。

（三）游离膀胱

膀胱的游离可采取正中入路，通过识别脐正中韧带确定膀胱底位置，自头侧向尾侧游离；也可采取侧方入路，通过识别侧脐韧带确定膀胱侧壁位置，自侧方向中心游离，逐步将膀胱腹膜与膀胱分离开（图 11-4、图 11-5）。

【手术操作体会与注意事项】分离过程中主要的技术要点如下：第一，将游离好的盆腔腹膜以

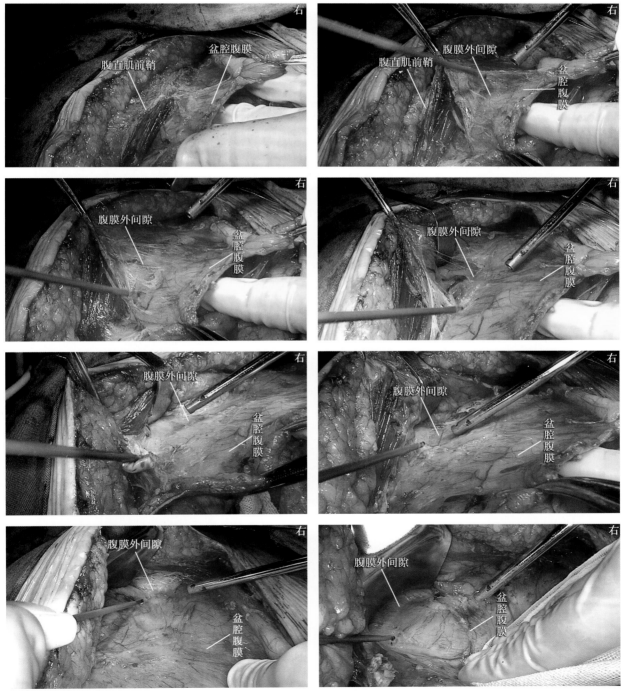

图 11-2　游离双侧盆腔腹膜

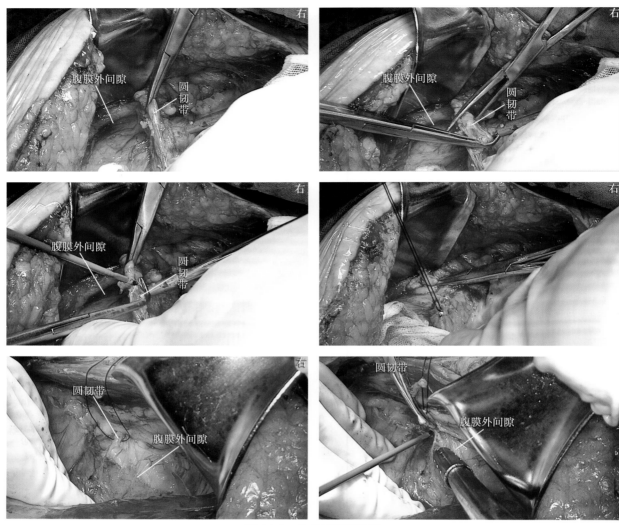

图 11-3　结扎双侧圆韧带

2~3 把弯钳钳夹后向头侧牵拉,形成平面便于分离;第二,术者与助手分别提拉膀胱形成平面,便于膀胱界限的识别与分离;第三,术者与助手提拉膀胱的位置需随分离的过程不停地变换,以保持提拉膀胱的张力,有助于锐性分离。多数情况下,子宫固定于盆腔,很难直接显露出膀胱宫颈间隙,甚至膀胱阴道间隙,难以充分游离膀胱。可在游离直肠后,再继续游离膀胱进行间隙的充分显露。

（四）离断双侧子宫动脉、骨盆漏斗韧带

将双侧子宫动脉及骨盆漏斗韧带电刀切断,丝线结扎（图 11-6）。

（五）探查后盆腔,明确直肠受累范围

仔细探查后盆腔受肿瘤累及情况,明确直肠受累及范围（图 11-7）。

（六）游离、离断直肠

选取"健康"（未受病灶累及）的直肠进行游离。使用超声刀靠近直肠壁打开直肠系膜,游离出长约 3cm 的"健康"直肠,使用荷包钳钳夹后离断。游离过程中勿过分破坏直肠系膜,避免破坏直肠血运。荷包钳钳夹直肠后切勿直接离断直肠,建议先以 7 号丝线于靠近病灶端环形缝合直肠,并结扎以封闭直肠肠腔,避免污染盆腔创面,然后离断直肠;再以 7 号丝线荷包缝合切断后的"健康"直肠,再次缝合直肠断端,以保证充分封闭直肠断端（图 11-8、图 11-9）。

（七）处理保留端直肠断端

荷包针自荷包钳钳孔穿出,3 把组织钳（Allis）钳夹直肠,暴露肠腔,碘伏棉球充分消毒肠道创面,置入吻合器抵钉座,荷包线结扎肠管、固定吻合器抵钉座。注意结扎必须牢靠,避免肠液渗出污染盆、腹腔。再将直肠置入无菌袋中,避免污染盆腹腔(图 11-10、图 11-11)。

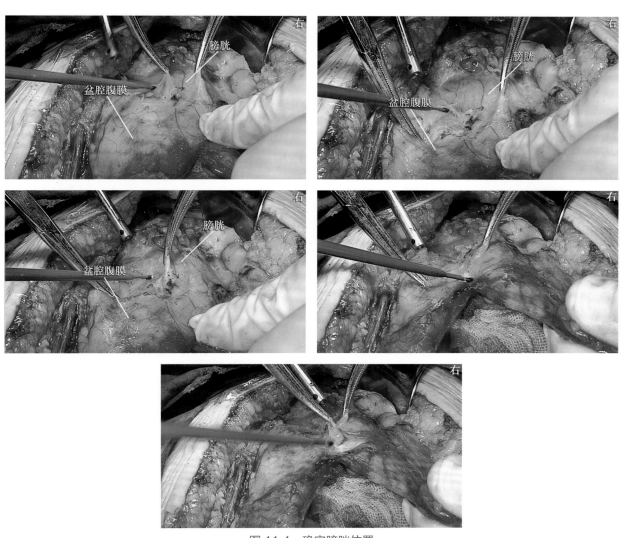

图 11-4　确定膀胱位置

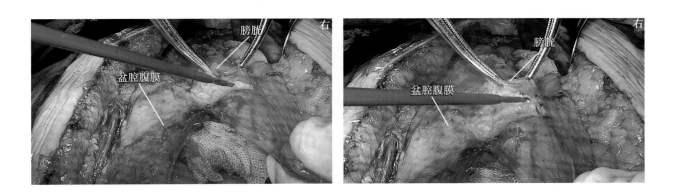

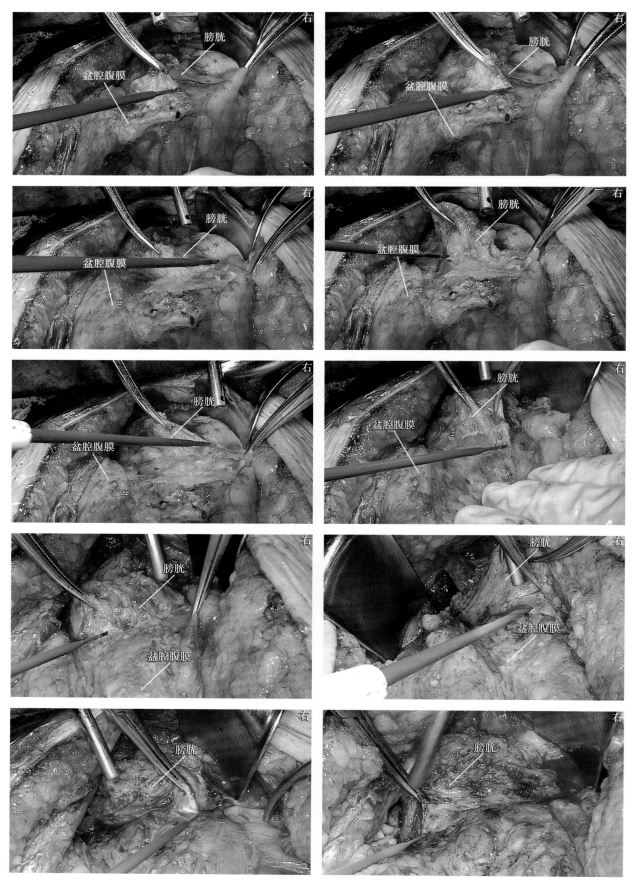

图 11-5 自头侧向尾侧、自侧方向中心游离,逐步将膀胱腹膜与膀胱分离开

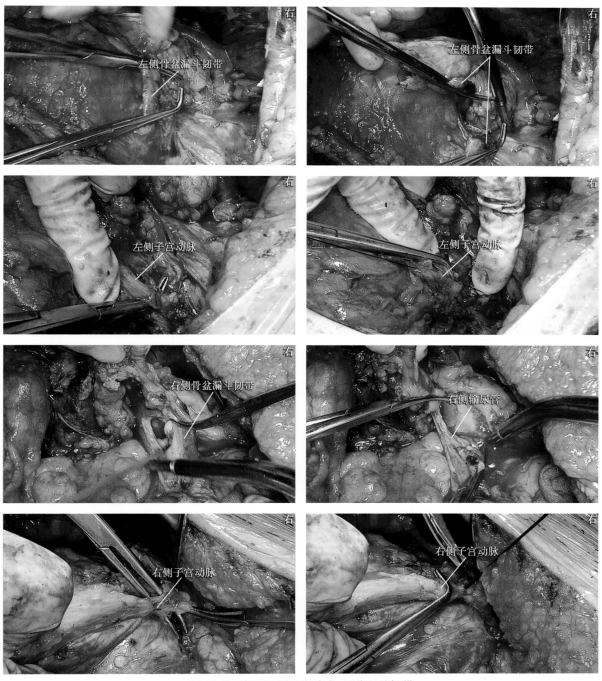

图 11-6　离断双侧子宫动脉、骨盆漏斗韧带

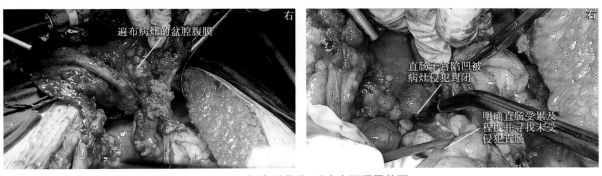

图 11-7　探查后盆腔,明确直肠受累范围

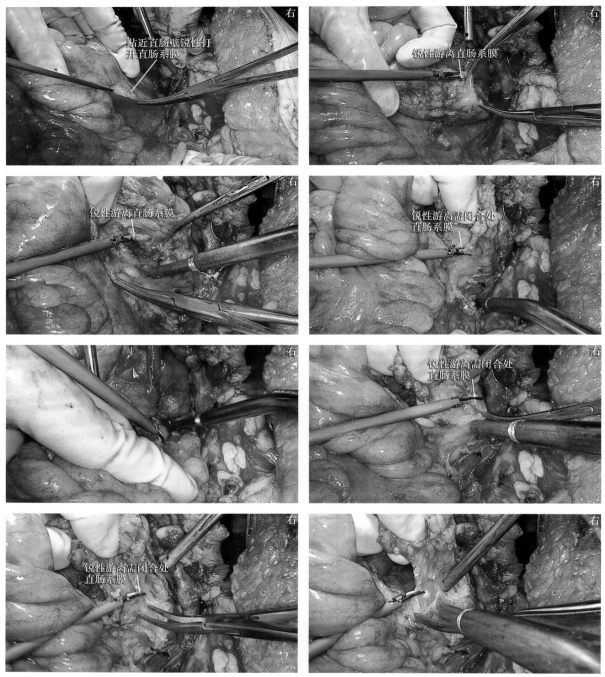

图 11-8 靠近直肠壁打开直肠系膜，游离肠管

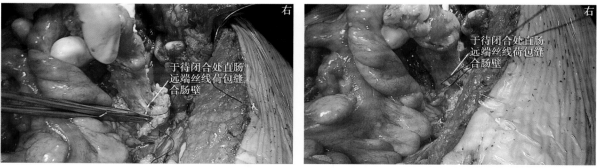

图 11-9 靠近病灶端环形缝合直肠，结扎以封闭直肠肠腔

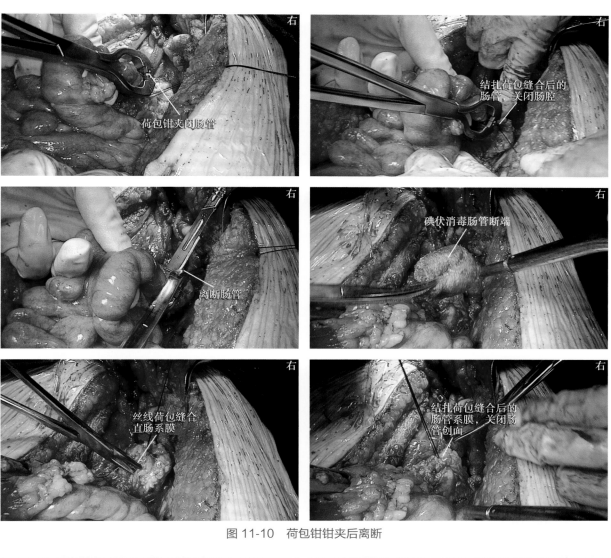

图 11-10 荷包钳钳夹后离断

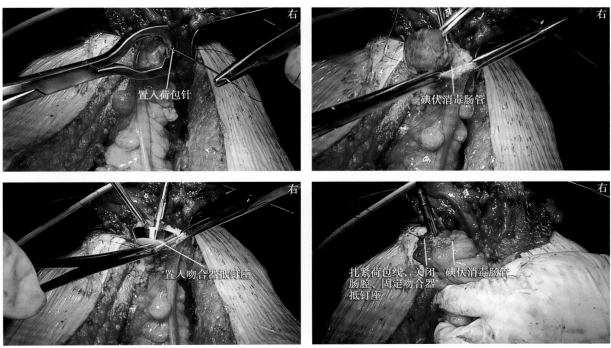

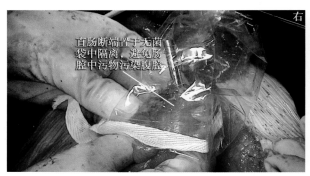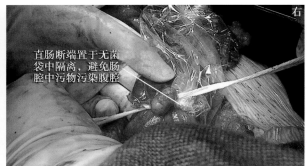

图 11-11　处理保留端直肠断端

（八）处理直肠上动、静脉

该部位的血管处理可在处理直肠前进行，也可在此处进行。使用超声刀锐性分离剩余直肠系膜，逐步分离出直肠上动、静脉，分别离断后结扎即可（图 11-12）。

（九）游离直肠后壁与骶骨之间间隙

将直肠向腹侧提拉，使用超声刀锐性分离二者间隙，通常分离至接近肛提肌水平。分离过程中注意保护两侧腹下神经束，避免损伤（图 11-13）。

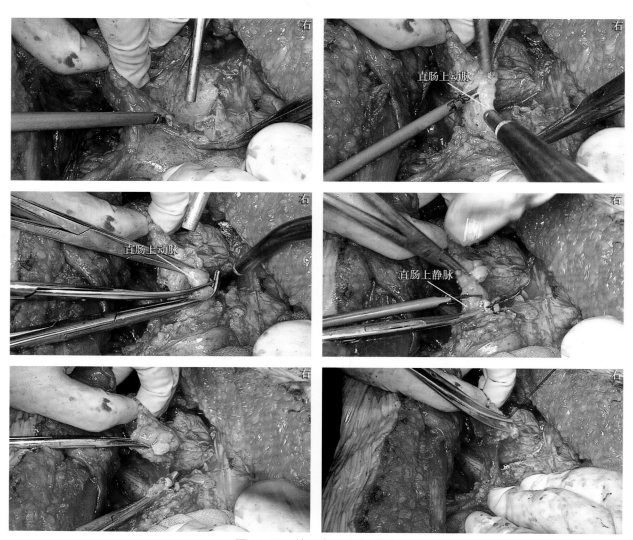

图 11-12　处理直肠上动、静脉

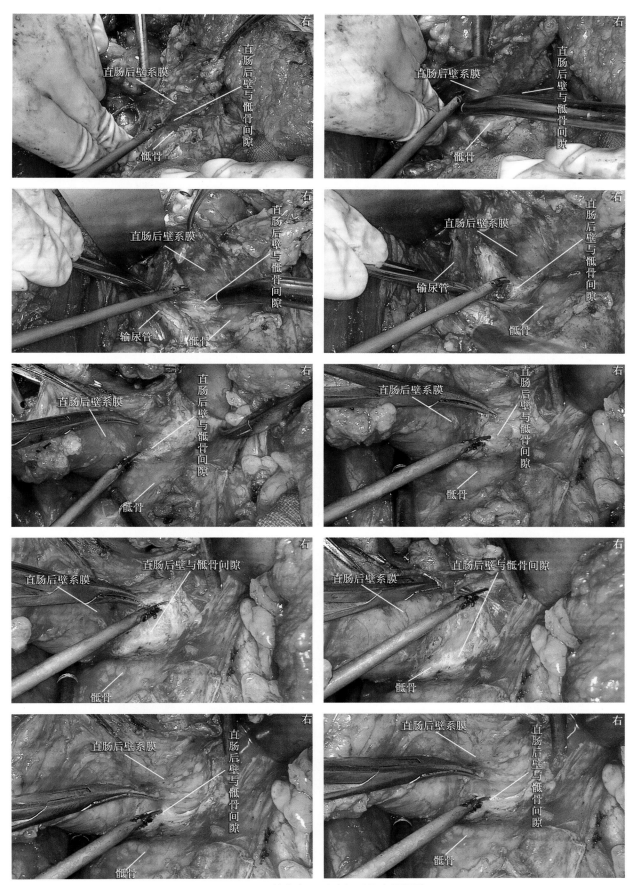

图 11-13　游离直肠后壁与骶骨之间间隙

（十）显露膀胱宫颈和膀胱阴道间隙

病灶较大无法钳夹提拉子宫时，可在宫底缝合丝线提拉子宫，便于游离膀胱，分离间隙（图 11-14）。

（十一）离断双侧膀胱宫颈韧带

将显露的双侧膀胱宫颈韧带，以超声刀切断。切断过程中注意避免损伤输尿管（图 11-15）。

（十二）打开阴道前壁

使用电刀沿阴道穹窿切开阴道前壁（图 11-16）。

（十三）显露阴道直肠间隙

使用电刀或超声刀锐性离断阴道后壁，继续锐性分离显露阴道直肠间隙，通常显露出 2~3cm 直肠即可保证吻合长度（图 11-17）。

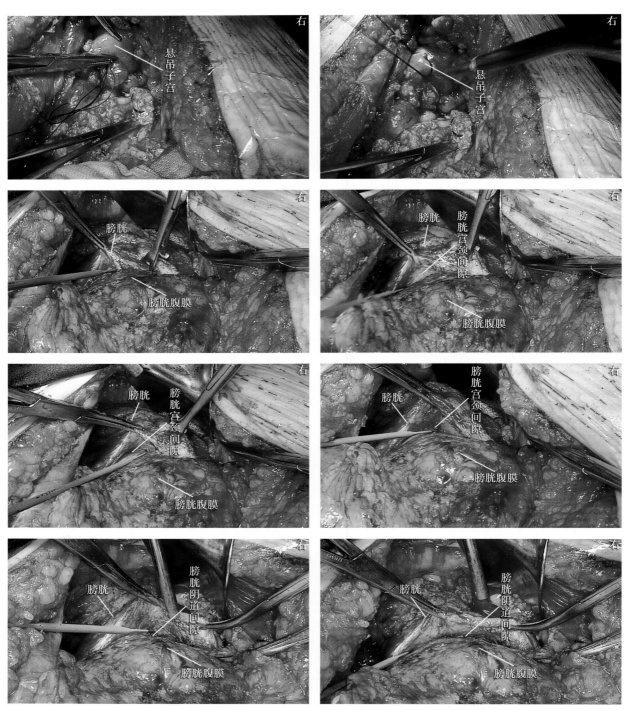

图 11-14　显露膀胱宫颈和膀胱阴道间隙

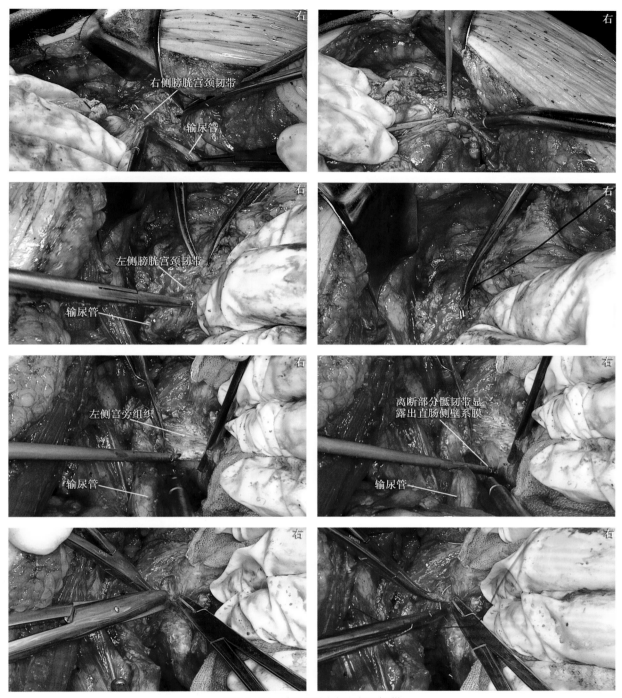

图 11-15 离断双侧膀胱宫颈韧带

（十四）直肠处理

使用电刀或超声刀锐性游离直肠系膜显露出直肠浆膜层,闭合器离断直肠。在使用闭合器过程中,务必选择大小合适的闭合器,以保证一次性完全闭合和离断直肠(图 11-18)。

（十五）闭合阴道

使用碘伏消毒阴道后,1-0 薇乔线连续缝合关闭阴道(图 11-19)。

（十六）吻合直肠

先以 20ml 注射器抽取碘伏自肛门冲洗直肠,保留冲洗的碘伏液 3~5 分钟,然后用碘伏润滑无菌手套进行扩肛,以能顺利置入 3 横指宽度为佳。将吻合器用碘伏润滑后自肛门置入,抵达直肠断端后调整中心穿刺杆的穿出位置。笔者团队习惯将闭

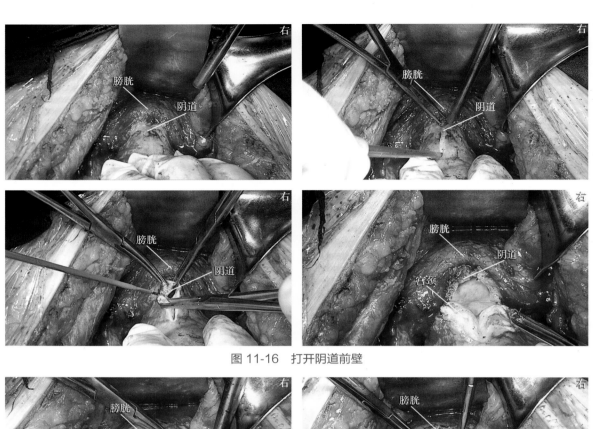

图 11-16　打开阴道前壁

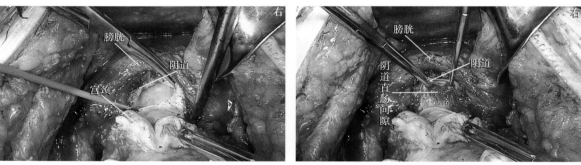

图 11-17　显露阴道直肠间隙

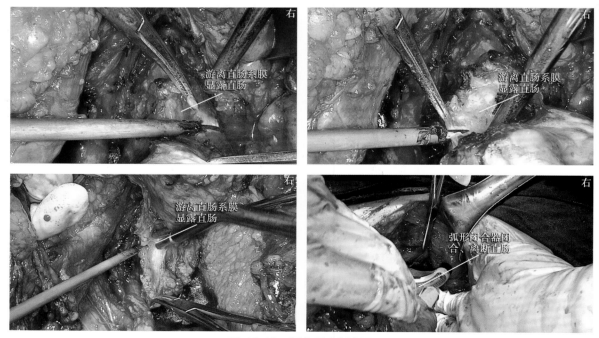

图 11-18　闭合器离断直肠

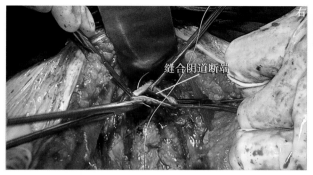

图 11-19　闭合阴道

合器闭合后的直肠一侧完全包含在吻合面内,这样吻合后的直肠吻合口处仅存在一侧闭合器闭合后的"钉痕"。将吻合器中心穿刺杆穿出直肠壁至显露出橘黄色标识,将抵钉座与中心穿刺杆连接,旋转闭合器手柄将中心穿刺杆收回吻合器内直至直肠断端对合。此时需反复检查,避免直肠系膜位于直肠两个断端内,且吻合器操纵杆指针应位于绿色安全区内,并等待 15 秒。此时操控吻合器吻合肠管,吻合完毕后,缓慢撤出吻合器。3-0 薇乔线间断缝合吻合创面及闭合器闭合的直肠创面,检查创面是否有活动性出血及吻合口张力是否过大。若吻合口张力过大,可以游离乙状结肠,甚至横结肠脾曲,使肠管充分向盆腔游离,以降低直肠吻合口

张力(图 11-20)。

(十七)联合直肠盆腔病灶整块切除术后标本

联合直肠盆腔病灶整块切除术后标本见图 11-21。

二、免直肠切除盆腔病灶整块切除

卵巢癌患者腹腔内手术按照区域可以分为三大部分,上腹部区域、盆腔区域、腹膜后区域。盆腔区域是妇产科医生最熟悉的区域。卵巢癌由于其生物学特征,通常呈播散性转移,盆腔腹膜及直肠系膜通常最易受累。笔者团队术前通常会以全腹增强 CT 或正电子发射计算机体层显像仪(positron emission tomography and computed tomography,PET-CT)来进行影像学评估,或进行

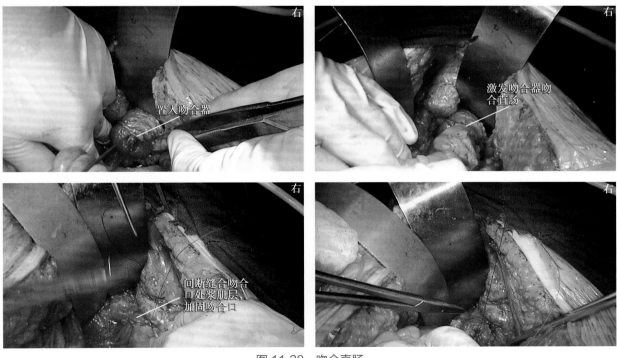

图 11-20　吻合直肠

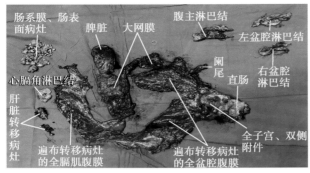

图 11-21 手术标本

标注：肠系膜、肠表面病灶；脾脏；大网膜；腹主淋巴结；左盆腔淋巴结；阑尾；直肠；右盆腔淋巴结；心膈角淋巴结；肝脏转移病灶；遍布转移病灶的全膈肌腹膜；遍布转移病灶的全盆腔腹膜；全子宫、双侧附件

腹腔镜探查术 Fagotti 评估。一旦评估后可以完成初始肿瘤细胞减灭术（primary debulking surgery，PDS）R0 切除，团队则会进行手术探查。因腹腔镜探查术 Fagotti 评估具有局限性，对于肝顶部、背侧，脾背侧、外侧及其相对应的膈肌腹膜等处的病灶无法探及。因此，团队经验是先取下腹部切口，通常是耻骨联合与脐之间，进入腹腔后，再以腹腔镜辅助手法继续探查上腹部 Fagotti 评估过程中无法探及的肝顶部、背侧，脾背侧、外侧及其相对应的膈肌腹膜等病灶，以免遗漏。完成盆腔手术后，再根据上腹部病灶情况决定是否延伸切口。如果直接取剑突与耻骨联合之间切口，而上腹部膈肌腹膜、肝脏、脾等未受累，则无辜地扩大了切口，徒增了患者的创伤；即使上腹部需要进行手术干预，如提前切口达到剑突，在行盆腔手术时，会徒增患者体液丢失、体温下降等不利于患者恢复的风险因素。

盆腔手术通常涉及盆腔腹膜、肠管、肠系膜、子宫及双侧附件。卵巢癌最常见的转移方式通常是沿腹膜表面播散性种植，腹膜外间隙通常不受累。因此对于盆腔转移较重的患者，尤其是盆腔腹膜弥漫性播散性种植的患者，采取腹膜外入路进行盆腔脏器的游离，是一个优选。（视频 11-2）。

视频 11-2

（一）右侧盆腔腹膜外间隙游离及直肠右侧系膜分离

1. **探查盆腔** 进腹后探查盆腔及上腹部，明确盆腔病灶分布情况。若探查过程中见盆腔腹膜为弥漫粟粒样病灶，则考虑直接行腹膜外间隙游离，将盆腔腹膜连同盆腔病灶一同切除（图 11-22）。

2. **分离右侧腹膜外间隙**

（1）显露腹膜外间隙：助手将腹直肌前鞘向腹侧、外侧充分提拉，术者以弯钳提拉侧腹膜，应用电刀锐性分离，逐步显露出腹直肌背侧腹膜外间隙（图 11-23）。

（2）扩大腹膜外间隙：助手以拉钩进入腹直肌背侧，将腹直肌向腹侧、外侧提拉，术者向背侧按压、牵拉腹膜，同时采用电刀锐性分离，逐步扩大腹膜外间隙。逐步游离右侧盆腔腹膜，分离过程中，同时关注腹腔内侧腹膜受累情况，腹膜外间隙向头侧分离至无病灶区即可（图 11-24）。

（3）显露圆韧带：扩大腹膜外间隙过程中，尾侧区域逐步可显露出膀胱侧间隙脂肪组织及耻骨降支内侧，即提示显露圆韧带尾侧；继续向头侧方向锐性分离即可充分显露圆韧带（图 11-25）。

（4）处理圆韧带：丝线结扎、离断圆韧带即可，也可采用超声刀等能量器械予以离断（图 11-26）。

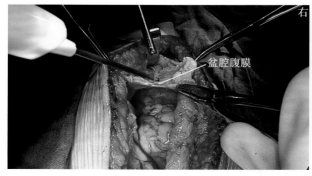

图 11-22 探查盆腔

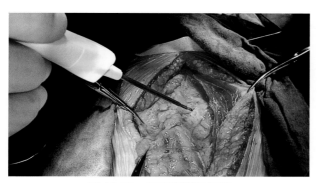

图 11-23　显露腹膜外间隙

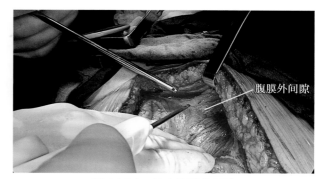

图 11-24　扩大腹膜外间隙

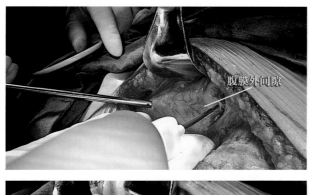

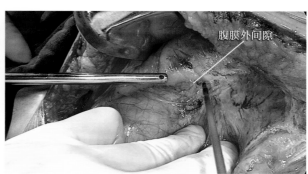

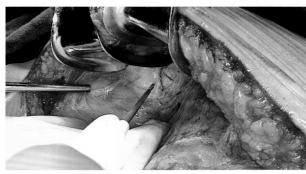

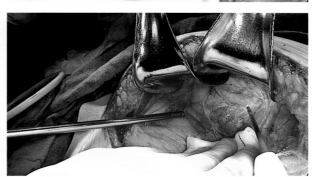

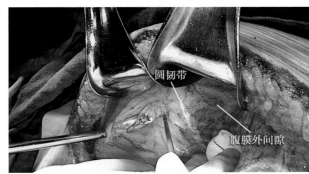

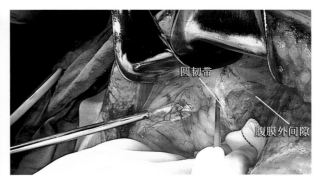

图 11-25　显露圆韧带

（5）显露髂血管：圆韧带处理完毕后继续向背侧锐性分离，扩大侧腹膜后间隙，逐步显露出髂外动脉、静脉（图 11-27）。

【手术操作体会与注意事项】此间隙的充分分离，相当于腹腔内手术时侧腹膜后间隙。在髂血管的显露过程中，需要充分利用侧腹膜后间隙进行分离。

3. **无病灶区头侧离断侧腹膜**　腹腔内确定侧腹膜头侧无病灶区域，于无病灶区域逐步自腹侧向背侧离断侧腹膜（图 11-28）。

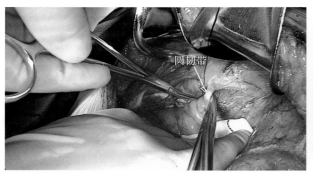
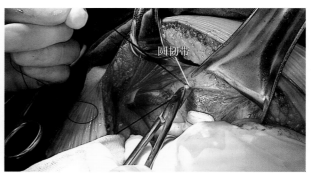

图 11-26　结扎、离断圆韧带

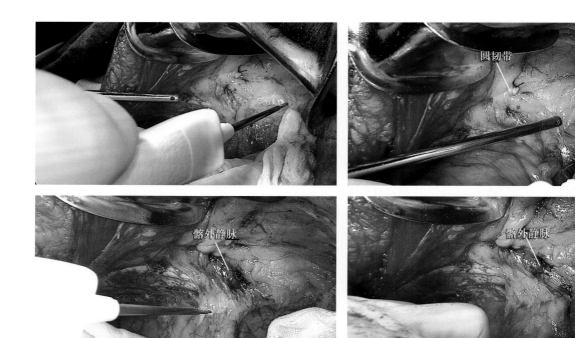

图 11-27　显露髂血管

4. 处理骨盆漏斗韧带

（1）显露骨盆漏斗韧带：助手以宽 S 拉钩将盲肠、降结肠向头侧牵拉，术者将侧腹膜向内侧牵拉，使用电刀锐性分离，逐步游离至骨盆漏斗韧带（图 11-29）。

（2）游离骨盆漏斗韧带、显露输尿管：将侧腹膜及骨盆漏斗韧带向腹侧、内侧牵拉，使用电刀锐性离断骨盆漏斗韧带表面的腹膜，并逐步向头、尾侧扩大；将骨盆漏斗韧带向腹侧提拉，使用电刀锐性分离骨盆漏斗韧带与侧腹膜关系，逐步显露出输尿管（图 11-30）。

【手术操作体会与注意事项】在进行骨盆漏斗韧带钳夹、离断之前，务必将其背侧、内侧充分游离并显露输尿管，继续充分分离骨盆漏斗韧带与输尿管二者之间的结缔组织，以避免输尿管损伤。

（3）离断骨盆漏斗韧带：直视输尿管前提下，弯钳钳夹骨盆漏斗韧带，离断后用 7 号丝线于近心端行双重结扎，远心端单线结扎处理；或用血管夹代替丝线夹闭骨盆漏斗韧带（图 11-31）。

5. 游离输尿管
将侧腹膜向内侧牵拉，输尿管向外侧牵拉，使用电刀锐性分离，逐步显露出输尿管走行，并持续向尾侧游离至"隧道"附近。通常需要打开部分"冈林直肠侧间隙"（图 11-32）。

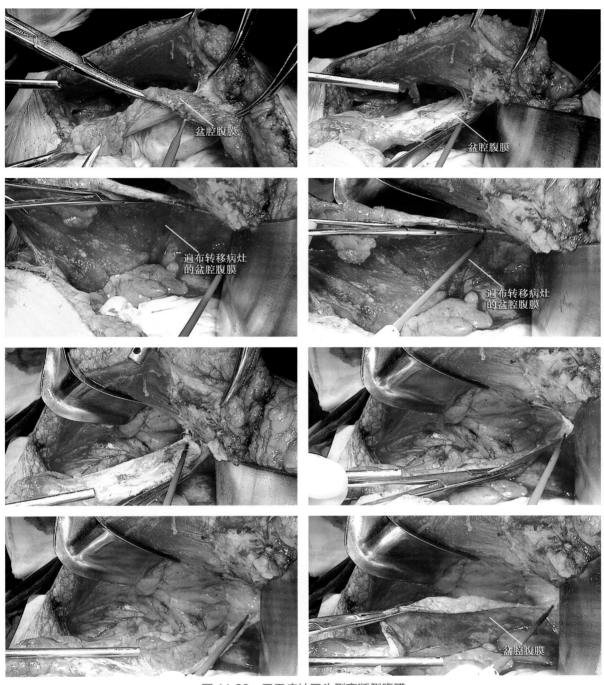

图 11-28　于无病灶区头侧离断侧腹膜

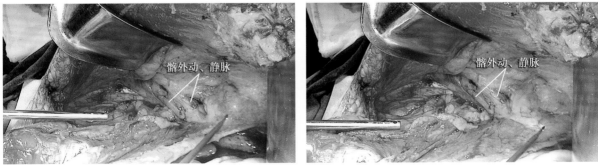

图 11-29　显露骨盆漏斗韧带

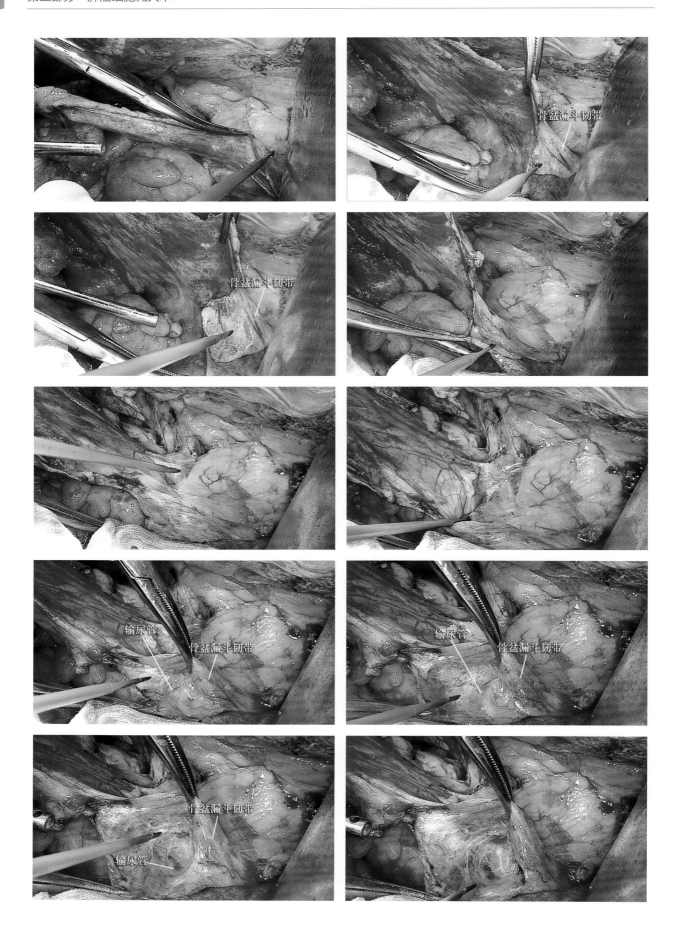

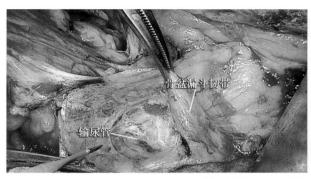
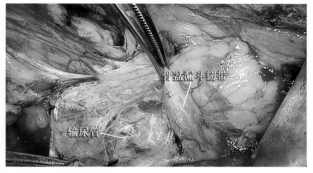

图 11-30 游离骨盆漏斗韧带、显露输尿管

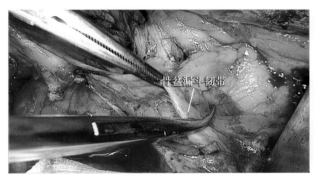
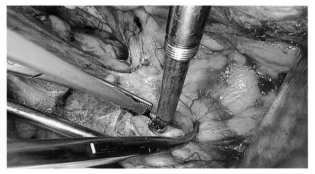

图 11-31 离断骨盆漏斗韧带

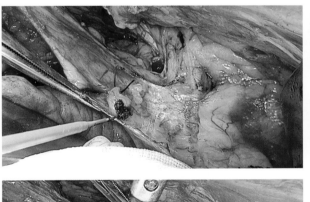
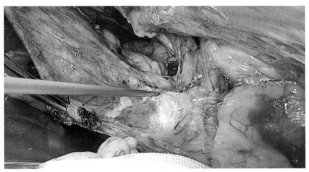
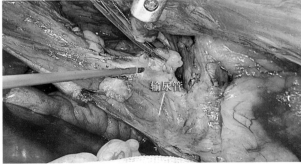
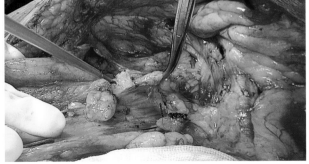

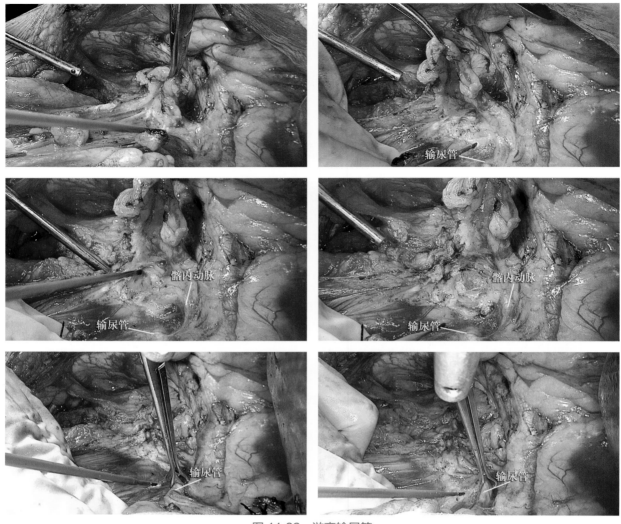

图 11-32　游离输尿管

6. **处理子宫动脉**　输尿管充分游离后，即可于其腹侧见到子宫动脉主干，予以 4 号丝线结扎即可或使用血管夹夹闭（图 11-33）。

7. **继续游离受累的侧腹膜（阔韧带后叶）及肠系膜**　明确侧腹膜（阔韧带后叶）受累情况，通常阔韧带后叶受累一直延续到骶韧带内侧并与直肠系膜连接。若直肠系膜也大面积受累，可考虑连同阔韧带后叶一并切除（图 11-34）。

【手术操作体会与注意事项】在分离过程中，为达到盆腔病灶整块切除，可将阔韧带后叶切口横向向内，于直肠系膜受累水平略偏头侧扩大，将直肠系膜大面积连同侧腹膜向盆底方向分离（肠系膜

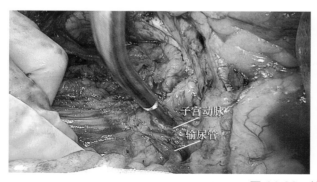
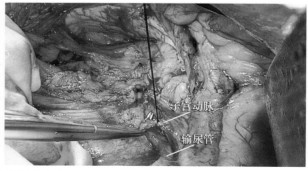

图 11-33　处理子宫动脉

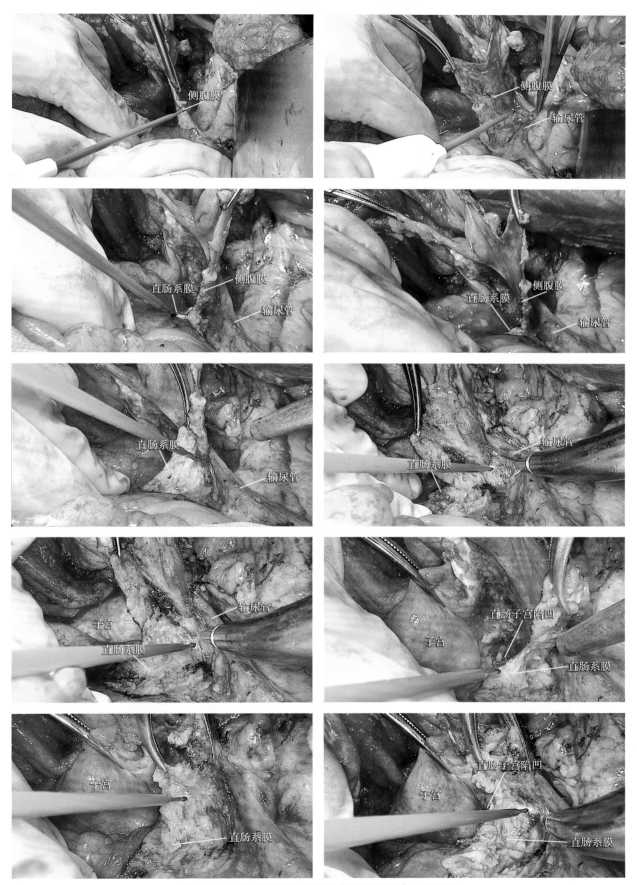

图 11-34　游离受累的侧腹膜（阔韧带后叶）及肠系膜

大面积分离时务必做到尽量紧贴肠系膜进行锐性分离,务必避免将肠系膜血管损伤,从而发生肠管缺血)。

8. 显露骶韧带及直肠侧壁系膜　将直肠系膜与阔韧带后叶整体向盆底方向游离,逐步达到骶韧带附近(图 11-35)。

【手术操作体会与注意事项】此处解剖尤为重要,后续要完成免直肠切除的盆腔病灶整块切除,骶韧带是一个重要的解剖结构。因为后续要进行阴道前壁的打开,然后进行阴道后壁与直肠间隙的分离,游离出一段无病灶受累的直肠壁(一旦后续不可避免需要行直肠切除,则可以直接于

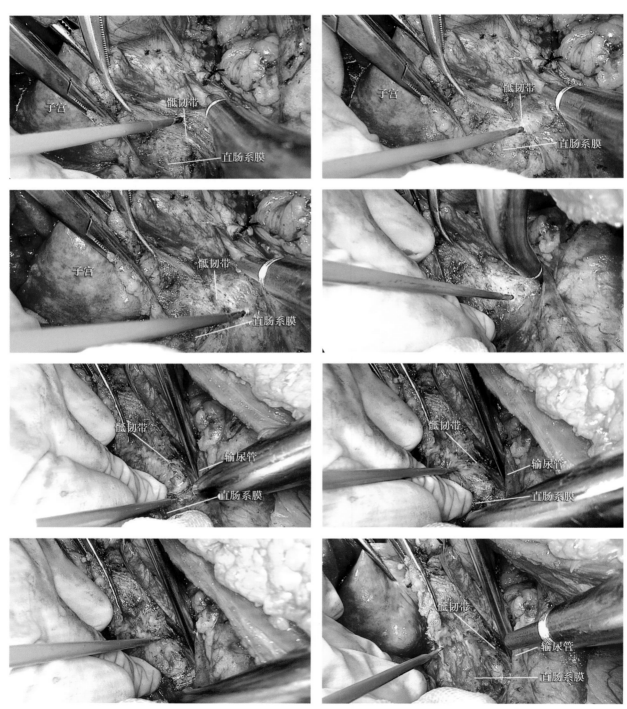

图 11-35　显露骶韧带及直肠侧壁系膜

无病灶受累的直肠壁行闭合器离断直肠）；需要自尾侧向头侧逐步锐性分离直肠子宫陷凹病灶与直肠壁关系，而此时需要给予子宫向腹侧方向适当的张力进行提拉（卵巢癌转移病灶通常质脆，张力过大则容易直接离断，为后续分离带来困难）。而此时由于骶韧带的牵拉导致子宫不能向腹侧充分提拉，需要将骶韧带离断后才可以将子宫向腹侧进行足够张力的提拉。因此，此处分离至骶韧带与直肠系膜并且进行骶韧带的显露就显得尤为重要。

（二）左侧盆腔腹膜外间隙游离及直肠左侧系膜分离

1. 探查盆腔　明确腹膜切除范围，界定左侧腹膜向头侧游离的程度（图11-36）。

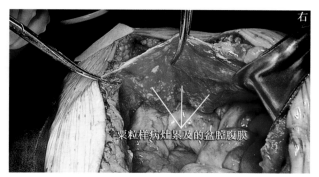

图 11-36　探查盆腔

2. 分离左侧腹膜外间隙

（1）显露腹膜外间隙：助手将腹直肌前鞘向腹侧、外侧充分提拉，术者以弯钳提拉侧腹膜，使用电刀锐性分离逐步显露、分离出腹直肌背侧腹膜外间隙（图11-37）。

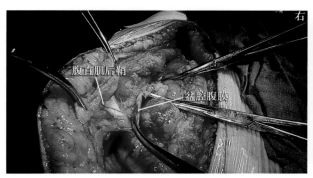
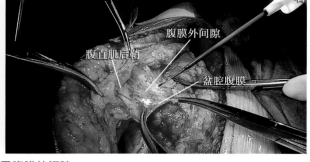

图 11-37　显露腹膜外间隙

【手术操作体会与注意事项】笔者团队习惯此过程中术者站位于患者右侧。

（2）扩大腹膜外间隙：助手以拉钩进入腹直肌背侧，将腹直肌向腹侧、外侧提拉，术者向背侧、内侧按压、牵拉腹膜，同时采用电刀锐性分离，扩大腹膜外间隙，逐步游离左侧盆腔腹膜，分离过程中，也要同时关注腹腔内侧腹膜受累情况，腹膜外间隙向头侧分离至无病灶区即可（图11-38）。

（3）显露圆韧带：扩大腹膜外间隙过程中，尾侧区域逐步可显露出膀胱侧间隙脂肪组织及耻骨降支内侧，即提示显露圆韧带尾侧；继续向头侧方向锐性分离即可充分显露圆韧带（图11-39）。

（4）处理圆韧带：丝线结扎、离断圆韧带即可，也可采用超声刀等能量器械予以离断（图11-40）。

（5）显露髂血管：圆韧带处理完毕后继续向背侧锐性分离，扩大侧腹膜后间隙，逐步显露出髂外动脉、静脉（图11-41）。

3. 无病灶区离断侧腹膜　置入切口固定器，减轻助手拉钩的难度并有助于术野显露，于腹腔内确定侧腹膜头侧无病灶区域，于无病灶区域逐步自腹侧向背侧离断侧腹膜（图11-42）。

4. 处理骨盆漏斗韧带

（1）显露输尿管：向内侧牵拉侧腹膜，使用电刀锐性分离、扩大侧腹膜后间隙，逐步显露输尿管（图11-43）。

【手术操作体会与注意事项】此过程务必将侧腹膜向内侧充分牵拉，使得侧腹膜后间隙充分显露，使用电刀于疏松的侧腹膜后间隙内锐性分离，即可逐步显露出输尿管。

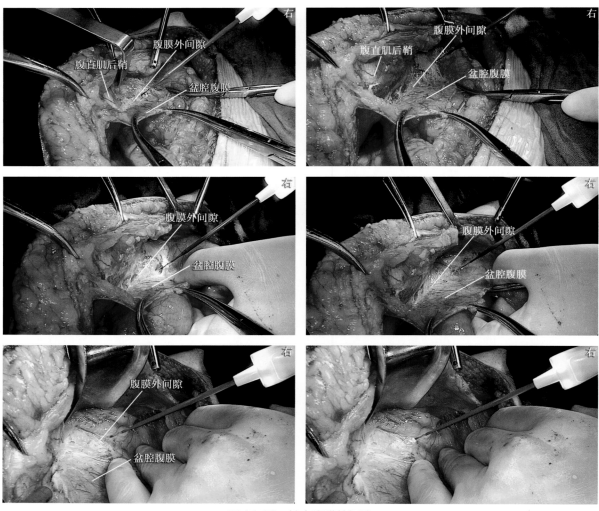

图 11-38 扩大腹膜外间隙

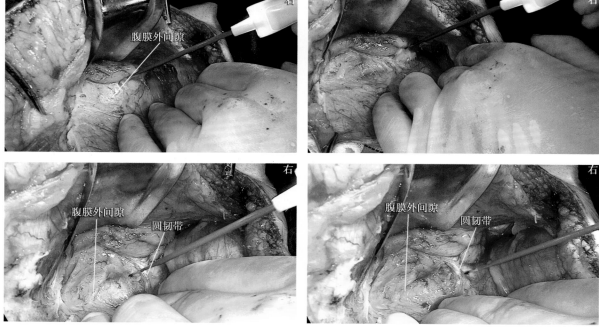

图 11-39 显露圆韧带

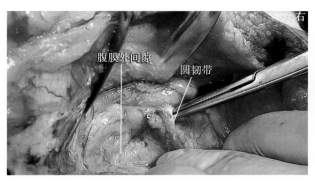
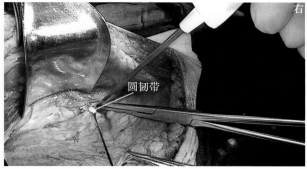

图 11-40　处理圆韧带

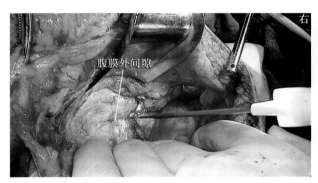
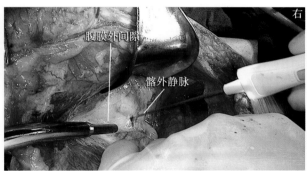

图 11-41　显露髂血管

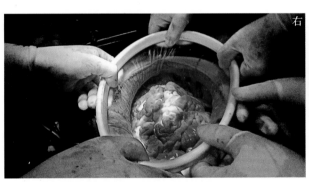
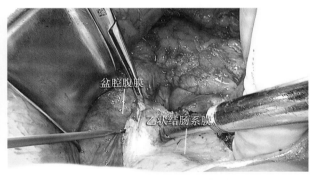

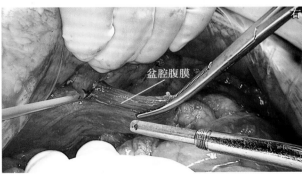
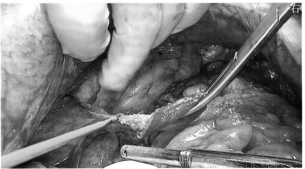

图 11-42　于无病灶区离断侧腹膜

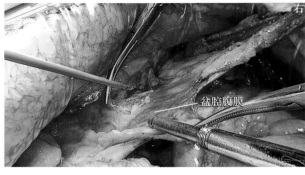
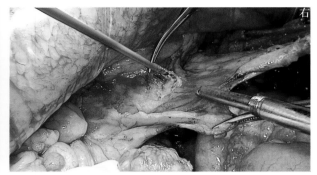
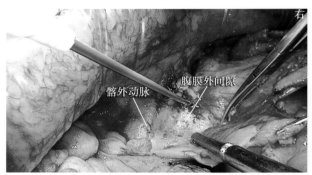
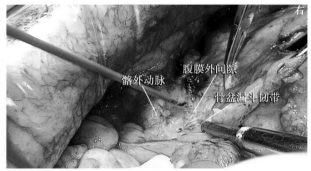

图 11-43　显露输尿管

（2）处理左侧骨盆漏斗韧带：显露出左侧输尿管走行后，将左侧骨盆漏斗韧带向腹侧提拉，使用电刀锐性分离其周围腹膜与肠系膜之间的生理性粘连；助手将乙状结肠向内侧牵拉，使用电刀锐性打开左侧骨盆漏斗韧带内侧侧腹膜，并于内侧逐步显露出输尿管走行，在直视输尿管走行的前提下，钳夹、切断、结扎左侧骨盆漏斗韧带（图 11-44）。

5. 游离受累侧腹膜（阔韧带后叶）及肠系膜　明确侧腹膜（阔韧带后叶）受累情况，通常阔韧带后叶受累一直延续到骶韧带内侧并与直肠系膜连接。若直肠系膜也大面积受累，可考虑连同阔韧带后叶一并切除。

（1）游离直肠系膜：明确直肠左侧系膜受累程度，于头侧无病灶区锐性打开直肠系膜，并于侧腹膜（阔韧带后叶）连通，逐步向尾侧游离受累直肠系膜（图 11-45~ 图 11-47）。

【手术操作体会与注意事项】在分离过程中，为达到盆腔病灶整块切除，可将阔韧带后叶切口横向向内，于直肠系膜受累水平略偏头侧扩大，将直肠系膜大面积连同侧腹膜向盆底方向分离（肠系膜大面积分离时务必做到尽量紧贴肠系膜进行钝性分离，务必避免将肠系膜血管损伤，从而发生肠管缺血）。

（2）打开部分"冈林直肠侧间隙"并游离侧腹膜（阔韧带后叶）：明确侧腹膜（阔韧带后叶）受累程度，打开"冈林直肠侧间隙"，因为直肠系膜受累需要连同侧腹膜（阔韧带后叶）做整块切除，此间隙不需要完全打开，打开至直肠系膜水平即可。然后连同直肠系膜整体向尾侧游离至骶韧带附近（图 11-48）。

（三）膀胱表面腹膜游离

1. 显露脐正中韧带　助手分别以拉钩拉开两侧腹壁，弯钳钳夹腹膜向头侧牵拉，充分显露出膀胱大致轮廓。使用电刀于一侧侧脐韧带内侧锐性打开膀胱侧壁脂肪组织，并逐步分离。若分离过程中脂肪组织较厚不易显露膀胱侧壁，则继续向内侧锐性游离膀胱前壁系膜，逐步显露出侧脐韧带。

膀胱位于两侧侧脐韧带内侧，侧脐韧带与膀胱无附着关系，因为需要行盆腔腹膜卷地毯式切除。因此，分离、显露膀胱时于侧脐韧带内侧游离即可。个别肥胖患者膀胱侧壁脂肪较多，从侧脐韧带内侧分离、显露膀胱侧壁相对困难，可选择寻找膀胱的另外一个标志性结构，即脐正中韧带。脐正中韧带通常寻找容易，个别患者脐正中韧带纤细，寻找困难，可以先将膀胱前壁系膜充分游离，再显露脐正中韧带（图 11-49）。

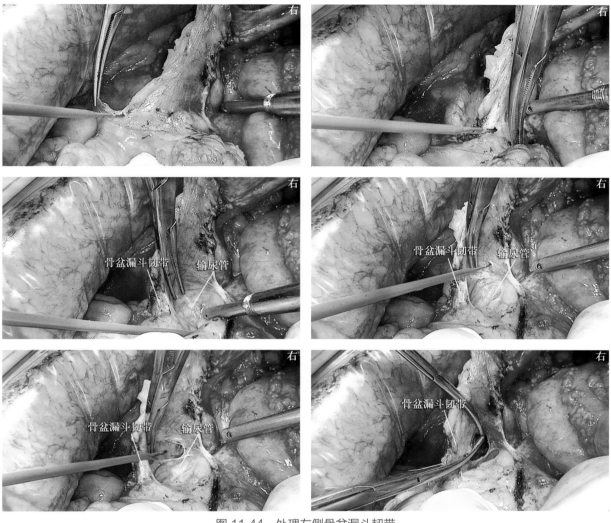

图 11-44 处理左侧骨盆漏斗韧带

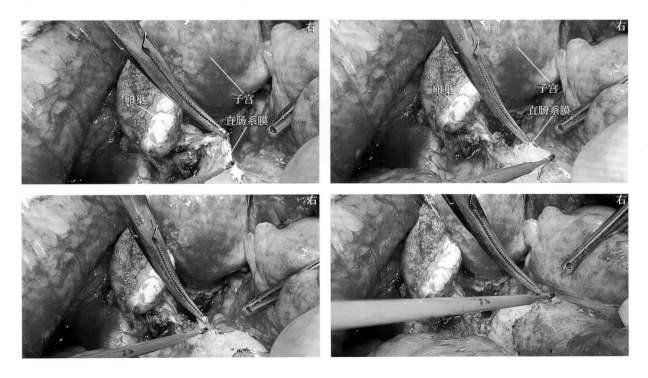

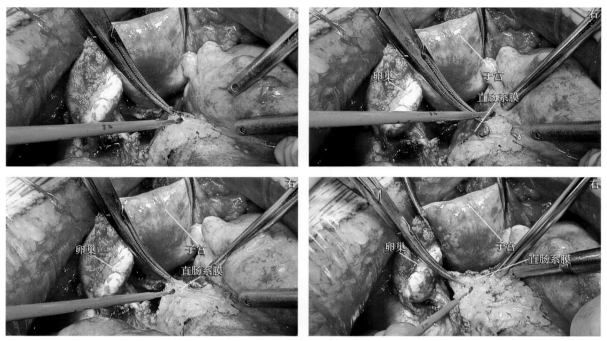

图 11-45 于头侧无病灶区锐性打开直肠系膜

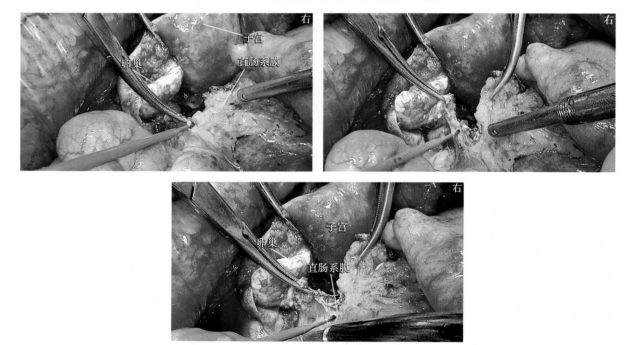

图 11-46 直肠系膜与侧腹膜（阔韧带后叶）连通

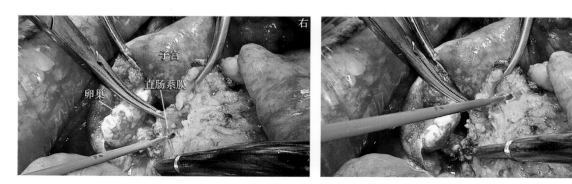

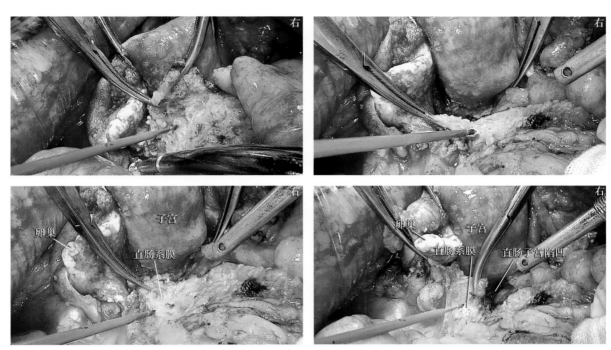

图 11-47　逐步向尾侧游离受累直肠系膜

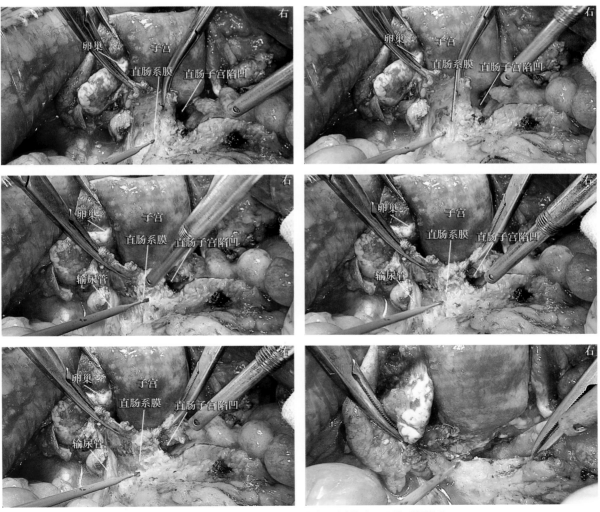

图 11-48　连同直肠系膜整体向尾侧游离至骶韧带附近

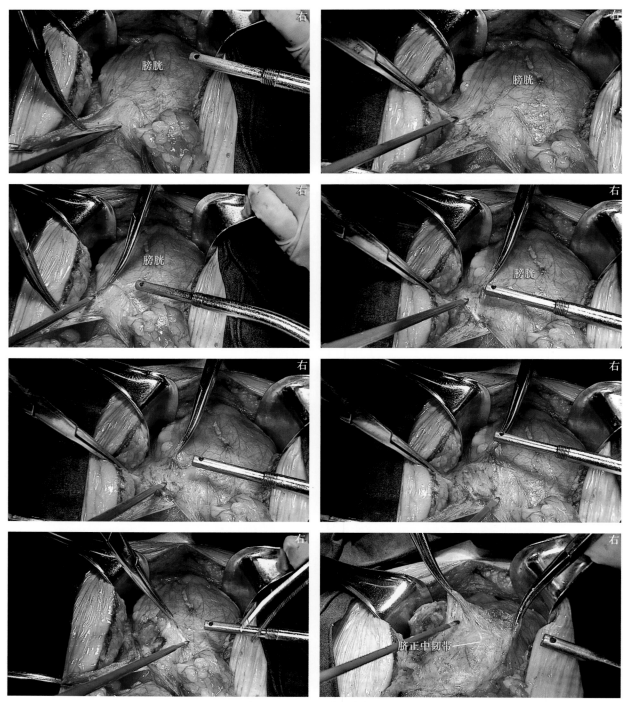

图 11-49　显露脐正中韧带

2. 处理脐正中韧带　于膀胱顶头侧区域将脐正中韧带离断,肥胖患者膀胱顶部很难确定。若患者手术体位为截石位,可以采取将导尿管向膀胱内递送,于膀胱外触碰导尿管球囊来确定;若患者手术体位为平卧位,则尽可能偏向腹膜头侧离断脐正中韧带(图 11-50)。

3. 游离膀胱

(1)显露膀胱顶:将离断的脐正中韧带向腹侧充分提拉,使用电刀锐性于脐正中韧带背侧游离,并逐步向两侧扩大,显露出膀胱顶。向两侧扩大过程中,逐步游离至两侧侧脐韧带内侧(图 11-51)。

（2）分离膀胱后壁与盆腔腹膜间隙：将膀胱向腹侧、尾侧提拉，将盆腔腹膜向头侧牵拉、背侧按压，使用电刀锐性分离二者之间间隙（图 11-52）。

【手术操作体会与注意事项】

（1）部分患者膀胱底部盆腔腹膜表面受累严重，导致腹膜相对较脆，分离时容易破裂，因此分离时尽量保持对盆腔腹膜的牵拉力量均匀，避免破裂。

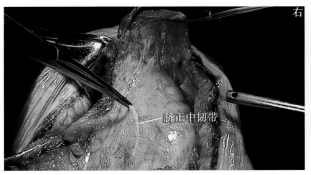
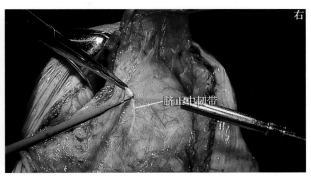

图 11-50　处理脐正中韧带

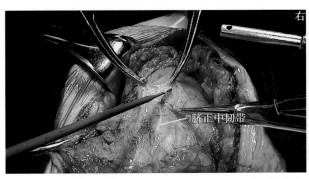
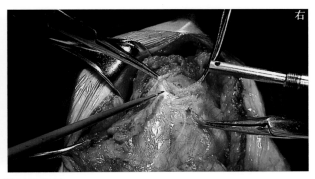

图 11-51　显露膀胱顶

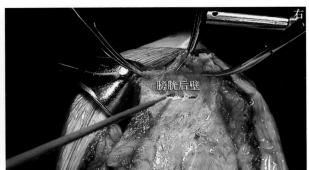
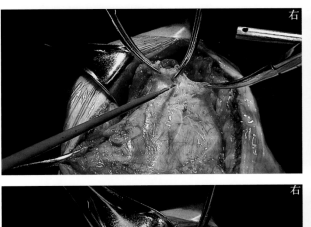
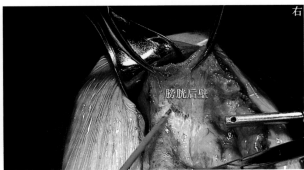
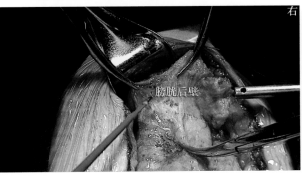

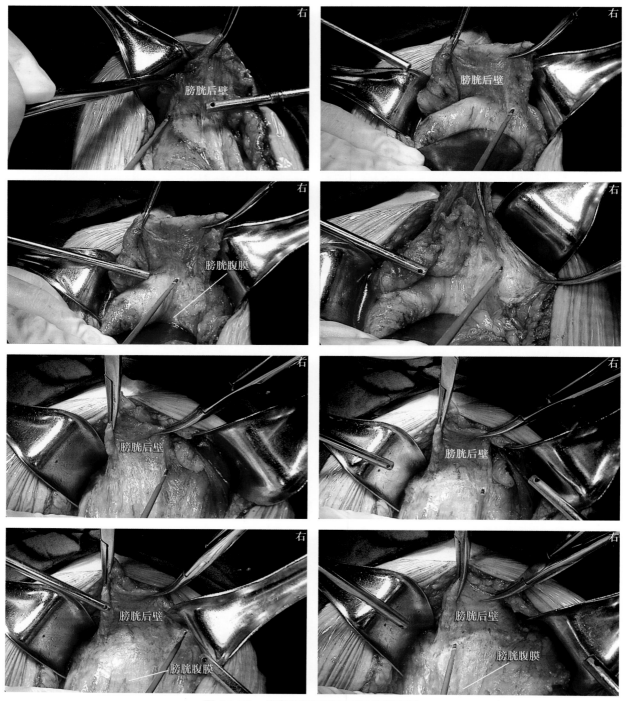

图 11-52　分离膀胱后壁与盆腔腹膜间隙

（2）部分患者卵巢肿瘤位于膀胱与子宫前壁之间，导致膀胱被覆盆腔腹膜受累并且与膀胱后壁粘连较致密，此时增加了分离难度，可以采取向膀胱内灌注液体，将膀胱膨隆起来，便于分辨膀胱壁；或分离过程中先旷置粘连紧密的位置，将粘连紧密的位置两侧进行游离，然后从粘连紧密的位置尾侧贯通，以此明确粘连的范围，再通过钝、锐结合将受累的膀胱被覆盆腔腹膜从膀胱壁上分离开。

4. 显露膀胱宫颈间隙　持续向尾侧分离膀胱后壁与膀胱被覆盆腔腹膜，逐步分离至膀胱反折腹膜处，显露出子宫颈（图 11-53），继续向背侧游离显露出膀胱宫颈间隙（图 11-54）。

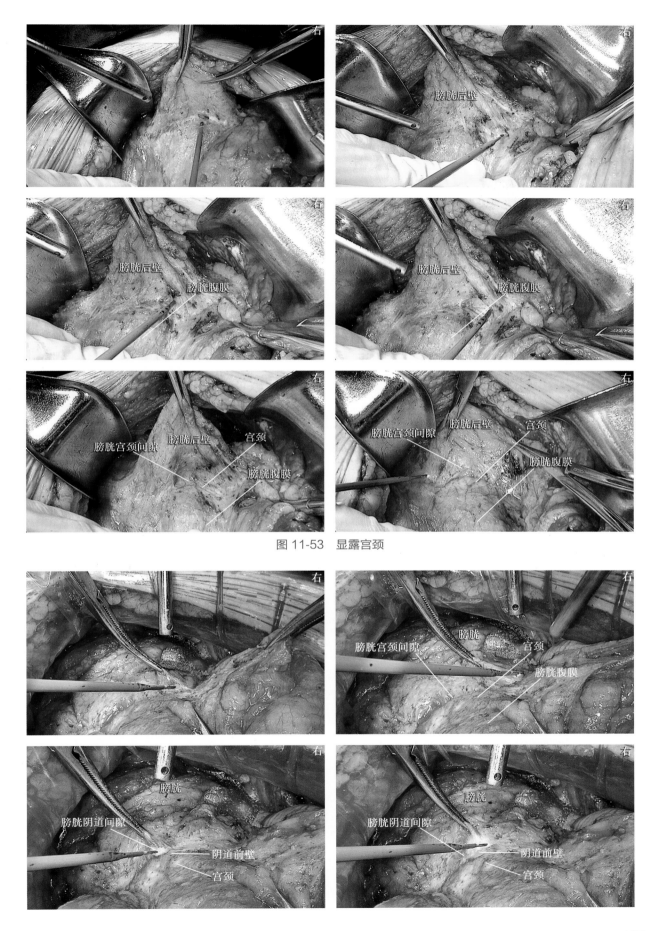

图 11-53　显露宫颈

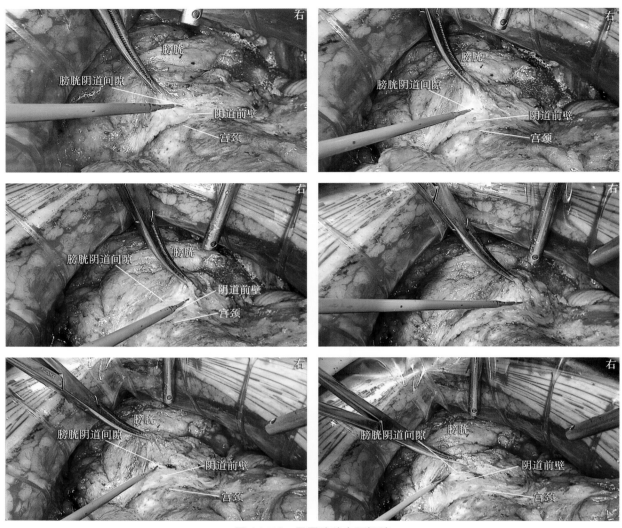

图 11-54　显露膀胱宫颈间隙

【手术操作体会与注意事项】此处间隙分离过程中尽量多向尾侧分离,分离至穹窿下方,便于后续子宫切除时直接行阴道离断。

5. **游离左侧输尿管**　将子宫向腹侧充分提拉,以钝、锐结合的形式将输尿管游离至"隧道"入口处(图 11-55)。

【手术操作体会与注意事项】无论是连同直肠切除或是免直肠切除的盆腔病灶整块切除都需要将直肠子宫陷凹尾侧的直肠做一段游离。直肠侧壁系膜附着于骶韧带内侧中段,卵巢癌通常会将骶韧带区域腹膜累及,因此为了达到完整 R0 切除,需要连同切除部分骶韧带。因此,此处进行输尿管的游离及后续打开"隧道"都是为了更加安全地进行盆腔病灶完整 R0 切除。

6. **处理"隧道"**　将子宫充分向腹侧提拉,输

尿管充分向外侧推拉,以钝、锐结合的形式将"隧道"打开,充分外推输尿管(图 11-56)。

7. **环形切开阴道壁**　于穹窿处以电刀锐性打开阴道前壁,然后沿着穹窿环形离断阴道壁(图 11-57)。

【手术操作体会与注意事项】

(1)离断阴道侧壁时易发生出血,可予以 Allis 钳钳夹,待环周离断阴道后,予以可吸收缝线进行缝合阴道壁。

(2)此处虽然离断了骶韧带与子宫颈或骶韧带与阴道的连接,但是骶韧带内侧与直肠侧壁系膜尚未分开,此二者待缝闭阴道后再行分离。

8. **分离阴道直肠间隙**　将阴道后壁断端向腹侧、尾侧提拉,使用电刀锐性分离阴道后壁与直肠前壁间隙,逐步显露出阴道直肠间隙,分离直肠长度大约 4cm(图 11-58)。

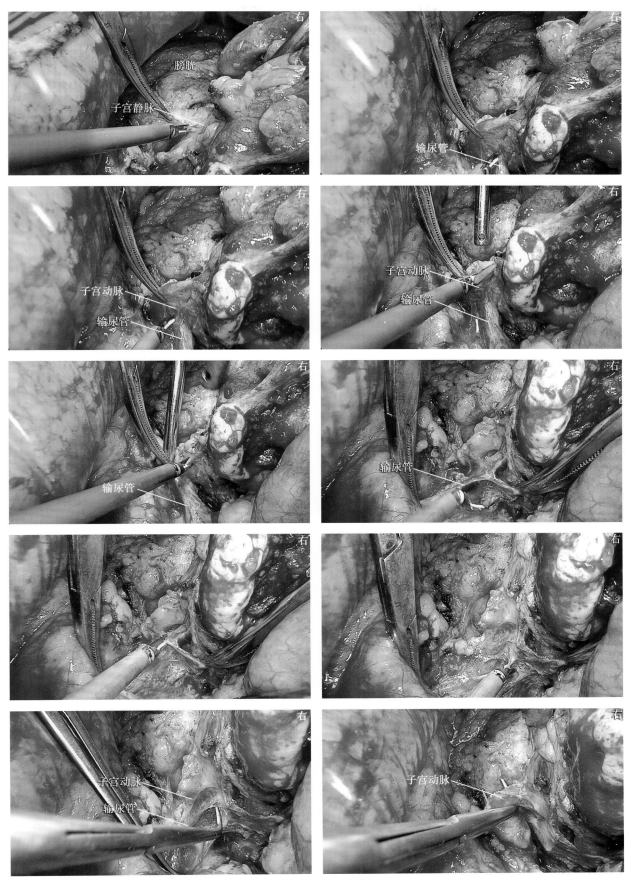

图 11-55　游离左侧输尿管

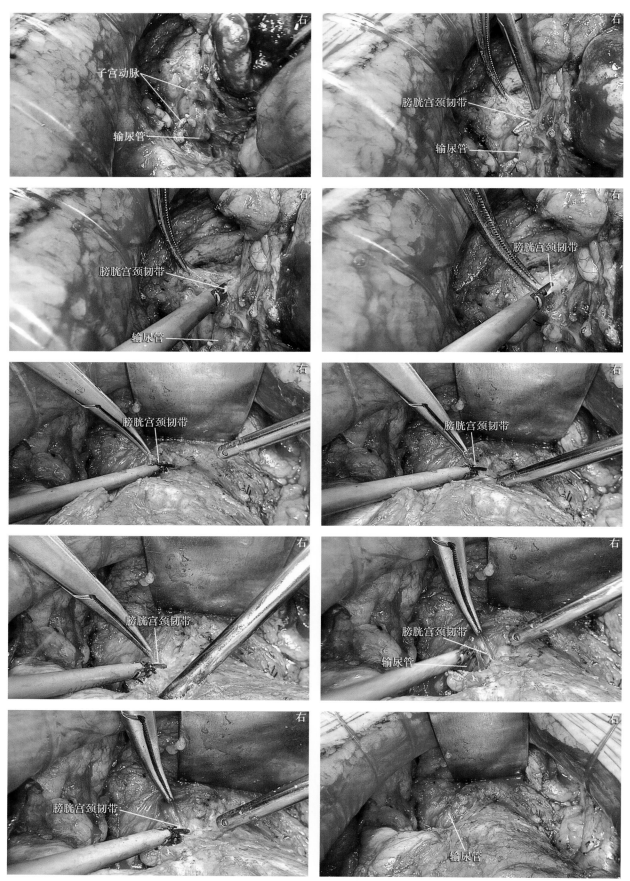

图 11-56 将输尿管"隧道"打开,充分外推输尿管

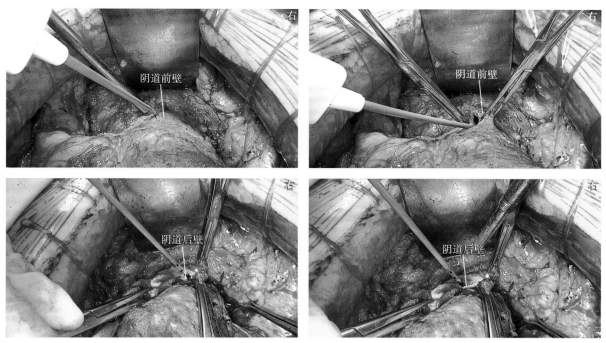

图 11-57 环形切开阴道壁

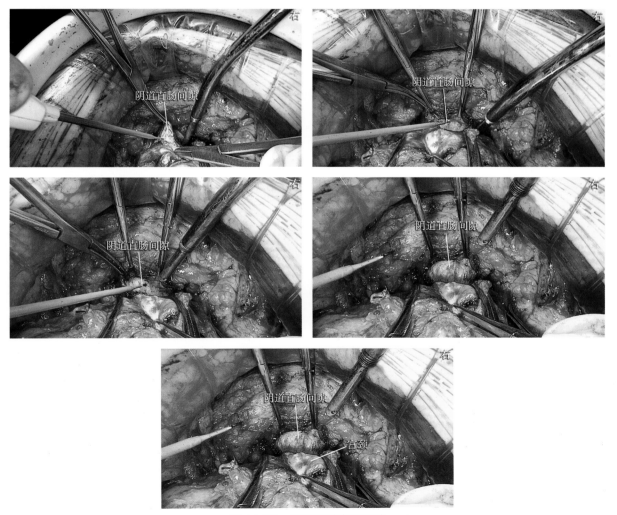

图 11-58 分离阴道直肠间隙

【手术操作体会与注意事项】后续一旦由于病灶侵犯范围广、侵犯直肠黏膜层等无法行直肠保留,则可以有充分的安全距离离断直肠远端。

9. 关闭阴道　可吸收线连续缝合关闭阴道(图 11-59)。

(四) 免直肠切除

晚期卵巢肿瘤中直肠子宫陷凹受累较为常见,直肠前壁通常会被转移病灶累及,此时需要医生在术前及术中进行分析、判断是否可以行转移病灶切除,从而保留直肠,或无法保留直肠而行联合直肠的盆腔病灶整块切除。因此,笔者团队在术前常规完善肠镜检查,来明确肠壁黏膜是否受累;行全腹增强 CT 检查明确直肠系膜、直肠前壁受累情况,来协助判断是否可行保留直肠的手术。

笔者团队在此类患者的实际处理上,如果结合术前评估肠管黏膜考虑未受累及,则会倾向于先尝试完整切除病灶,保留直肠。具体需要进行何种手术,关键在于术中探查情况,若手术过程中发现病灶侵犯肠管较深,无法保留则可随时改为行联合直肠切除。

笔者将继续前面的步骤,向大家讲述团队在免直肠切除盆腔病灶整块切除的操作过程。

1. 离断两侧骶韧带　将子宫连同盆腔病灶向腹侧提拉,使用电刀于直肠系膜侧方离断骶韧带,并显露出黄色的直肠系膜(图 11-60)。

【手术操作体会与注意事项】直肠侧壁系膜附着于骶韧带内侧的中段,由于骶韧带的固定、牵拉导致无法将盆腔病灶连同直肠向腹侧充分提拉。因此,此处离断骶韧带,分离骶韧带与直肠侧壁系膜,可以充分解放直肠,将直肠向腹侧更好地提拉。

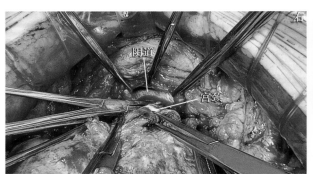
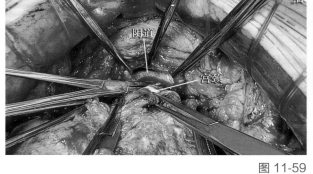

图 11-59　关闭阴道

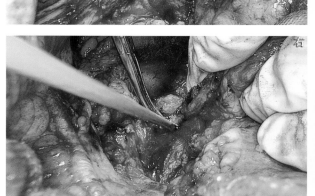
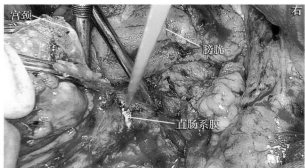
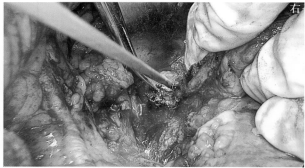

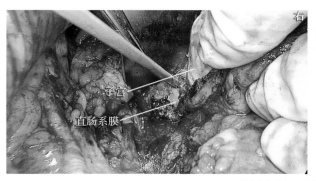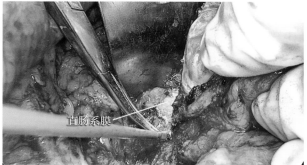

图 11-60　离断两侧骶韧带

2. 分离直肠、直肠系膜与直肠子宫陷凹病灶　将子宫联合盆腔病灶向腹侧充分提拉,以直肠子宫陷凹病灶为中心,使用电刀 / 超声刀锐性分离直肠系膜、直肠前壁与肿物关系,在保证直肠完整性的前提下达到盆腔病灶整块切除(图 11-61~ 图 11-63)。

【手术操作体会与注意事项】锐性分离过程中,首先分离直肠系膜与肿物关系,将直肠系膜与肿物完全分离开,再分离直肠前壁与肿物关系,这样使得分离直肠前壁与肿物关系时,向腹侧提拉张力更加充分,便于识别二者关系。

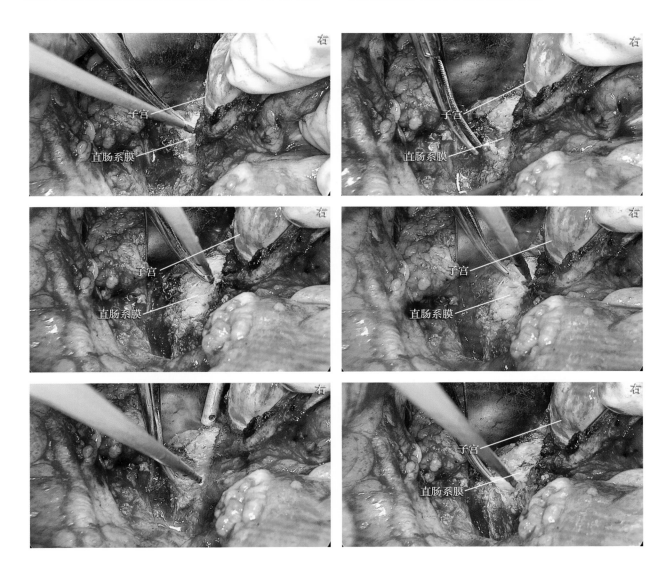

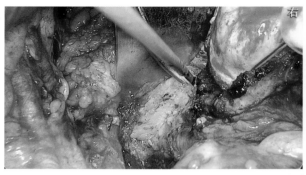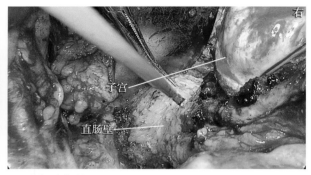

图 11-61　分离直肠系膜与肿物关系

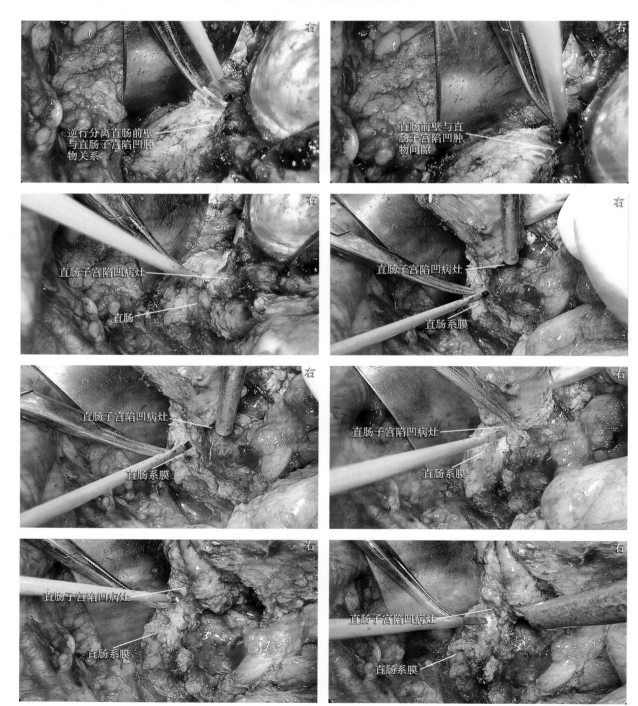

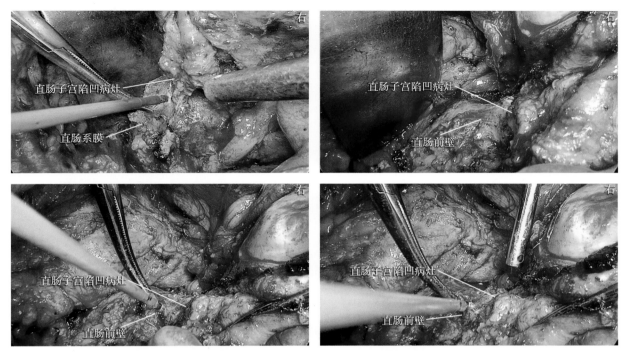

图 11-62　逆行分离直肠前壁与直肠子宫陷凹病灶

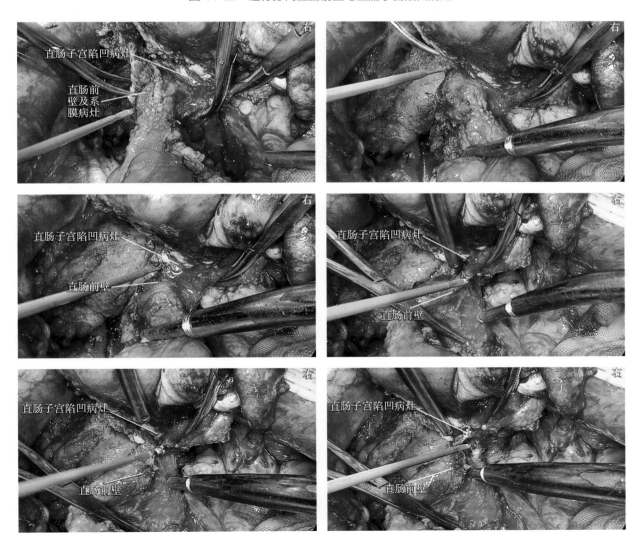

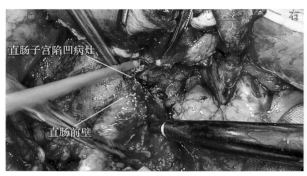
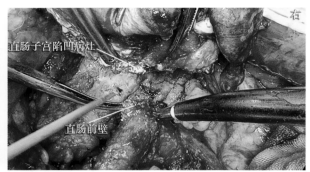

图 11-63　分离直肠前壁与肿物关系

三、阑尾切除术

（一）显露阑尾及其系膜全貌及表面病灶

充分暴露阑尾,仔细探查阑尾及其系膜受肿瘤累及情况(图 11-64)。

（二）处理阑尾动脉

使用电刀锐性分离阑尾系膜与周围组织,显露出阑尾动脉;将弯钳垂直于阑尾,钳夹阑尾系膜及阑尾动脉,离断阑尾动脉后使用 4 号丝线缝扎止血(图 11-65)。

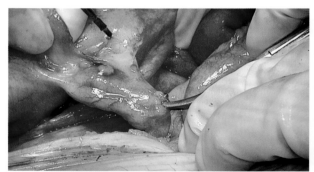
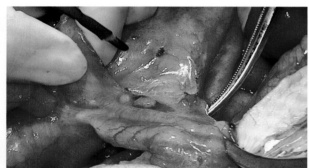

图 11-64　显露阑尾及其系膜全貌及表面病灶

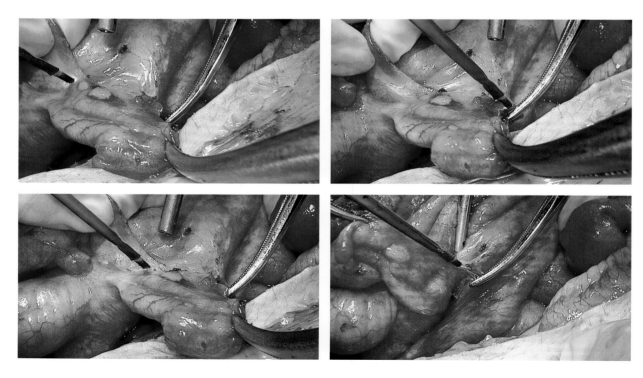

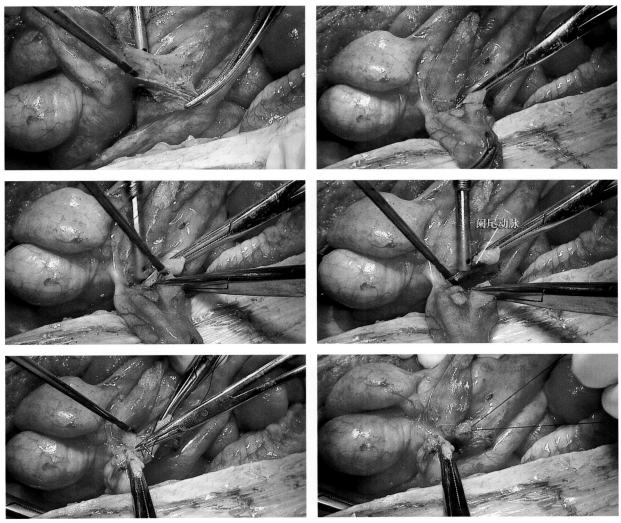

图 11-65　处理阑尾动脉

（三）裸化阑尾根部

使用电刀锐性分离阑尾根部系膜,充分裸化阑尾根部(图 11-66)。

（四）离断阑尾

使用弯钳于阑尾根部钳夹,以电刀锐性离断阑尾,并将阑尾断端黏膜充分电凝,避免术后分泌黏

液刺激腹膜,引起慢性疼痛,阑尾断端以 1 号丝线结扎(图 11-67)。

（五）包埋阑尾断端

以阑尾断端为中心,使用 1 号丝线荷包缝合盲肠浆肌层,包埋阑尾断端(图 11-68)。

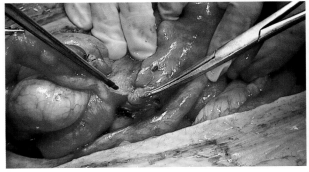

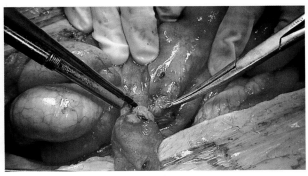

图 11-66　裸化阑尾根部

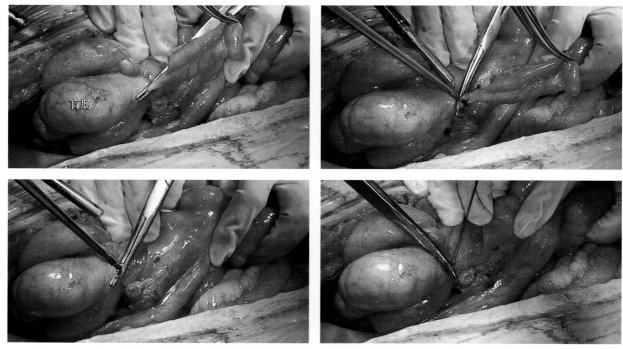

图 11-67　离断阑尾

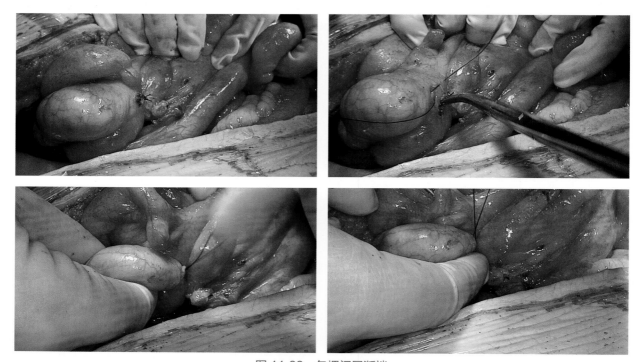

图 11-68　包埋阑尾断端

视频 11-3

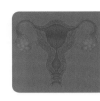

第十二章
腹膜切除术

盆、腹腔全壁层腹膜切除在卵巢恶性肿瘤手术中的应用相对较少，主要原因在于：第一，当盆、腹腔腹膜近乎全部受肿瘤累及时，通常患者肿瘤负荷会非常大，此时通过手术进行卵巢恶性肿瘤减瘤手术很难达到 R0 切除。因此，在术前阅片时此类患者通常会选择进行新辅助化疗。第二，部分新辅助化疗后行间歇性肿瘤细胞减灭术（interval debulking surgery，IDS）的患者，术中有部分的腹膜上瘤床遗迹不明显，因此，通常会选择将存在肉眼不可见瘤床的腹膜保留下来。

【手术操作体会与注意事项】笔者团队对于腹膜外入路全部盆、腹腔壁层腹膜切除手术的开展，主要应用在非低蛋白血症引起的大量腹水的患者。此类患者在初始治疗的基础上，经过影像学评估后，主要分为大量腹水患者的 PDS 与新辅助化疗后腹水控制不佳的 IDS。

此类患者在排除非低蛋白血症引起的腹水后，主要考虑为肿瘤负荷过大引起的腹水。经过严格的影像学及腹腔镜充分评估后可达 R0 的手术通常是首选治疗方式。

此类患者手术时间通常会比较长，此时在手术中若直接进入腹腔，便需要将腹腔内腹水放净，并且在手术过程中会不断产生腹水，导致体液大量丢失，造成体循环极不稳定，增加手术与麻醉的风险与难度，术后大多数需要转入重症监护治疗病房（intensive care unit，ICU）进行过渡。

此类患者腹膜通常呈广泛播散式种植转移性病灶，因此，笔者团队采取腹膜外入路进行广泛壁层腹膜的游离。两侧腹膜游离至结肠旁沟附近及髂血管水平，尾侧游离至膀胱轮廓显露出来。向头侧游离时，因腹水导致腹部膨隆，通常很难将患者膈肌腹膜做大面积游离，此时尽可能向头侧游离腹膜至肋弓下缘，腹部膨隆不明显患者尽量向头侧游离出大部分膈肌腹膜，以减少进入腹腔后的手术操作时间。进入腹腔后，尽可能先完成"饼状"大网膜切除与壁层腹膜的切除，尽可能减少术中腹水的产生。

一、显露腹膜

（一）选取切口

取耻骨联合上缘至剑突切口，逐层切开皮肤、皮下至显露腹直肌前鞘（图 12-1）。

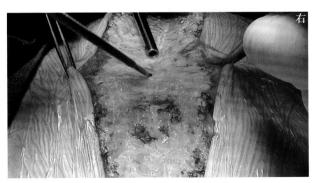

图 12-1　取耻骨联合上缘至剑突切口

（二）显露腹直肌后鞘

自耻骨联合上缘向头侧电刀锐性打开腹直肌前鞘至剑突下缘，逐步分离将腹直肌向外侧分开，显露出腹直肌后鞘（图 12-2）。

【手术操作体会与注意事项】在显露出腹直肌后，以电刀锐性分离腹直肌与腹直肌后鞘关系，将腹直肌向外游离，尽量多显露出腹直肌后鞘，为后续腹直肌后鞘打开提供足够的位置选择空间。

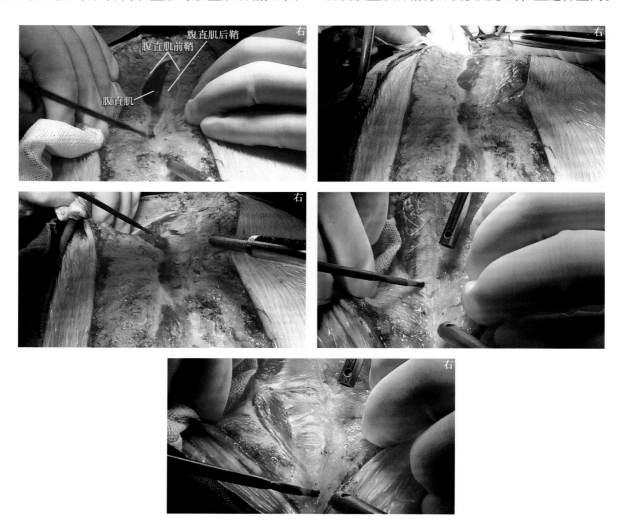

图 12-2　显露腹直肌后鞘

（三）显露腹膜

自耻骨联合上缘向头侧电刀锐性打开腹直肌后鞘，显露腹膜（图 12-3）。

【手术操作体会与注意事项】分离至脐部下缘时要格外小心，此处腹直肌后鞘与腹膜关系紧密，稍有不慎便会打破腹膜导致腹膜外入路失败，无法有效控制腹水的流失。若分离过程中发现腹膜与腹直肌后鞘粘连紧密，可先不打开此部位腹直肌后鞘，待盆腔腹膜外间隙建立好后，向背侧按压腹膜再锐性打开，相对容易。

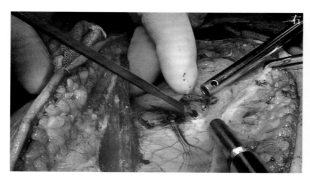
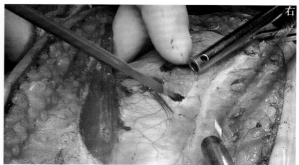

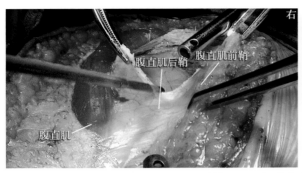
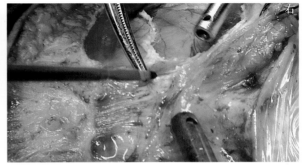

图 12-3 打开腹直肌后鞘，显露腹膜

二、建立右侧腹膜外间隙

（一）显露脐水平以下，盆腔右侧腹膜外间隙

助手以弯钳钳夹腹直肌前鞘，拉钩牵拉腹直肌向外侧、腹侧提拉，术者按压腹膜，使用电刀锐性分离腹膜与腹直肌背侧之间的间隙，并向外侧逐步扩大（图 12-4）。

【手术操作体会与注意事项】此间隙由于腹膜与腹直肌关系相对疏松，因此显露相对容易。此间隙显露要根据腹膜膨隆程度，若腹膜膨隆明显，此时很难将该间隙向背侧游离，显露至髂血管水平，也很难显露出尾侧的圆韧带；若腹水相对较少，腹膜膨隆不明显，可以向外侧充分分离至显露出髂血管，甚至输尿管，尾侧可显露出圆韧带，并可离断圆韧带。

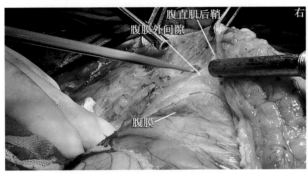
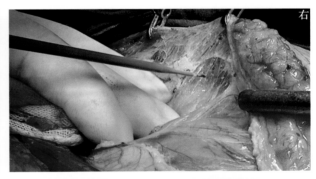
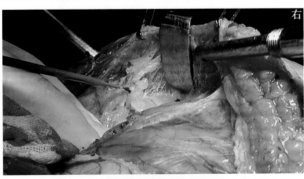
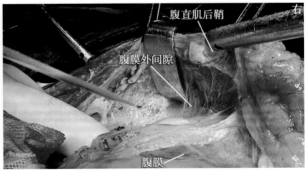
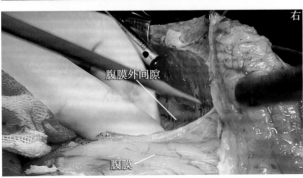
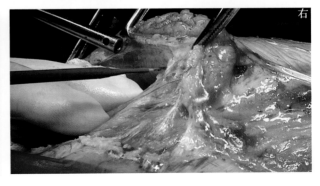

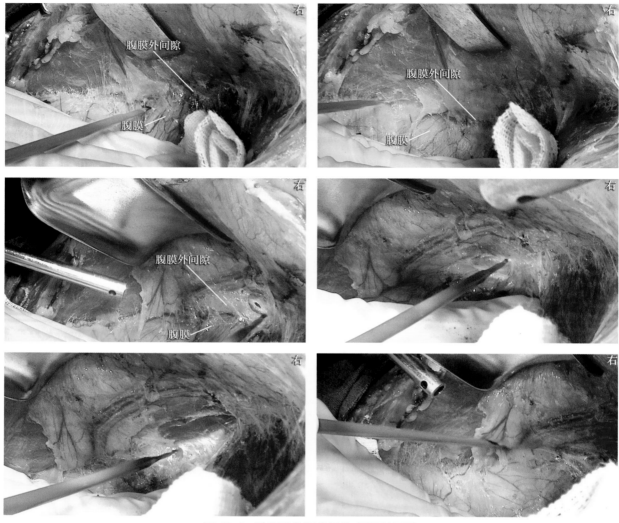

图 12-4　游离骨盆漏斗韧带、显露输尿管

（二）打开腹直肌后鞘至剑突下缘

助手以弯钳钳夹腹直肌前鞘向腹侧、外侧提拉，术者按压腹膜，使用电刀锐性分离腹膜与腹直肌后鞘关系，并锐性打开腹直肌后鞘至剑突下缘

（图 12-5）。

【手术操作体会与注意事项】脐部周围腹膜与腹直肌后鞘关系相对紧密，分离时可采取钝、锐结合的方式进行分离，可避免发生腹膜破损。

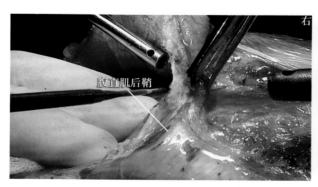
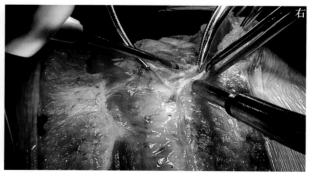

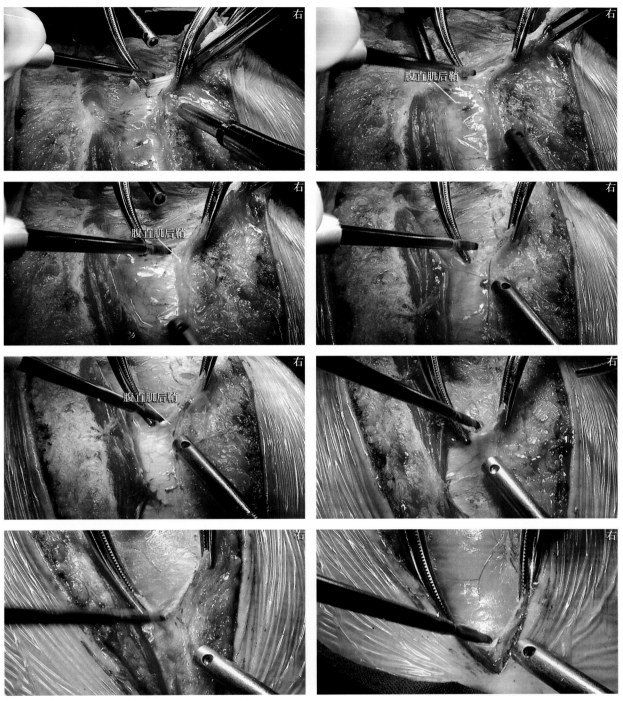

图 12-5　打开腹直肌后鞘至剑突下缘

（三）分离脐部至肋弓腹膜外间隙

助手以弯钳钳夹腹直肌后鞘，术者按压腹膜，以电刀钝、锐结合的形式分离该区域腹膜外间隙，逐步游离至肋弓下缘附近（图 12-6）。

【手术操作体会与注意事项】此处的间隙分离，最好达到结肠旁沟水平，显露升结肠外侧的腹膜外脂肪组织。当分出一定间隙后，助手可使用拉

钩将腹壁向腹侧、外侧提拉，增加腹膜外间隙张力，有助于该间隙的分离。通常大量腹水导致腹部膨隆明显，很难直接分离至结肠旁沟水平。

（四）沿肋弓向外侧分离腹膜外间隙

助手以弯钳钳夹腹直肌后鞘，术者按压腹膜，以电刀钝、锐结合的方式向头侧分离腹膜外间隙至剑突下缘，同时继续向外侧分离腹膜外间隙，逐步

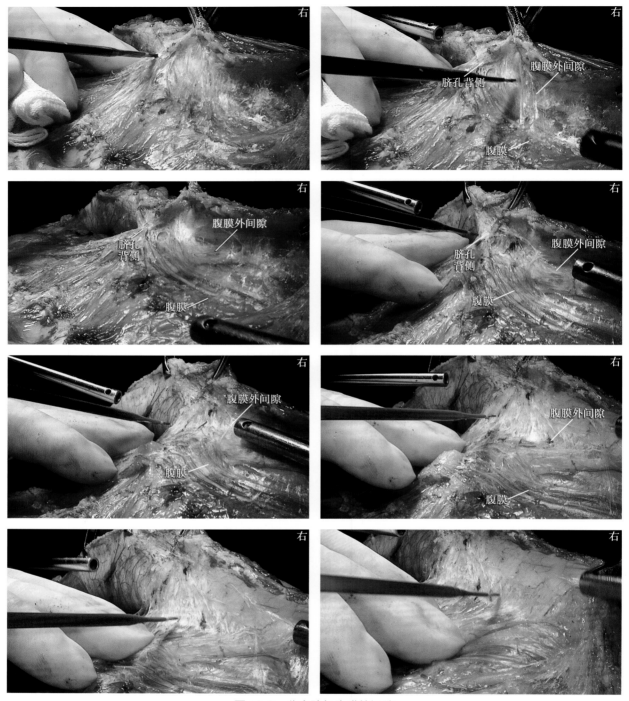

图 12-6　分离脐部腹膜外间隙

向外侧扩大,尽量分离显露至升结肠外侧腹膜外脂肪水平。但是由于腹部膨隆严重,很难连同膈肌腹膜一同游离,并且由于肝圆韧带、镰状韧带等未离断,肝脏活动度受限,无法继续游离膈肌腹膜(图 12-7~图 12-10)。

【手术操作体会与注意事项】此处间隙向外分离过程中,会发现腹直肌外侧、肋弓头侧区域无肌肉鞘膜,直接分离肌肉与腹膜之间的关系。因此,在向外侧、肋弓头侧分离该间隙时会发现,不断牵拉腹壁会导致肌肉表面渗血情况的发生,需要助手非常辛苦地在牵拉腹壁的同时,尽可能保持张力不变、拉钩位置不变化,减少拉钩对肌肉的摩擦刺激。此处使用腹壁牵开器效果不佳。

可离断圆韧带。在盆腔包块较大的卵巢恶性肿瘤患者手术中,笔者团队也会采取腹膜外入路,但是会充分向外侧、背侧游离,至显露出输尿管、骨盆漏斗韧带,并行骨盆漏斗韧带结扎,阻断盆腔包块主要供血来源,这样可以减少盆腔手术操作过程中发生出血,甚至大出血的可能。

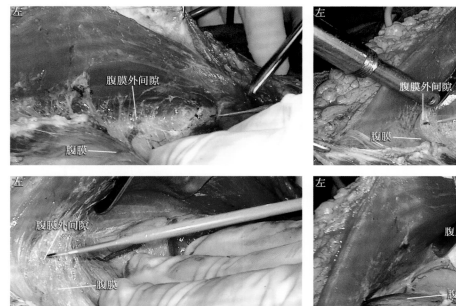
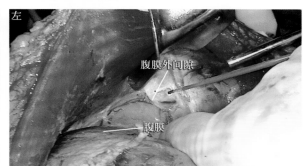
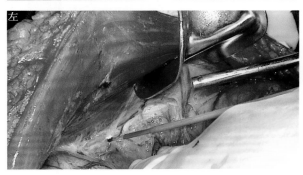
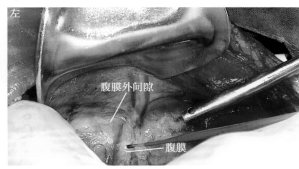
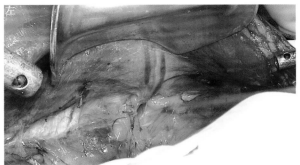

图 12-11　显露脐水平以下,盆腔左侧腹膜外间隙

(二) 分离脐部至肋弓腹膜外间隙

助手以弯钳钳夹腹直肌后鞘,术者按压腹膜,以电刀钝、锐结合的形式分离该区域腹膜外间隙,逐步游离至肋弓下缘附近。此处的间隙分离,最好达到结肠旁沟水平,显露升结肠外侧的腹膜外脂肪组织。当分出一定间隙后,助手可使用拉钩将腹壁向腹侧、外侧提拉,增加腹膜外间隙张力,有助于该间隙的分离。通常大量腹水导致腹部膨隆明显,很难直接分离至结肠旁沟水平(图 12-12、图 12-13)。

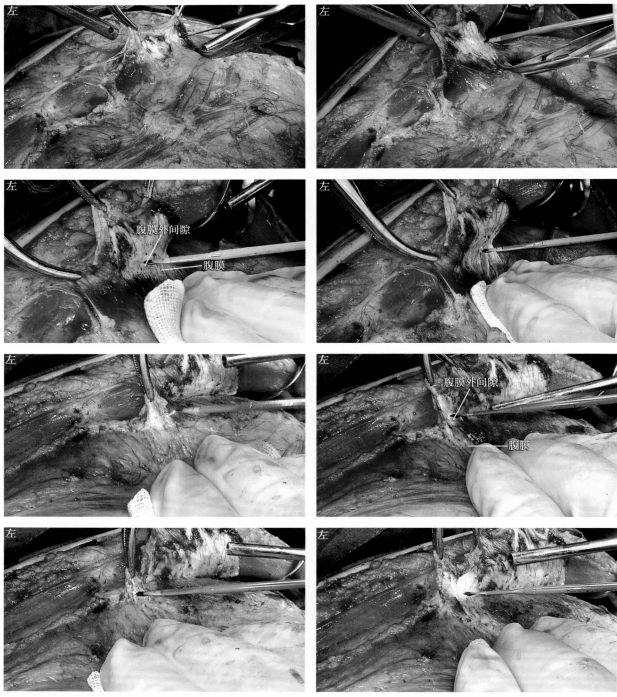

图 12-12　分离脐部腹膜外间隙

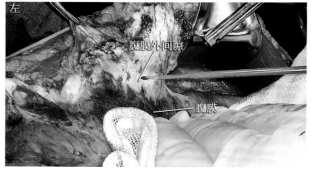
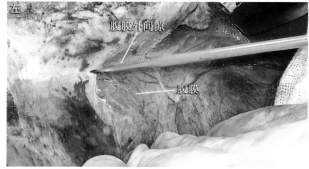

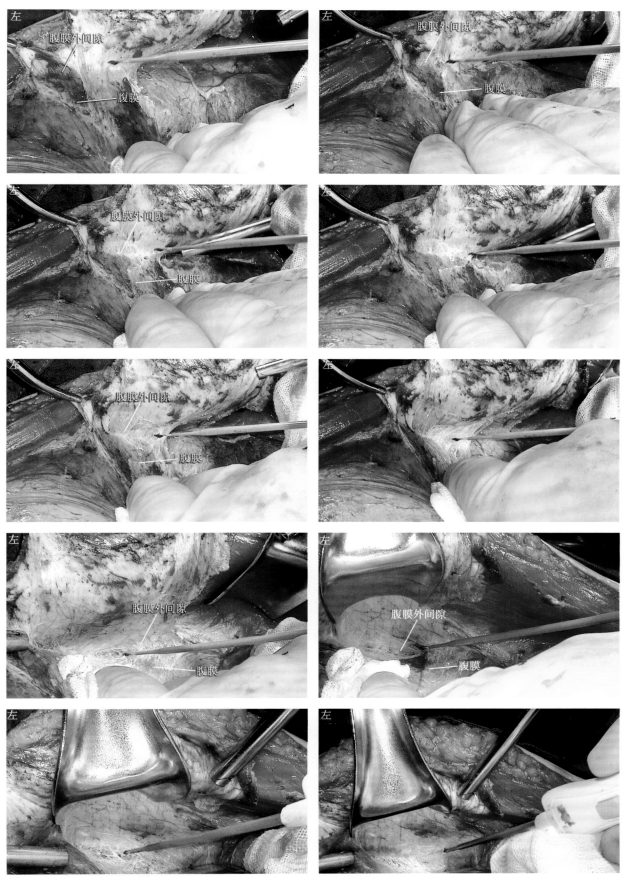

图 12-13　分离腹膜外间隙至肋弓及结肠旁沟水平

（三）沿肋弓向外侧分离腹膜外间隙

助手以弯钳钳夹腹直肌后鞘，术者按压腹膜，使用电刀钝、锐结合向头侧分离腹膜外间隙至剑突下缘，同时继续向外侧分离腹膜外间隙，逐步向外侧扩大，尽量分离至显露出升结肠外侧腹膜外脂肪水平。但是由于腹部膨隆严重，很难连同膈肌腹膜一同游离，并且由于肝圆韧带、镰状韧带等未离断，肝脏活动度受限，无法继续游离膈肌腹膜（图12-14~图12-19）。

【手术操作体会与注意事项】此处间隙向外分离过程中，会发现腹直肌外侧、肋弓头侧区域无肌肉鞘膜，可以直接分离肌肉与腹膜之间的关系。因此，在向外侧、肋弓头侧分离该间隙时会发现，不断牵拉腹壁会导致肌肉表面渗血情况的发生，需要助手非常辛苦地在牵拉腹壁的同时，尽可能保持张力不变、拉钩位置不变化，减少拉钩对肌肉的摩擦刺激。此处使用腹壁牵开器效果不佳。

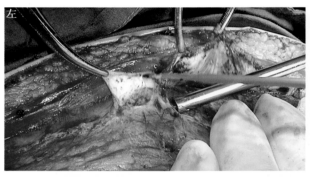
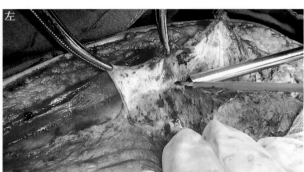
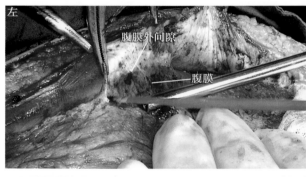
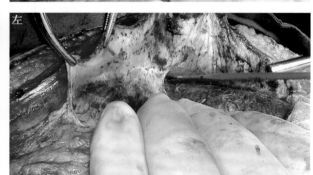
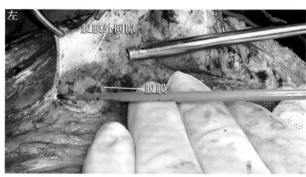
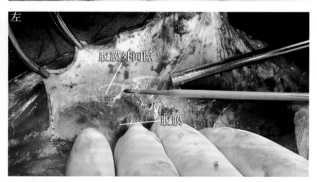
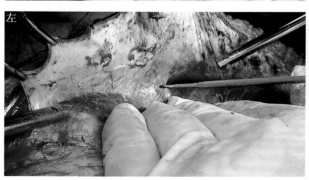
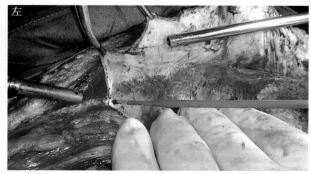

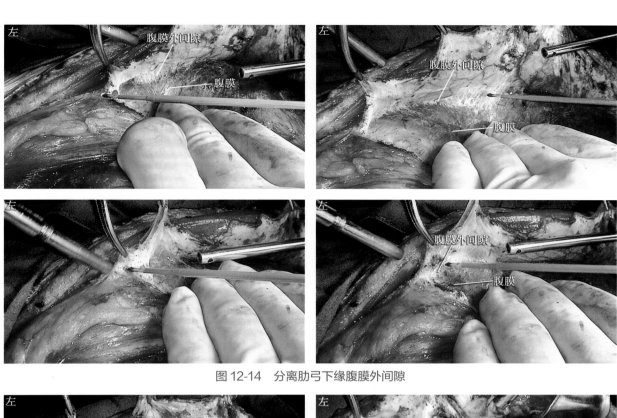

图 12-14　分离肋弓下缘腹膜外间隙

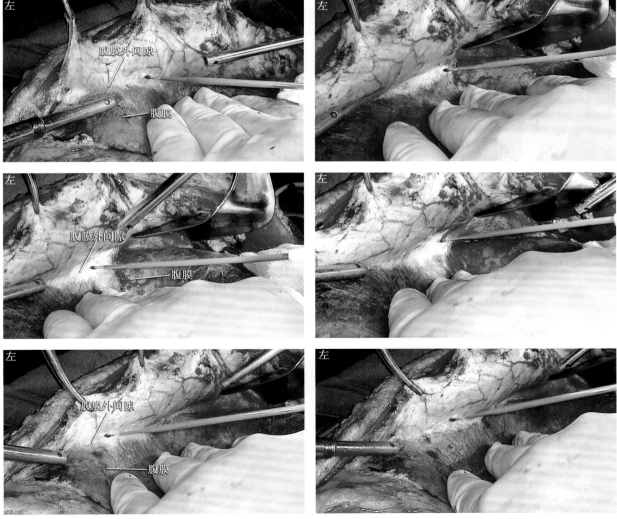

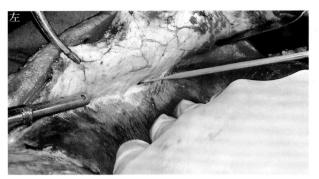

图 12-15　扩大肋弓周围腹膜后间隙

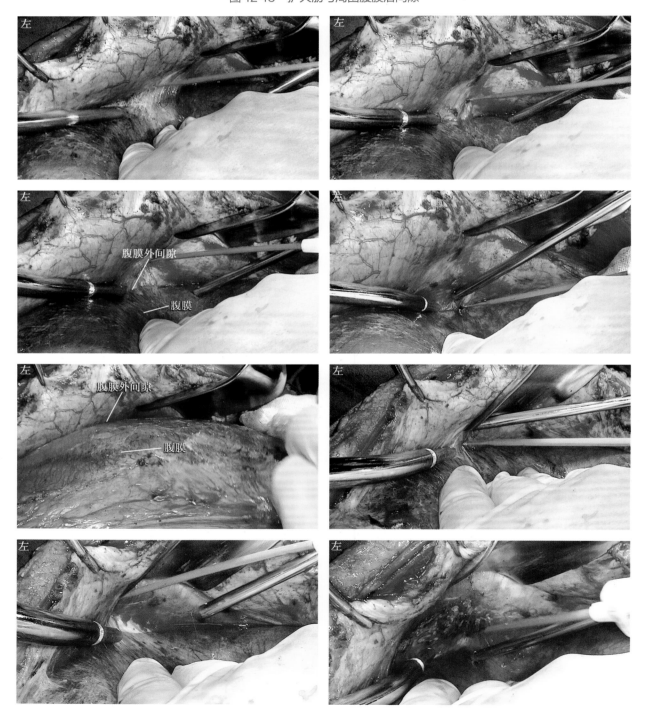

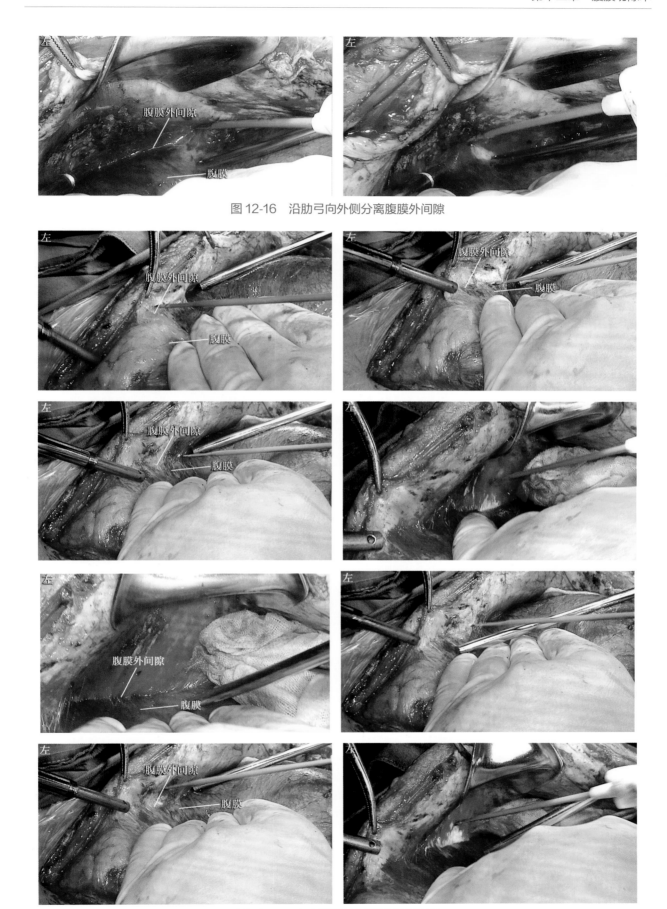

图 12-16　沿肋弓向外侧分离腹膜外间隙

图 12-17　分离腹膜外间隙至剑突下缘

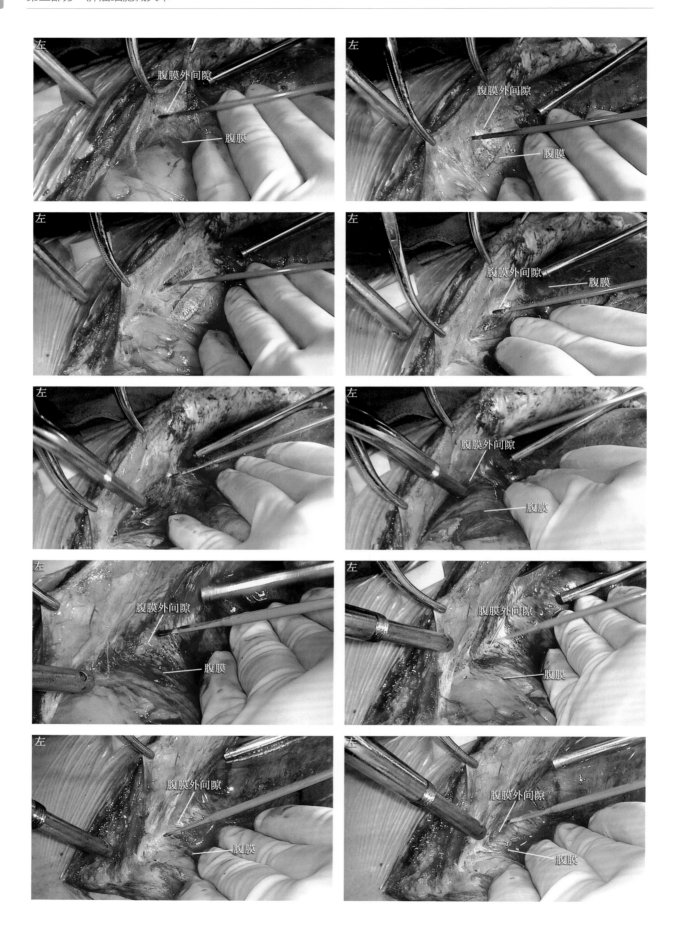

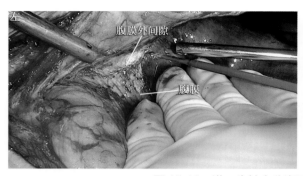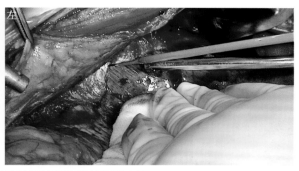

图 12-18　进一步扩大分离至升结肠外侧腹膜外脂肪水平

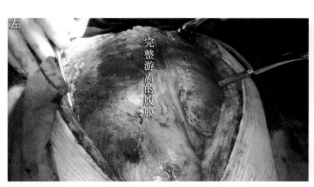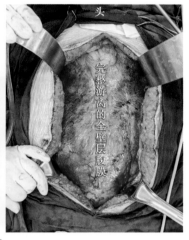

图 12-19　完整游离腹膜

四、探查腹腔

(一) 打开腹膜,缓慢吸净腹水

用电刀在充分分离后的腹膜表面切开进行

"打洞",吸引器缓慢吸净腹水。吸引腹水过程中需与麻醉师密切沟通,关注患者生命体征情况,注意流速不宜过快(图 12-20)。

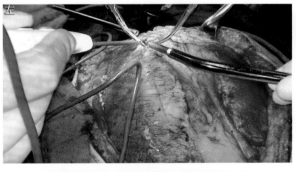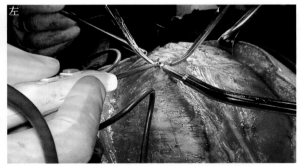

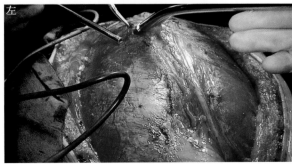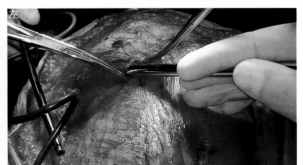

图 12-20　打开腹膜、缓慢洗净腹水

（二）打开腹膜

沿吸引腹水切口继续切开腹膜，充分显露盆、腹腔内脏器（图 12-21）。

（三）探查盆、腹腔

仔细探查盆、腹腔脏器情况，确定肿瘤细胞减灭术切除范围（图 12-22）。

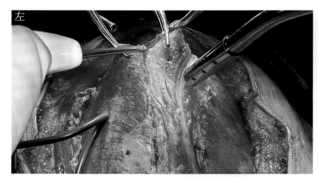
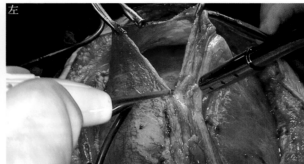
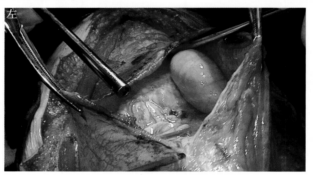

图 12-21　打开腹膜

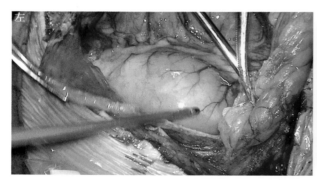
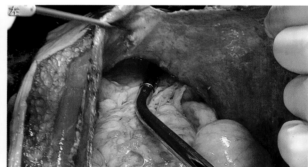

图 12-22　探查盆腹腔

视频 12-1

第十三章
上腹部区域手术

一、大网膜切除术

大网膜切除是卵巢恶性肿瘤手术中不可或缺的一个部分。其切除难度不大，但是仍有一些关键地方值得我们去思考，比如结肠肝曲、脾曲位置的大网膜解剖。

笔者团队将以开腹大网膜切除向大家描述手术过程（视频 13-1）。

（一）探查大网膜

将大网膜向腹侧提拉，探查其有无粘连、有无转移病灶（图 13-1）。

视频 13-1

（二）切除大网膜

1. 离断横结肠相连大网膜至脾曲 于横结肠中段，紧贴横结肠系膜离断大网膜至肝曲附近，术者站位于患者右侧紧贴横结肠系膜向脾曲离断大网膜。个别患者大网膜萎缩，肝曲大网膜萎缩不明显（图 13-2～图 13-4）。

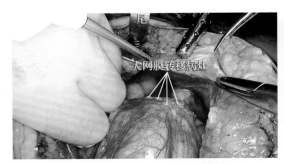

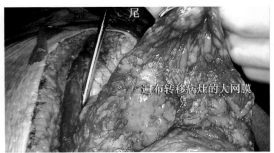

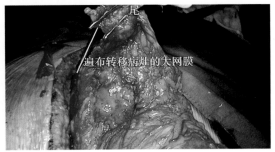

图 13-1 探查大网膜

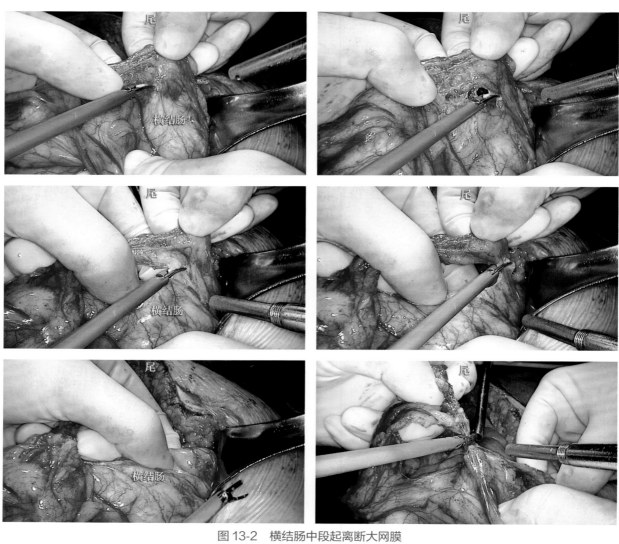

图 13-2 横结肠中段起离断大网膜

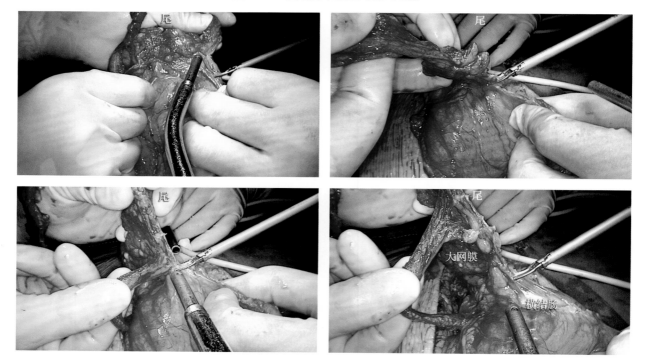

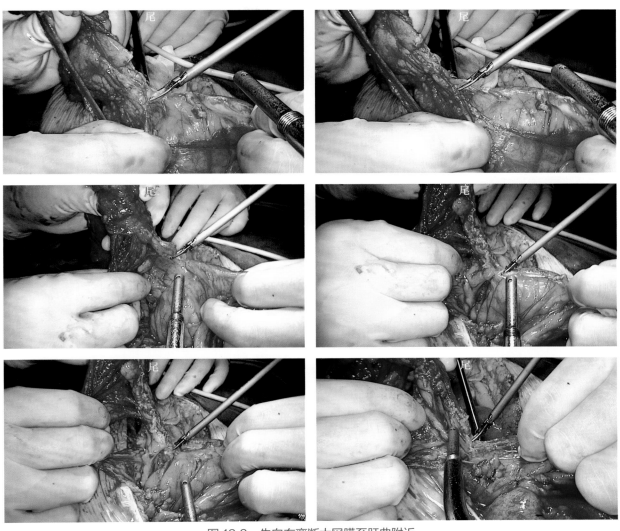

图 13-3　先向右离断大网膜至肝曲附近

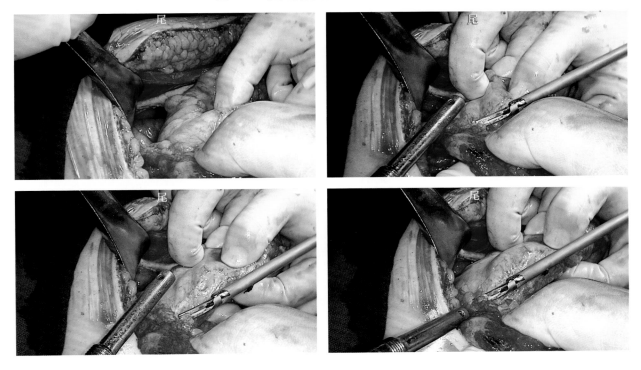

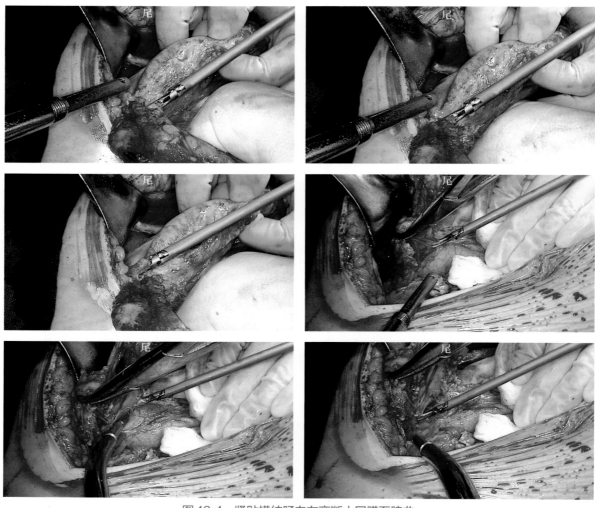

图 13-4 紧贴横结肠向左离断大网膜至脾曲

2. 紧贴胃血管弓离断大网膜 若病灶累及胃血管弓,也可紧贴胃大弯切除大网膜(图 13-5、图 13-6)。

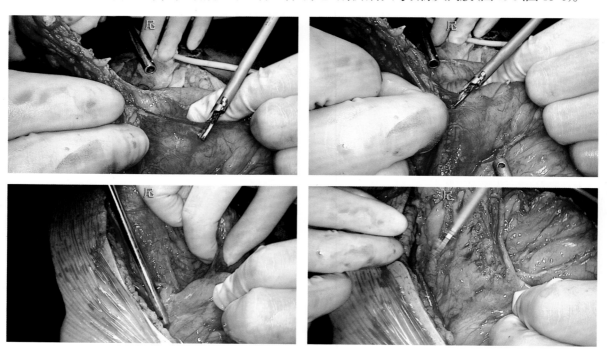

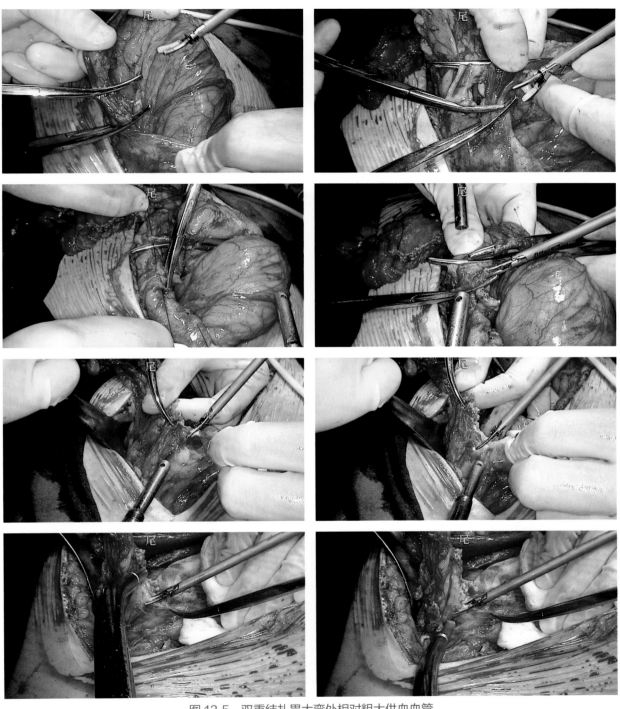

图 13-5　双重结扎胃大弯处相对粗大供血血管

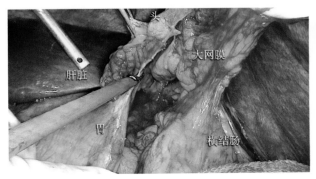
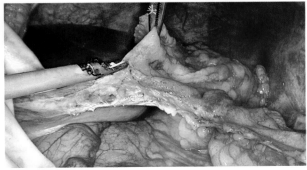

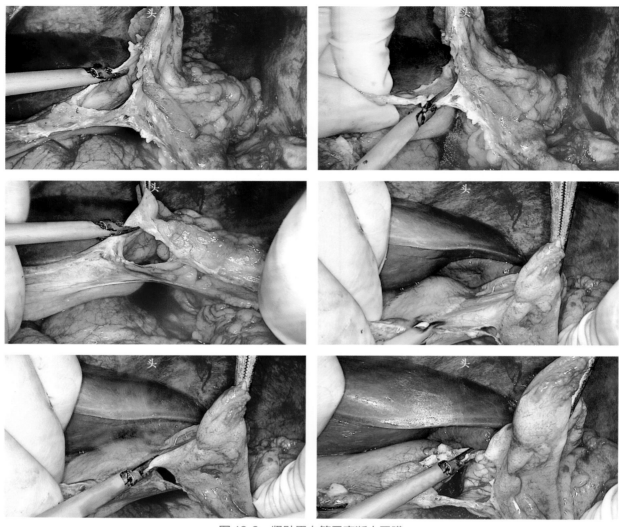

图 13-6 紧贴胃血管弓离断大网膜

3. 离断横结肠脾曲处大网膜与腹膜连接 离断后可以将大网膜充分向腹腔外提拉(图 13-7)。

4. 处理横结肠脾曲处大网膜 将大网膜与横结肠脾曲向腹腔外提拉,在辨识清楚大网膜与横结肠系膜后锐性分离、离断大网膜即可。逐步显露出脾脏(图 13-8)。

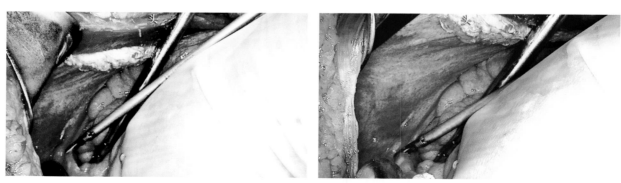

图 13-7 离断横结肠脾曲处大网膜与腹膜的连接

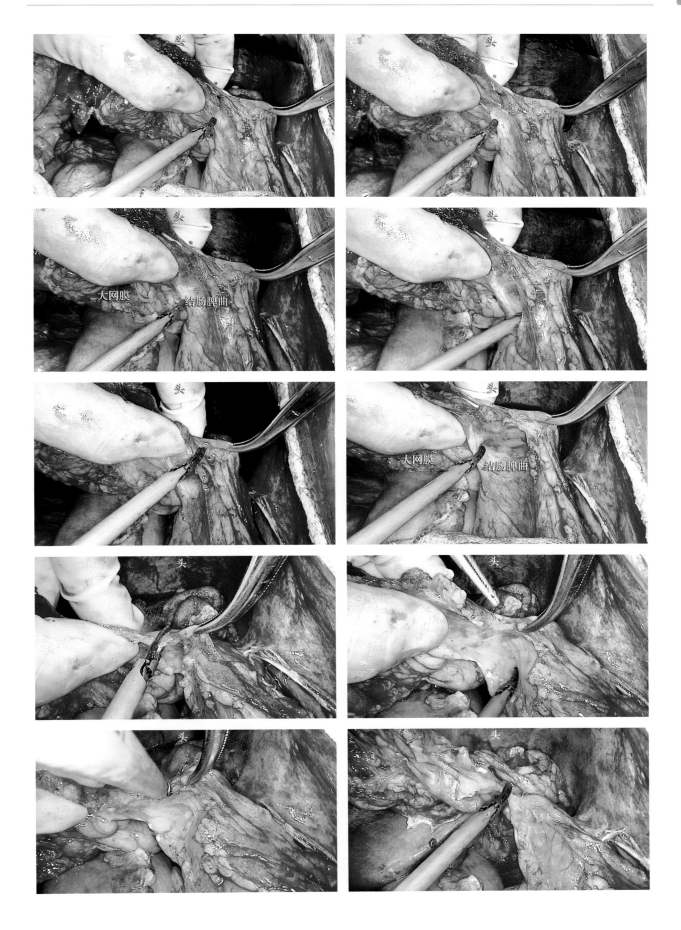

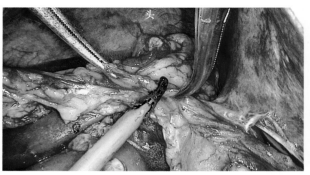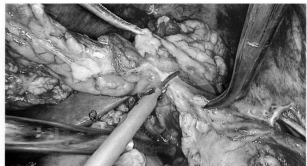

图 13-8　处理横结肠脾曲处大网膜

5. 探查脾脏　探查脾脏表面、脾门、脾周是否有转移病灶,明确是否需要连同脾脏一同切除。大 S 拉钩轻柔地将肝右叶、胃后壁拉开充分显露脾脏、脾门(图 13-9)。

6. 切除大网膜　紧贴脾脏将大网膜及脾周围脂肪组织整体切除(图 13-10)。

【手术操作体会与注意事项】晚期卵巢恶性肿瘤,尤其是大网膜受累的患者,切除大网膜时一定要充分探查脾脏,明确脾脏周围脂肪组织是否有转移病灶。通常笔者团队在大网膜受累的卵巢恶性肿瘤患者中会紧贴脾脏切除大网膜,早期卵巢恶性肿瘤的大网膜切除则会保留脾脏内侧周围脂肪组织。

7. 探查脾门　仔细探查脾门,观察有无肿瘤累及(图 13-11)。

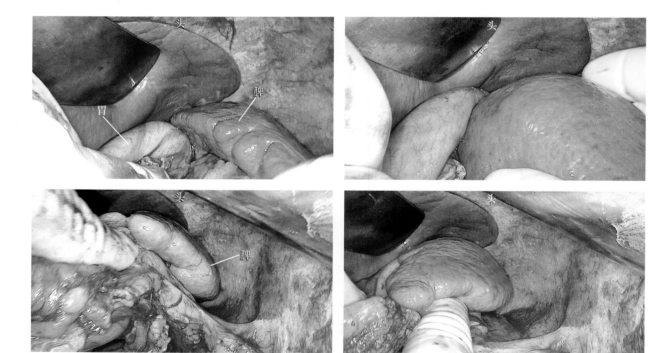

图 13-9　探查脾脏

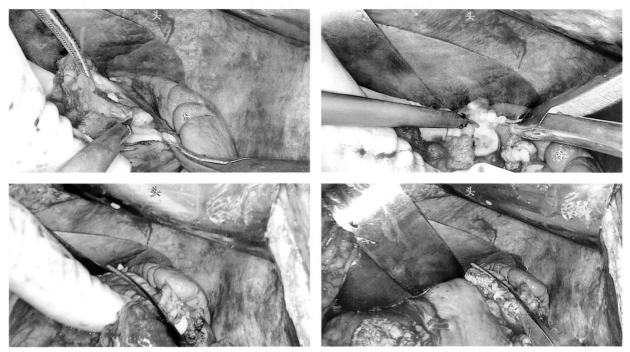

图 13-10　紧贴脾脏将大网膜及脾周围脂肪组织整体切除

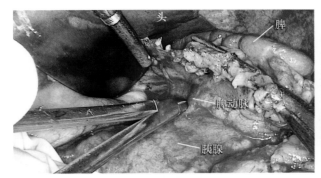

图 13-11　探查脾门

二、脾脏切除术

脾切除在卵巢恶性肿瘤上腹部手术中比较常见。常见的原因有：脾实质转移、大网膜转移病灶累及脾门、转移病灶累及脾门、膈肌腹膜病灶累及脾等。脾脏通常是由单一的脾动脉供血的器官，因此其切除相对并不复杂。脾切除通常包括连同胰尾的脾切除和保留胰尾的脾切除。脾脏与胰腺分属不同的胚原单位，因此即使在脾门受累严重的病例中，依然可以利用膜解剖理论将脾脏与胰尾分开，无需通过切除胰尾来切除脾脏。笔者团队在晚期卵巢恶性肿瘤脾切除中采取的是保留胰尾的方式切除脾脏（视频 13-2）。

视频 13-2

（一）抬高脾脏

将一块盐水纱垫置于脾的背、外侧将脾脏整体向腹侧抬高，有助于后续脾脏切除术野的显露（图 13-12）。

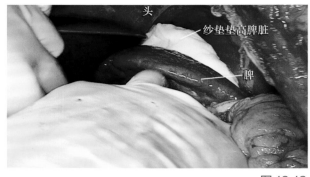

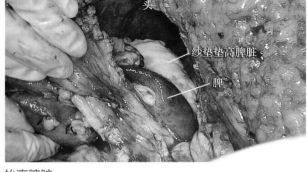

图 13-12 抬高脾脏

（二）显露胰腺、脾动脉

将胃后壁整体向头侧、腹侧提拉，即可显露出"金黄色"的胰腺（图 13-13）。

【手术操作体会与注意事项】笔者团队习惯显露胰腺的主要目的在于，利用胰腺这个脏器作为脾脏切除的解剖标识，可以通过显露胰腺来寻找脾动脉。如何通过胰腺寻找脾动脉，需要医生自身拥有良好的术前阅片的习惯与能力。通过术前的影像学检查（主要是利用腹部增强 CT）发现，很多患

者的脾动脉位于胰腺体、尾部的头侧或腹侧。因此，笔者团队针对这部分患者，习惯在脾切除开始前，先通过显露胰腺来进行脾动脉的定位与处理。

当部分患者无法通过显露胰腺寻找到脾动脉时，仍然可以利用胰腺来进行脾门的解剖。但是这部分患者脾门的解剖是在对脾脏周围韧带（胃脾韧带、膈脾韧带、脾肾韧带）的处理完成之后再进行，此时需要做的是在直视胰腺的前提下进行两个胚原单位的分离，便可逐步分离出脾动脉、脾静脉。

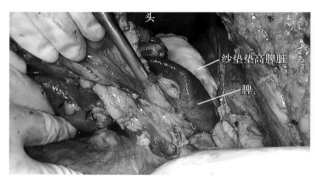

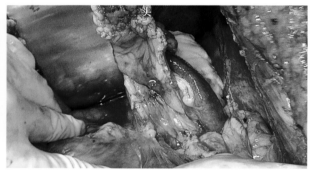

图 13-13 显露胰腺、脾动脉

（三）处理脾动脉

超声刀紧贴脾动脉进行脾动脉的游离，使用 7 号丝线双重结扎脾动脉（图 13-14）。

【手术操作体会与注意事项】这里处理相对

容易，需要注意的是，结扎脾动脉后不要立即离断脾动脉（胰腺周边血管除脾动脉外，还可能有肠系膜上动脉走行），术者可以先进行脾脏游离，同时时刻关注小肠血运是否发生变化。

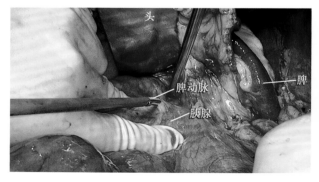

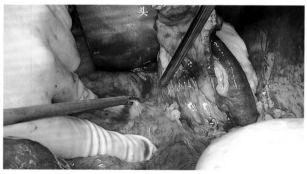

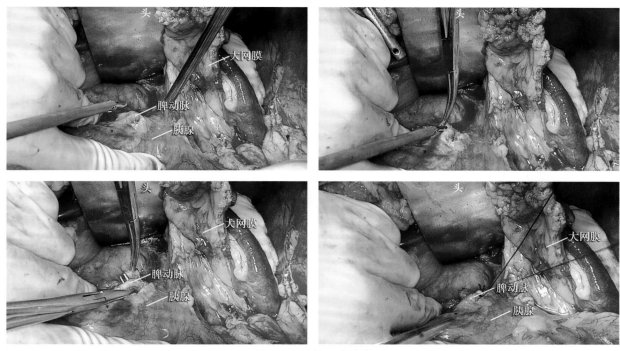

图 13-14　处理脾动脉

（四）离断脾、胃之间的连接血管及韧带

将胃体向头侧充分提拉显露脾、胃之间的血管

和韧带，利用超声刀游离后，以 4 号丝线分别结扎即可（图 13-15）。

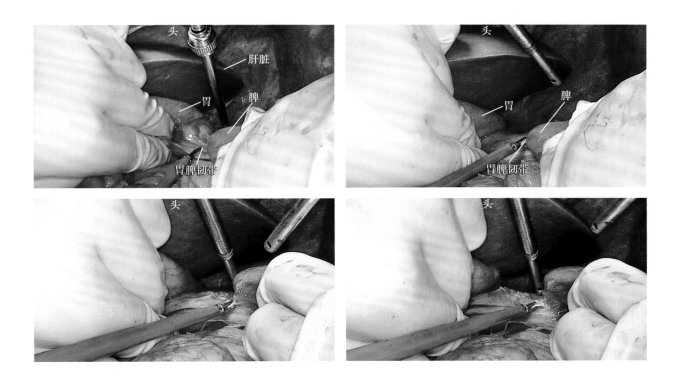

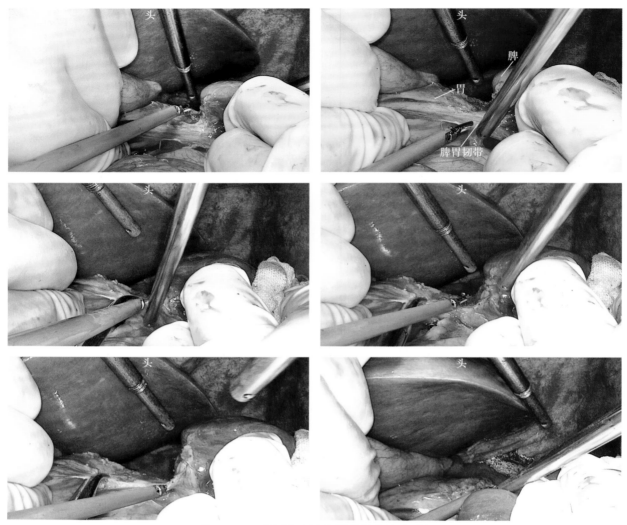

图 13-15　离断脾、胃之间的连接血管、韧带

（五）离断脾动脉

观察小肠血运 10 分钟以上，如无变化即可离断脾动脉（图 13-16）。

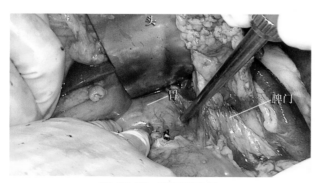

图 13-16　离断脾动脉

（六）离断脾与肾、膈之间的韧带和血管

将脾脏向头侧、腹侧提拉，使用超声刀逐步离断脾与肾、膈之间的韧带和血管（图 13-17~图 13-19）。

【手术操作体会与注意事项】此处需要注意，在向头侧游离脾脏的过程中，尽可能显露出胃底，因为胃底的显露代表着脾脏向头侧的游离已充分，脾与膈之间的连接已基本完全离断。在直视胰尾的前提下，利用超声刀游离脾门，逐步显露出脾静脉、脾动脉，分别离断。

（七）完整切除脾脏及大网膜

离断脾门血管后，将脾脏及大网膜移出腹腔（图 13-20）。

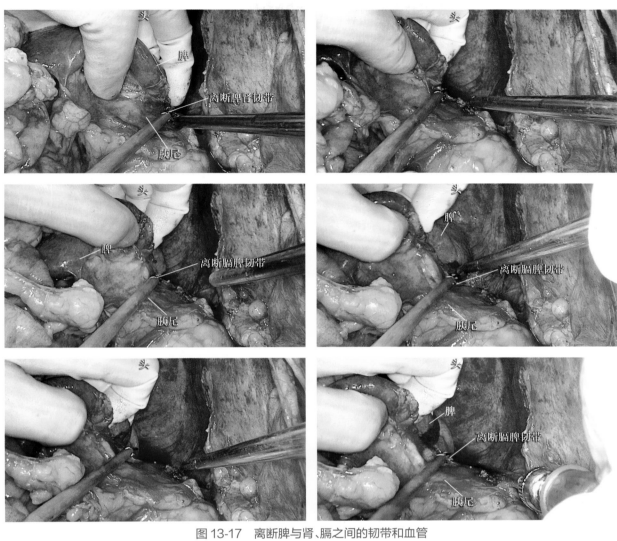

图 13-17　离断脾与肾、膈之间的韧带和血管

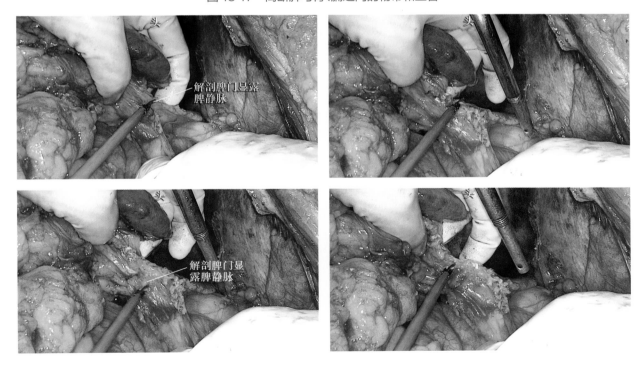

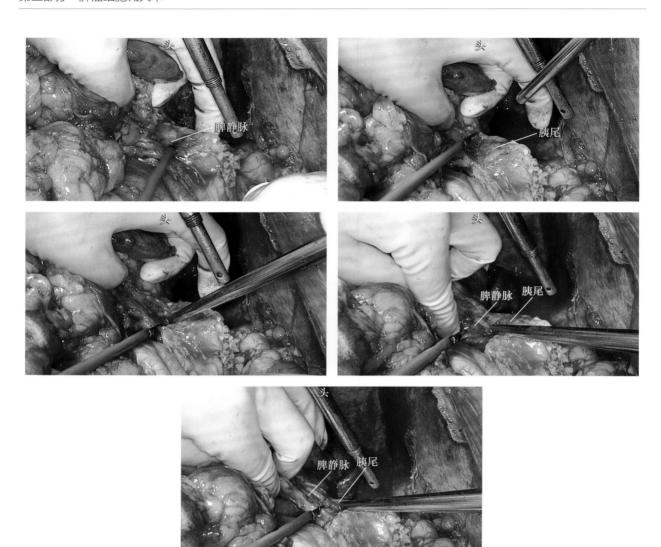

图 13-18　解剖脾门,显露脾静脉

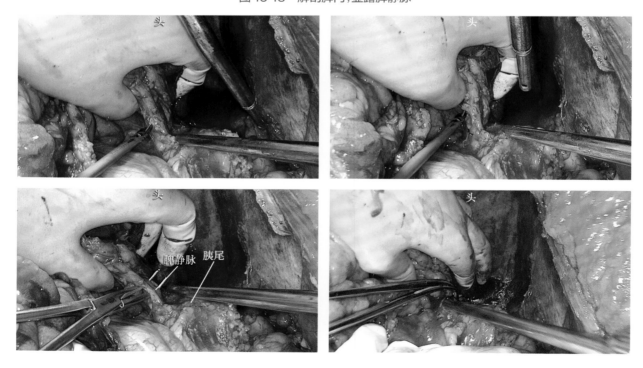

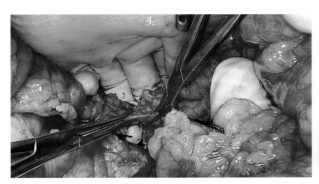
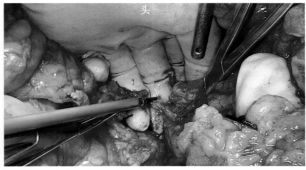

图 13-19　离断脾静脉、脾动脉

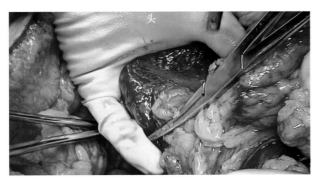
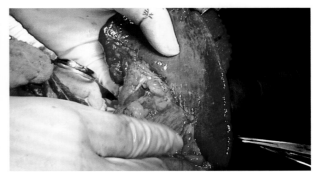

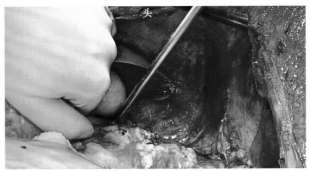

图 13-20　完整切除脾脏及大网膜

三、肝脏肿物切除术

卵巢恶性肿瘤肝脏转移，需根据具体的转移部位及转移病灶数量来决定采取何种手段进行治疗。孤立性肝脏转移病灶，术前影像学评估，若病灶表浅，可通过手术完整切除；若病灶为肝脏深部转移，可超声介入射频消融或介入医生行转移肿瘤主要供血血管栓塞等处理。多发转移病灶情况下，若影像学评估均为肝脏浅表转移，可通过手术达到R0完整切除，可考虑手术切除；若存在肝脏深部多发转移病灶，则考虑在全身治疗的基础上加超声介

入治疗，或介入栓塞大的转移病灶主要供血血管等方式处理。以下分享笔者团队在肝脏浅表孤立转移病灶切除的方式、方法（视频13-3）。

视频 13-3

（一）孤立浅表较小病灶切除

1. 标记病灶切除范围　使用电刀紧贴肝脏转移病灶周边电凝肝脏组织，划定切除范围（图 13-21）。

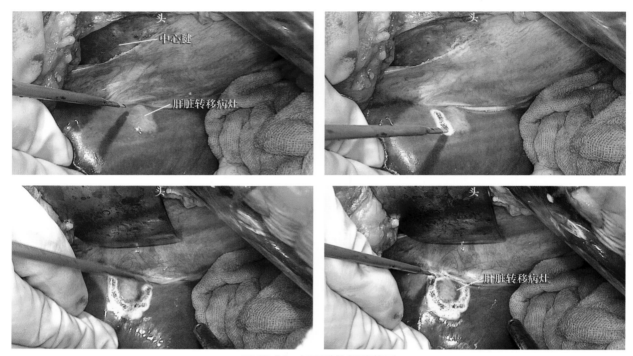

图 13-21　标记肿物切除范围

2. 切除肝脏病灶　电刀紧贴肝脏转移病灶外缘电凝肝脏组织,划定切除范围,丝线缝合转移病灶进行提拉,电刀锐性切割的同时进行充分止血,完整切除后再以电刀对创面进行充分止血(图 13-22、图 13-23)。

【手术操作体会与注意事项】笔者团队在肝脏转移病灶切除上主要是团队自行完成,通常采用普通单极电刀,将电刀电凝功率调到 100W 左右,电凝模式调整为喷射模式,若遇到止血困难或侵犯深度超过肝脏表面 1cm 的病例,则采取氩气刀进行止血,完整切除转移病灶后必须充分进行创面止血。浅表病灶也可采取氩气刀处理。电刀在向肝脏深部切除过程中,要采用喷射电凝模式进行肿物切除,同时要反复钝性将肿物向外推,以明确肿物边界及深度,便于完整切除肿物。

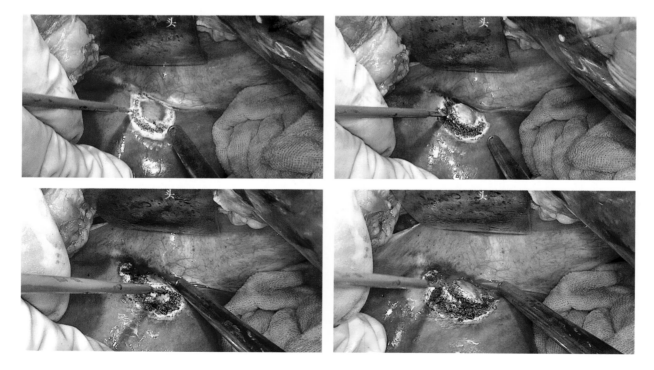

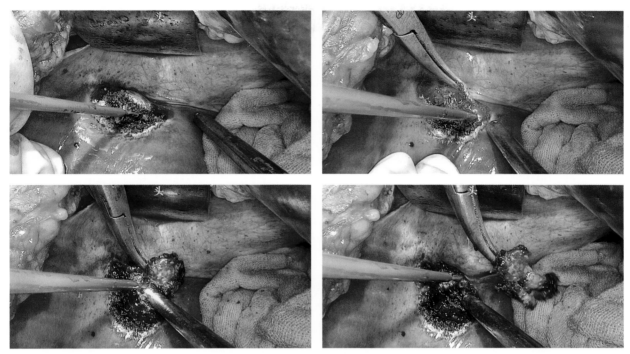

图 13-22 紧贴肝脏转移病灶外缘电凝肝脏组织

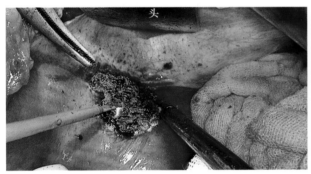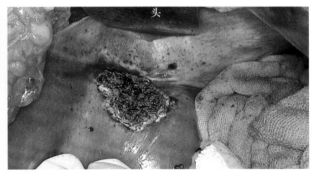

图 13-23 创面止血

（二）孤立浅表较大面积病灶

边标记转移病灶切除范围，边进行病灶切除。将肝脏向腹腔外牵拉，使用电刀紧贴肝脏转移病灶外缘电凝肝脏组织划定切除边缘，利用丝线反复、多针缝合肝脏转移病灶并进行提拉，使用电刀沿划定的转移病灶切除范围进行锐性切割（图 13-24~图 13-27）。

【手术操作体会与注意事项】此类患者术前影像学阅片尤为重要。医生团队术前需自行仔细查阅增强 CT 或 MRI 等影像学检查，以明确转移病灶侵犯肝脏程度。若侵犯肝脏深度 ≥ 1cm，手术出血风险明显增大，需准备好高效止血设备（氩气刀等），必要时请肝胆外科医生术前进行多学科诊疗（multi-disciplinary treatment，MDT），术中协助行转移病灶切除术。若术前阅片提示病灶侵犯深度 <1cm，术中出血风险较小，医生可自行利用电刀喷凝模式（将电刀功率调整至 100W 以上）即可安全、完整地切除肝脏转移病灶。

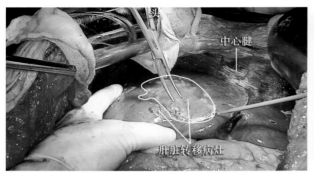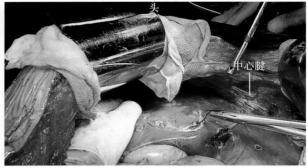

图 13-24　标记转移病灶切除范围

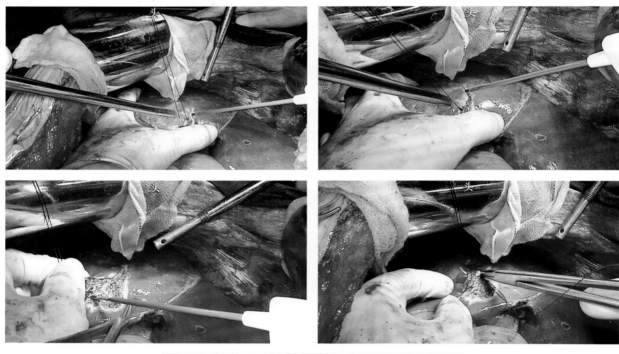

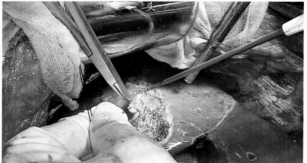

图 13-25　利用丝线缝合提拉病灶

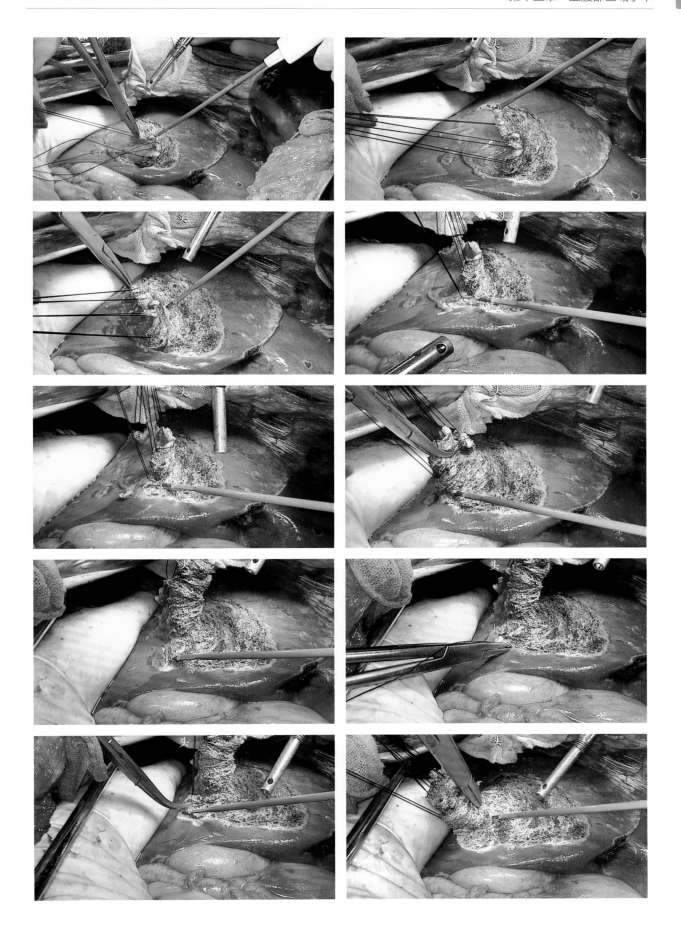

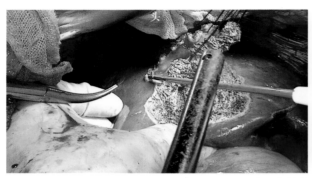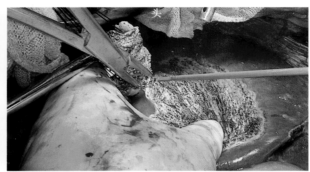

图 13-26　反复、多针缝合肝脏转移病灶辅助提拉

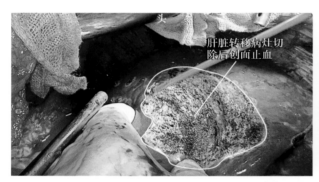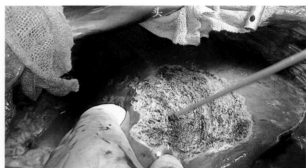

肝脏转移病灶切除后创面止血

图 13-27　创面止血

第十四章
肠表面病灶切除术

卵巢恶性肿瘤,尤其是晚期卵巢恶性肿瘤累及肠管尤为常见。由于解剖因素,附件与直肠毗邻,以直肠受累首当其冲。受累程度各异,轻者仅累及浆肌层,重者可穿透肠壁。现将笔者团队在临床中遇到的肠表面浅表病灶及肠管浆肌层受累时行病灶剔除术保留肠管的经验进行分享(视频14-1)。

视频 14-1

一、肠表面浅表病灶切除

(一) 明确肠管病灶位置、大小、侵犯程度
沿肠管走行,仔细探查肠管表面病灶的位置、

大小及对肠管的侵犯程度,以确定手术处理方式(图14-1)。

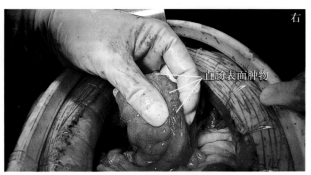

图 14-1　明确肠管病灶位置、大小、侵犯程度

(二) 丝线缝合、悬吊肠管转移病灶
当肠管表面病灶较表浅、不易钳夹时,笔者团队通常以4号丝线缝合、悬吊肠管表面病灶,便于后续处理(图14-2)。

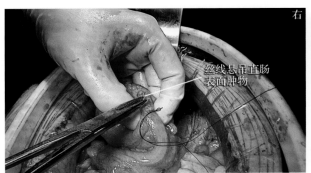

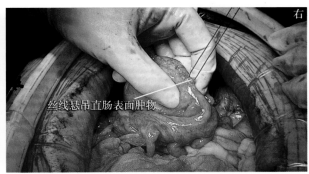

图 14-2　悬吊肠管转移病灶

（三）电刀锐性分离肠管表面病灶

【手术操作体会与注意事项】手术操作个体化，需要根据具体的患者、具体的病灶位置、数量、侵犯程度来决定。术者一手握持肠管，助手以弯钳提拉病灶，使用电刀锐性分离粘连；当病灶与肠壁关系紧密，无法以弯钳提拉时，可利用丝线缝合、提拉病灶，再以电刀锐性分离病灶与肠管之间的关系

（图 14-3、图 14-4）。

（四）探查肠表面肿物切除后肠管完整性

【手术操作体会与注意事项】若仅肠管浆肌层缺失，予以 3-0 可吸收线间断缝合即可。若局部肠管破损进入肠腔，则进行肠管修补，修补对合方式为垂直于肠管纵轴（图 14-5）。

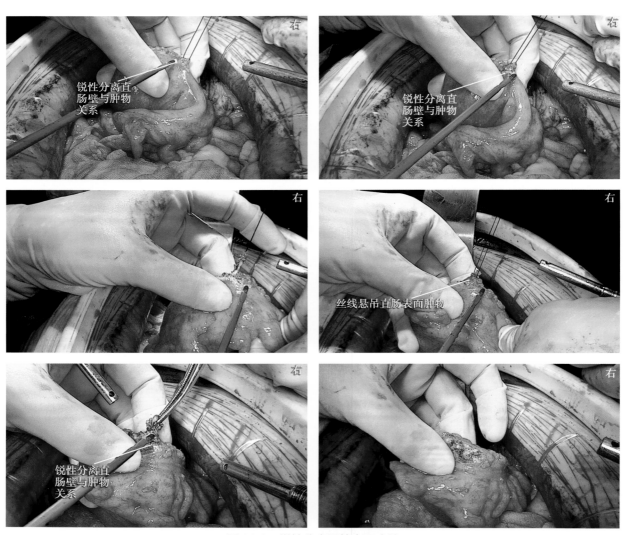

图 14-3　锐性分离肠管表面病灶

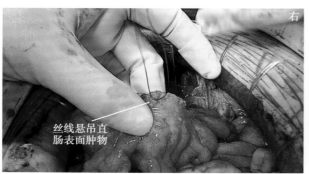
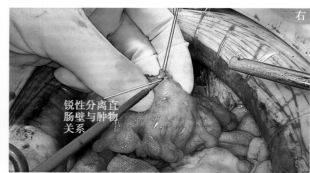

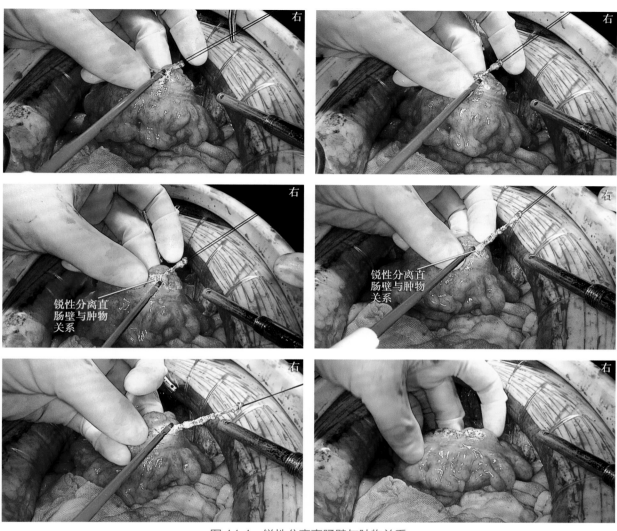

图 14-4　锐性分离直肠壁与肿物关系

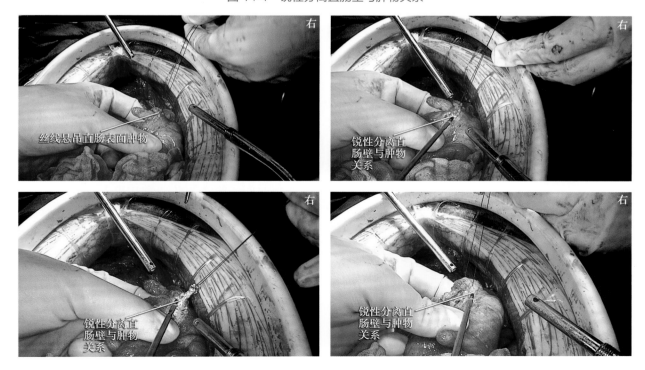

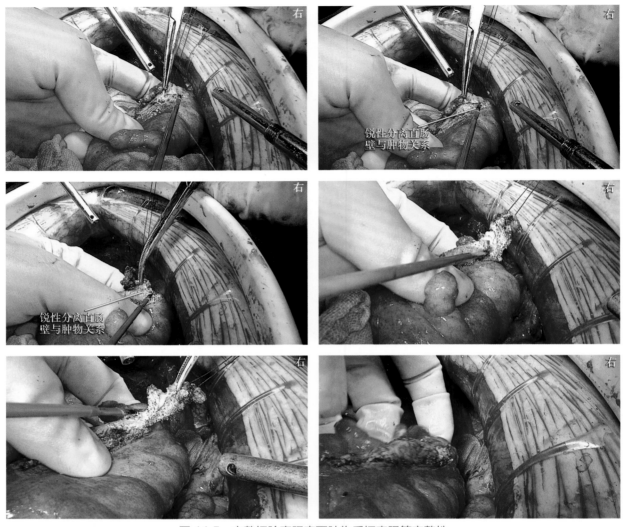

图 14-5 完整切除直肠表面肿物后探查肠管完整性

二、肠壁肌层受侵病灶切除与修补

【手术操作体会与注意事项】

1. 分离过程中笔者团队的体会 对于肠镜未提示肠道黏膜受累的患者，其肠管外病灶与肠壁关系通常呈现"粘连"状态，似乎存在"一定的界线"，以锐性为主的分离过程中逐步找到二者之间的缝隙，直视下紧贴肠壁肌层进行钝、锐结合分离，将病灶完整分离开。对于术前有梗阻症状、肠镜提示肠壁黏膜受累的患者通常需要行肠段切除（图 14-6、图 14-7）。

2. 病灶切除后，肠壁浆肌层缺损时的处理 ①局部小病灶切除后，以 3-0 可吸收线局部缝合加固，术后饮食不受影响；②对于直肠表面几乎全部受累，进行了近乎全直肠表面病灶切除时，肠管表面浆肌层大面积缺失，同样需要使用 3-0 可吸收线进行缝合加固，术后饮食需参照直肠切除患者的护理进行严格管理，盆腔放置引流管并适当延长引流管的留置时间。笔者团队通常在患者排便后拔除盆腔引流管（一般在术后 10~14 天）；也可以参照直肠切除患者的护理，自肛门放置肛管，顶端放置于浆肌层缺损头侧，利于及时将患者直肠内积气排出，避免因直肠内积气而导致其张力过大，发生不良后果（图 14-8、图 14-9）。

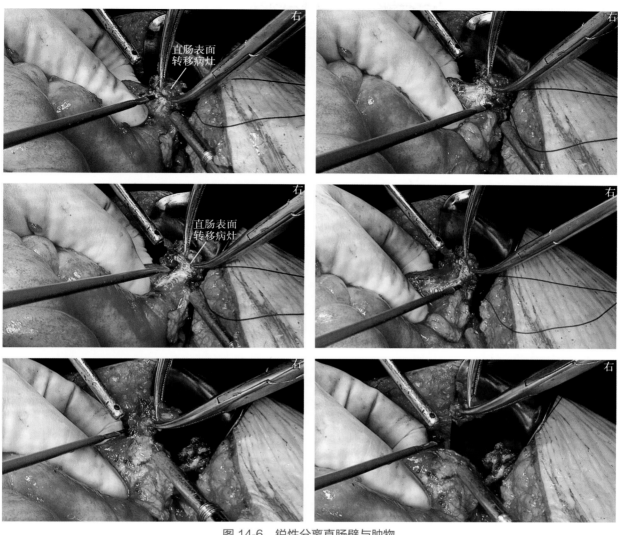

直肠表面
转移病灶

直肠表面
转移病灶

图 14-6 锐性分离直肠壁与肿物

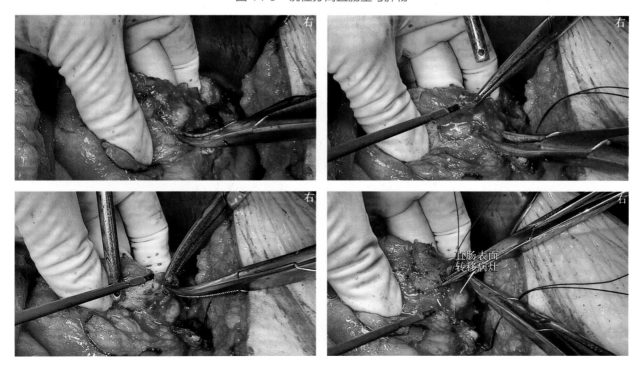

直肠表面
转移病灶

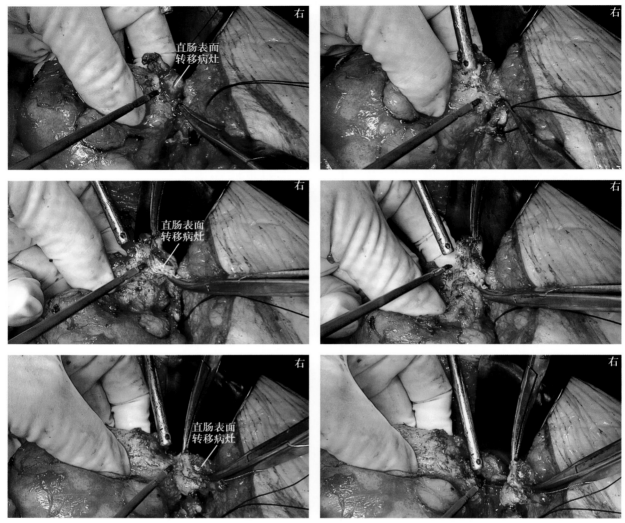

图 14-7　紧贴肠壁肌层进行钝、锐结合分离病灶

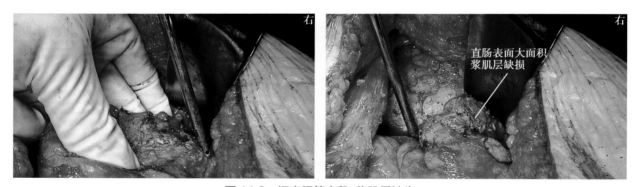

图 14-8　探查肠管完整,浆肌层缺失

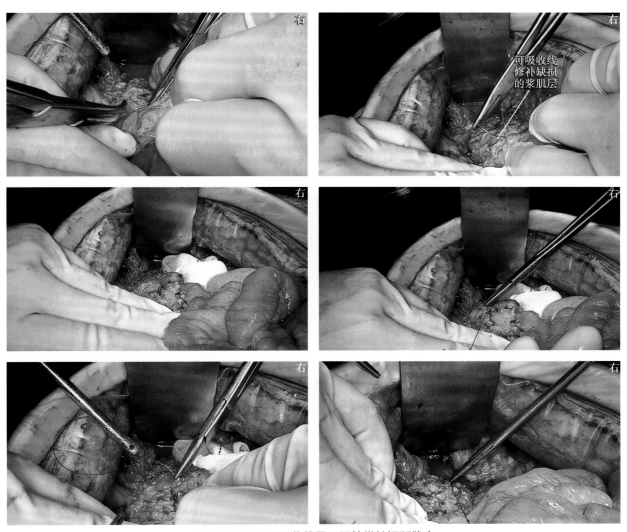

图 14-9 3-0 可吸收线置于肠管纵轴间断缝合

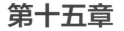

第十五章
膈肌腹膜切除术

膈肌腹膜是卵巢恶性肿瘤在上腹部容易发生转移的地方。在晚期卵巢癌手术中患者大多会涉及这一区域的手术治疗。笔者团队在这一区域的处理上习惯采用腹腔镜先进行探查,因为术中若采取的腹部切口不充分很难直视膈肌腹膜表面,尤其是肝脏顶部与背侧是否存在病灶,即使术中术者用手进行肝脏表面及膈肌腹膜的探查也容易遗漏相对小的转移灶的触诊,造成病灶遗漏在腹腔内。对于腹腔镜探查,不仅要进行手术第一步的腹腔镜评估(Fagotti 评分),而且在开腹后术者将患者肝脏向内侧推拉,腹腔镜进入上腹部,进而充分地在直视下评估肝肾隐窝、肝脏背侧、顶部、肝脾之间膈肌腹膜、脾脏背外侧是否存在病灶,若存在病灶,则术中直接延长切口,便于后续上腹部手术操作。笔者团队在处理涉及膈肌腹膜受累、肝脏受累这样的上腹部手术中,使腹部切口在头侧达剑突下。膈肌腹膜的切除范围要取决于其受累程度,若整体膈肌腹膜广泛弥漫性受累,则考虑行全膈肌腹膜切除;若为散在孤立病灶转移,则考虑行病灶处膈肌腹膜部分切除。膈肌腹膜作为胸腹腔之间的、连接膈肌表面的一层腹膜,一旦行全膈肌腹膜切除,患者术后容易因膈肌痉挛等因素发生呼吸动度减弱、肺不张、肺内感染,甚至发生低氧血症,有时候很难与肺动脉栓塞相鉴别。也可因腹膜屏障的消失及无法及时纠正的低蛋白血症,引起胸腔积液,导致肺萎陷。甚至需要胸腔置管,进行胸腔积液引流,严重者需转入 ICU 进行治疗。基于以上风险,对于膈肌腹膜全部切除一定要慎重,要进行充分的术前、术中评估。同时,术前要嘱托患者练习肺部扩张动作,笔者团队采取的方法为,术前 2~3 天开始嘱托患者进行深呼吸及吹气球练习,术后患者返回病房后 4~6 小时即开始吹气球练习,以避免发生以上不良后果。笔者团队在膈肌腹膜切除术中的经验和技巧分享如下。

一、部分膈肌腹膜切除

(一) 散在孤立病灶的局部膈肌腹膜切除

1. 腹腔镜探查膈肌腹膜区域,明确病灶位置(图 15-1)。

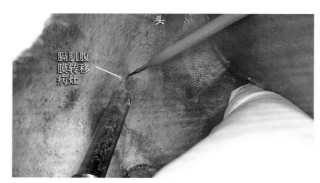

图 15-1 探查膈肌腹膜区域,明确病灶位置

2. **术野显露** 锐性离断肝圆韧带,使肝脏获得一定的活动度;使用腹壁牵开器或腹壁拉钩,向外侧拉开肋弓,助手将肝脏向内侧拉开,显露出膈肌腹膜处病灶(图 15-2)。

3. **切除病灶** 以膈肌腹膜病灶为中心,提拉病灶周围膈肌腹膜,使用电刀锐性切开膈肌腹膜,进入膈肌腹膜与膈肌间隙,完整切除膈肌腹膜病灶(图 15-3、图 15-4)。

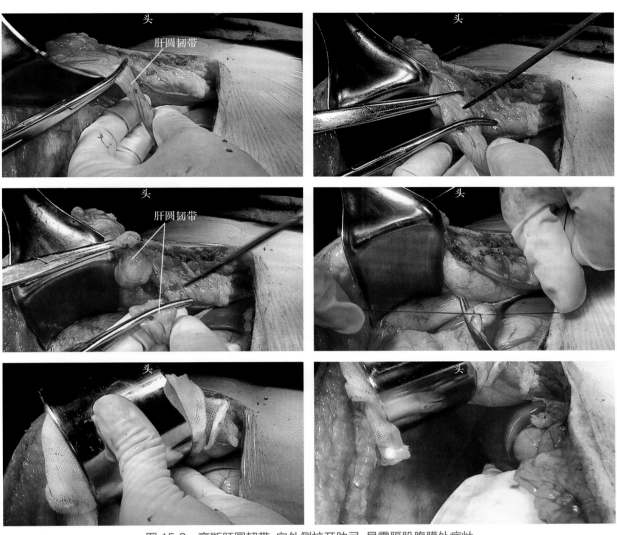

图 15-2　离断肝圆韧带,向外侧拉开肋弓,显露膈肌腹膜处病灶

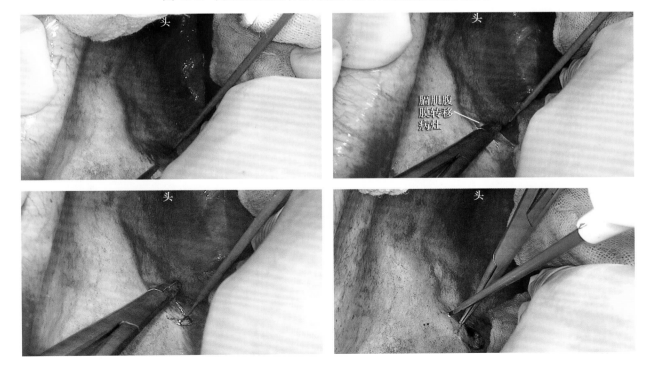

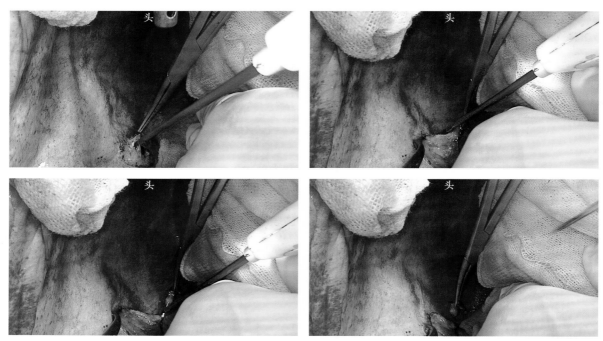

图 15-3 进入膈肌腹膜与膈肌间隙,完整切除膈肌腹膜病灶(一)

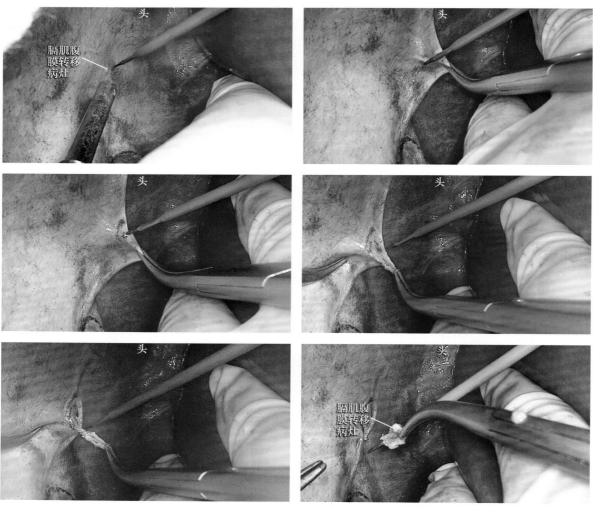

图 15-4 进入膈肌腹膜与膈肌间隙,完整切除膈肌腹膜病灶(二)

（二）多发病灶的局部膈肌腹膜切除

【手术操作体会与注意事项】

1. 手术开始时的腹腔镜探查（Fagotti 评分）受到肝脏的遮挡，其背侧、顶部区域膈肌腹膜无法显露完全。

2. 进入腹腔后（取耻骨联合与脐之间切口），再次以腹腔镜探查肝脏顶部、背侧、冠状韧带等区域，同时术者将肝脏向内侧推开，充分显露术野，并与开腹前的腹腔镜探查进行对比，明确需要切除的膈肌腹膜范围。

（1）明确切除范围

【手术操作体会与注意事项】对于顶部膈肌腹膜、冠状韧带处的膈肌腹膜病灶局部切除，手术难度并不大。但是术野显露是一大难题，此区域的病灶切除，笔者团队习惯是离断部分镰状韧带，然后自肋弓处或肋弓附近开始游离腹膜，边游离边将膈肌腹膜连同肝脏向外提拉，逐渐显露出术区，达到连同病变区域的膈肌腹膜一起大块切除（图 15-5）。

（2）自肋弓处游离腹膜　助手以拉钩将肋弓向外侧提拉，术者向内侧提拉腹膜，形成对抗式牵拉，显露腹膜与肌肉之间的间隙，使用电刀锐性分离二者间隙，逐步游离至越过肋弓缘，显露出膈肌（图 15-6）。

（3）分离膈肌腹膜与膈肌间隙　腹壁牵开器向外侧牵开肋弓，将膈肌腹膜连同肝脏一同向外提拉，使用电刀锐性分离膈肌与膈肌腹膜之间的间隙，直至分离至显露中心腱（图 15-7~ 图 15-9）。

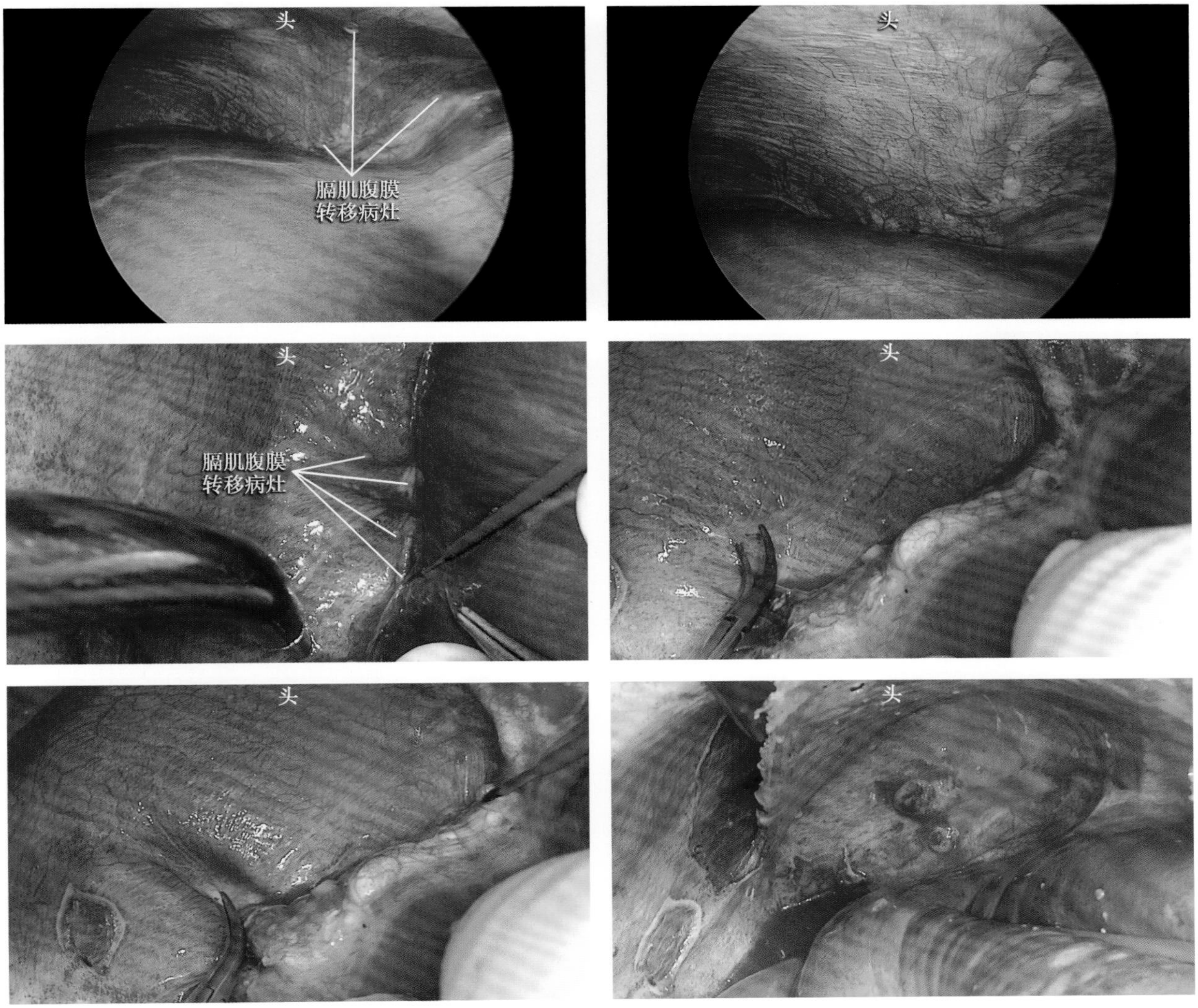

图 15-5　探查肝脏顶部、背侧、冠状韧带等区域

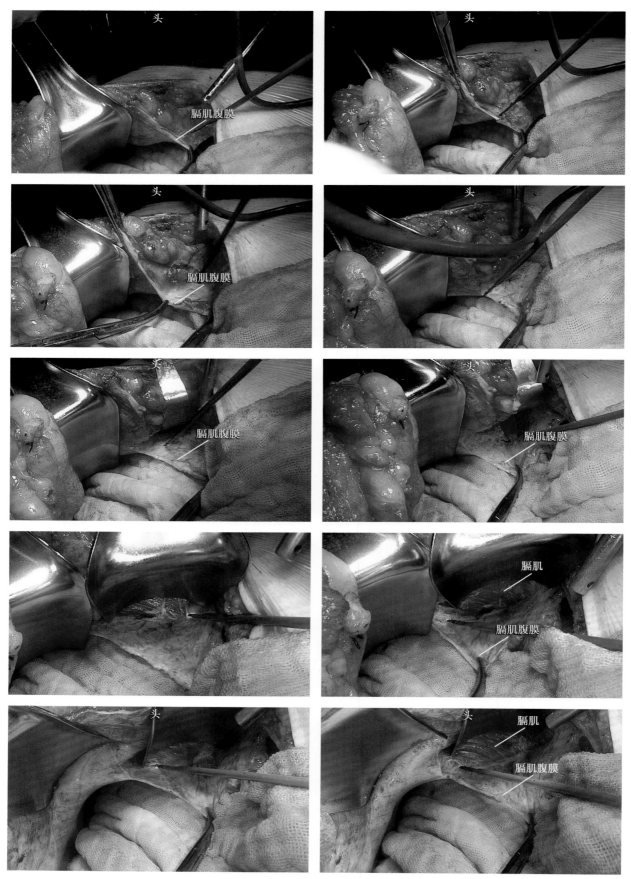

图 15-6　自肋弓处游离腹膜

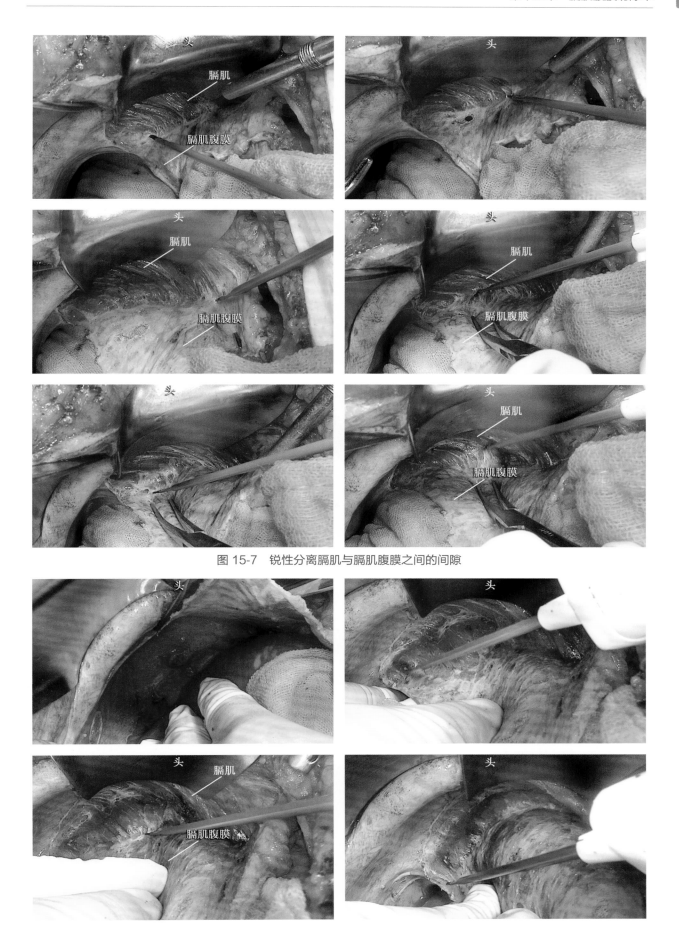

图 15-7　锐性分离膈肌与膈肌腹膜之间的间隙

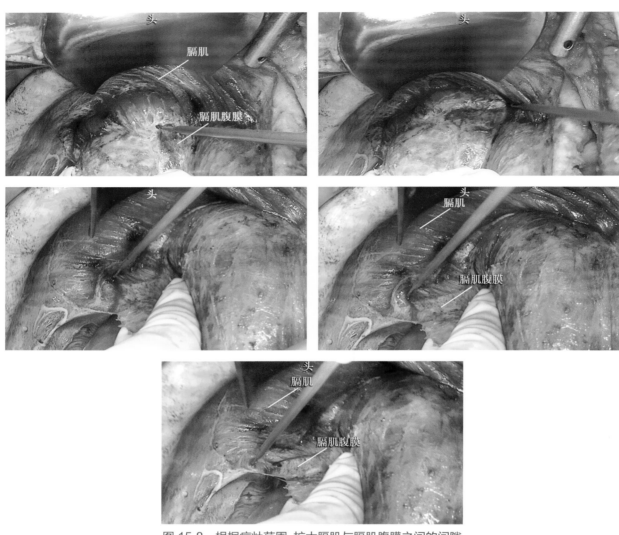

图 15-8　根据病灶范围,扩大膈肌与膈肌腹膜之间的间隙

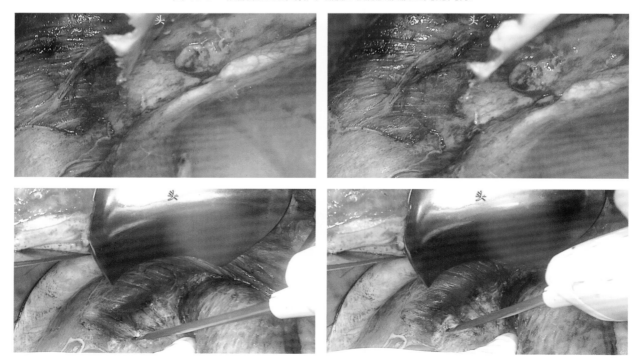

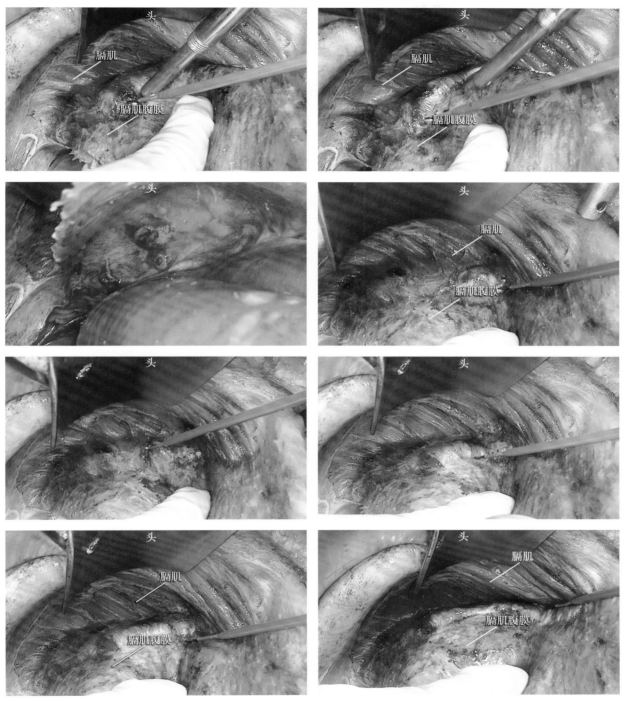

图 15-9　根据病灶范围游离病灶腹膜至显露中心腱

【手术操作体会与注意事项】

（1）此过程是膈肌腹膜部分切除，因此在分离间隙过程中要反复查看病灶区域，避免切除范围过大，或遗漏病灶未完全切除。

（2）该间隙的分离重点在于将膈肌与膈肌腹膜之间形成一个充分的反向牵张力。病灶处的膈肌腹膜与膈肌关系相对紧密，游离相对困难，可采取钝性分离为主结合锐性分离为辅的方式达到安全精准分离。

3. **显露中心腱**　分离至中心腱后要小心谨慎，避免过多使用电刀锐性分离，尽可能以钝性为主、辅以电刀锐性分离，直至分离至冠状韧带处（图 15-10~ 图 15-12）。

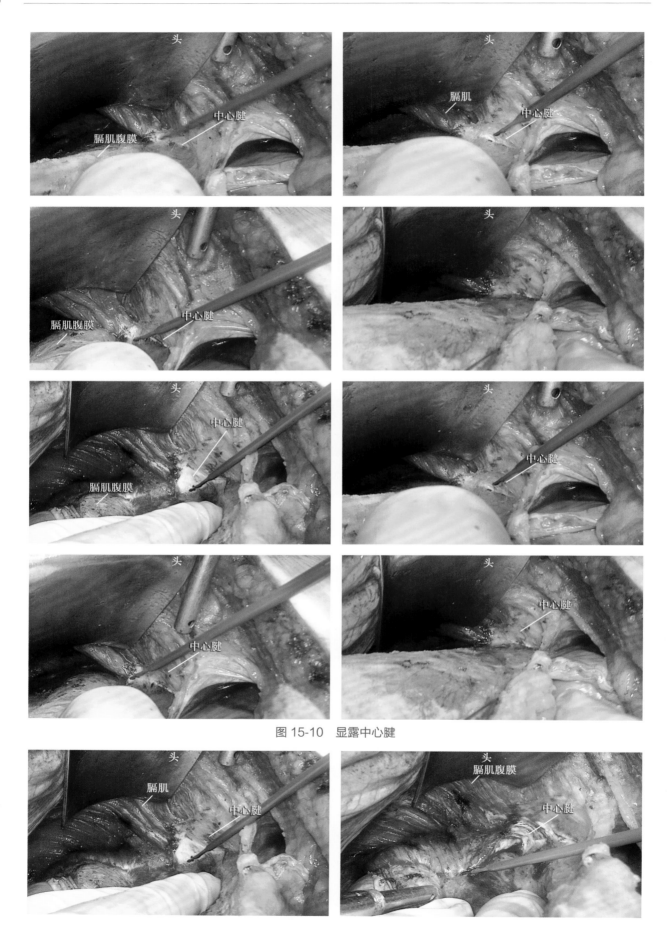

图 15-10　显露中心腱

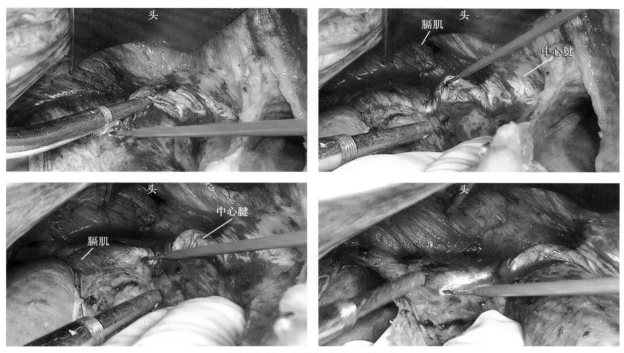

图 15-11 分离与病灶腹膜间隙

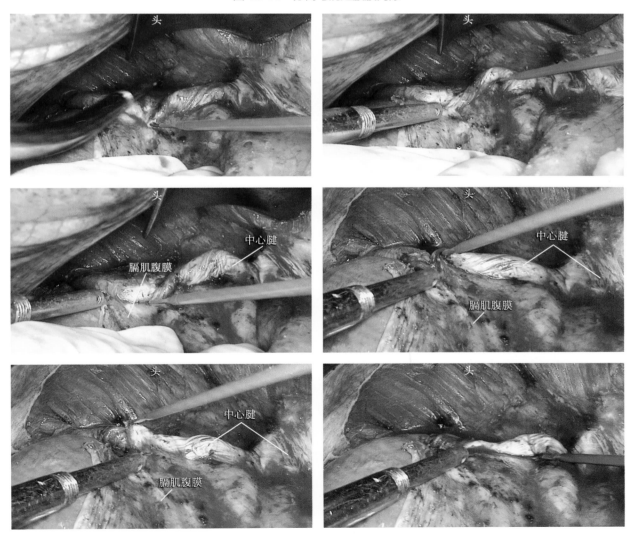

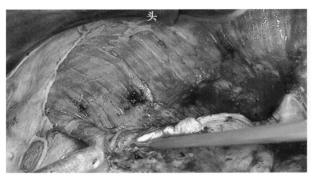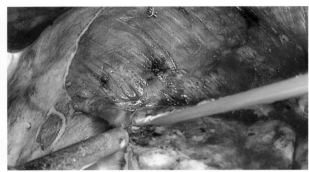

图 15-12 扩大分离至冠状韧带处

【手术操作体会与注意事项】因中心腱处相对薄弱,尤其是冠状韧带中间部位的背侧即为第二肝门,稍有不慎发生第二肝门血管损伤将会致灾难性后果,很难挽回患者生命。

在此分离过程中要反复将膈肌腹膜提起,查看膈肌血管(膈下动静脉)的位置,避免分离过程中发生膈肌血管损伤,一旦损伤,通常需要缝扎止血。

4. **完整切除病灶** 使用电刀紧贴冠状韧带,锐性完整切除被病灶累及的膈肌腹膜(图 15-13)。

5. **检查膈肌创面** 明确膈肌创面是否有病灶残留、是否有活动性出血及膈肌的完整性(图 15-14)。

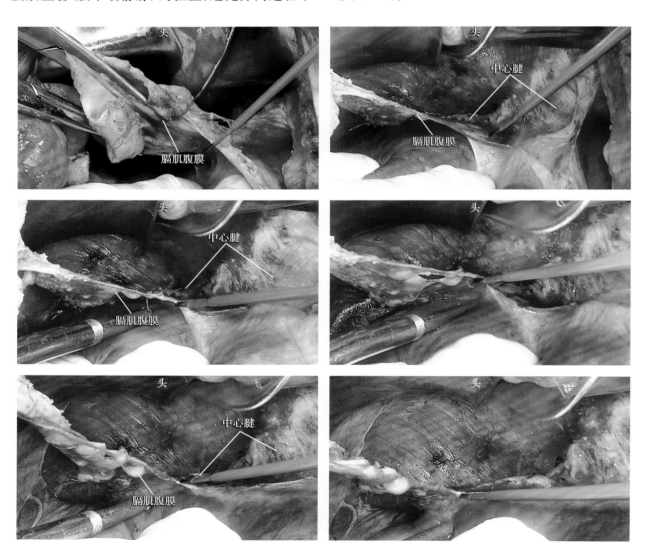

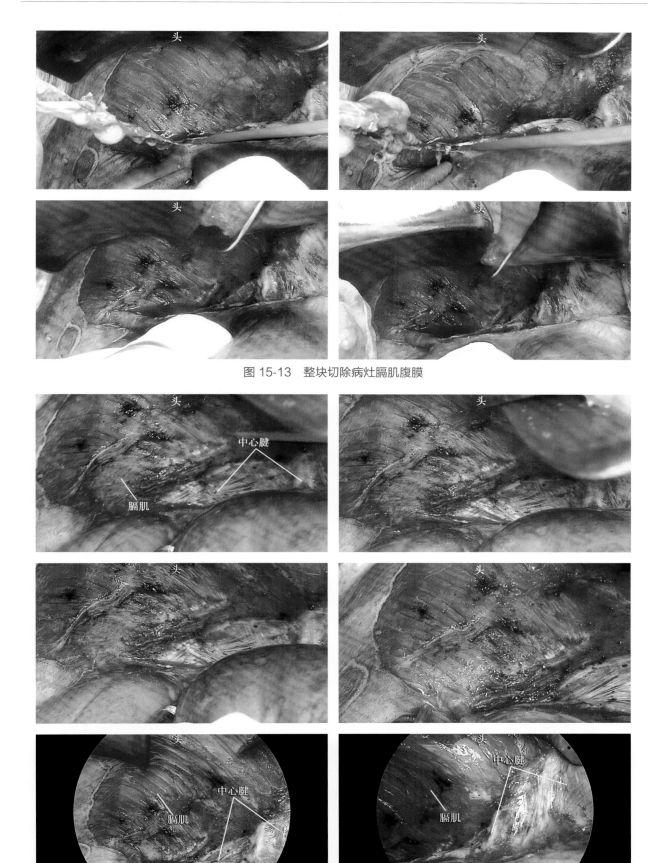

图 15-13 整块切除病灶膈肌腹膜

图 15-14 检查膈肌创面

【手术操作体会与注意事项】对于膈肌的完整性检测,笔者团队采用42℃蒸馏水冲洗膈肌创面,至整个创面被蒸馏水淹没,嘱托麻醉医生手法膨胀肺部,查看是否有气泡逸出,若无气泡逸出则说明膈肌完整。详见视频15-1。

视频 15-1

二、右侧膈肌腹膜切除术

一侧膈肌腹膜全部切除主要适用于绝大部分或全部膈肌腹膜被病灶累及的患者。膈肌腹膜切除过程中,最困难的是术野的暴露。笔者团队在进行一侧或双侧膈肌腹膜完全切除时,除通过腹壁牵开器牵拉腹壁外,主要通过向腹腔外提拉已经游离的膈肌腹膜来显露术野,无需在手术过程中通过持续牵拉肝脏来协助显露术野。右侧膈肌腹膜因肝脏遮挡,切除相对困难,以下简述右侧膈肌腹膜切除的过程(视频15-2)。

视频 15-2

(一) 处理肝圆韧带

术者向背侧提拉腹膜,助手向腹侧提拉腹直肌后鞘,使用电刀锐性分离二者之间的关系,逐步显露出腹膜侧肝圆韧带,离断后丝线结扎(图15-15)。

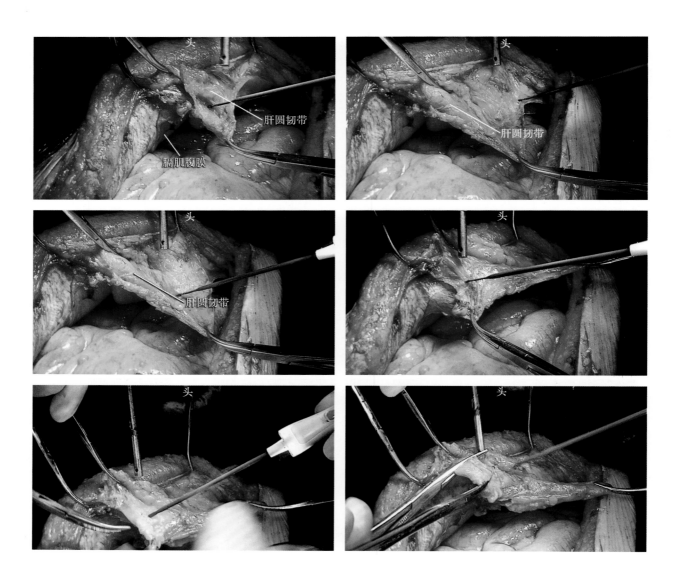

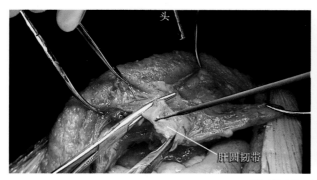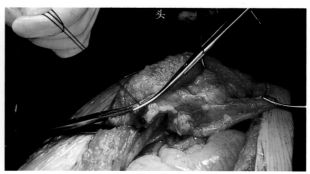

图 15-15 处理肝圆韧带

（二）放置腹壁牵开器

稍作部分膈肌腹膜游离，放置腹壁牵开器充分拉开腹壁，显露出术野（图 15-16）。

（三）游离肾脏表面腹膜

利用宽大的 S 形拉钩将肝脏拉向一侧，显露出肾脏表面腹膜及肝肾隐窝。助手提拉肾脏表面腹膜，术者遮挡并向腹腔外推拉结肠肝曲，使用电刀锐性分离，将被病灶累及的肾脏表面腹膜整体与肾脏分离开，并最终与膈肌腹膜汇合（图 15-17、图 15-18）。

【手术操作体会与注意事项】

放置好腹壁牵开器后，笔者团队习惯先探查肾脏表面腹膜及肝肾隐窝，如有病灶存在，则先进行该区域的处理，游离过程务必紧贴腹膜，避免损伤肾上腺。一旦损伤肾上腺，可予以缝合止血。

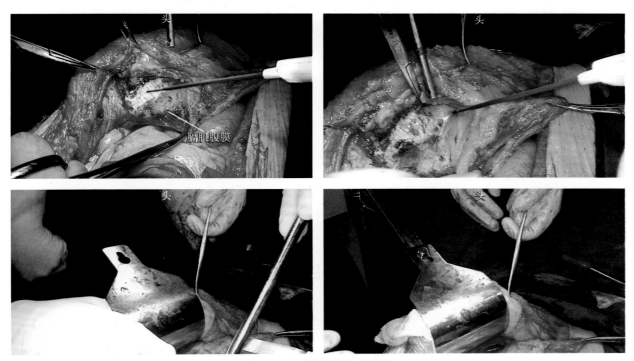

图 15-16 放置腹壁牵开器

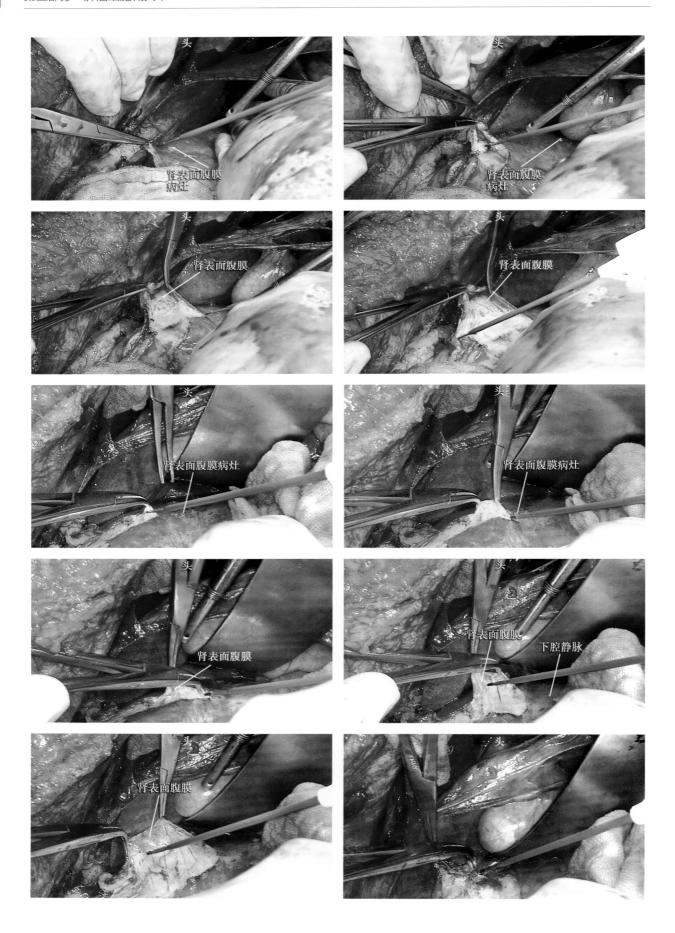

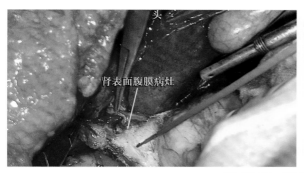
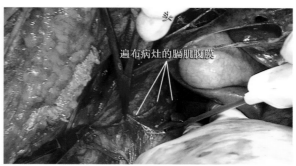

图 15-17　游离肾脏表面腹膜

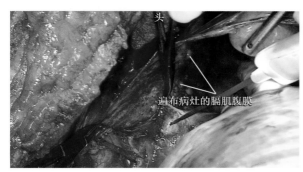
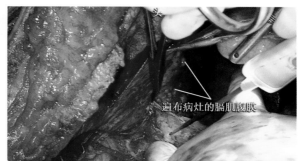

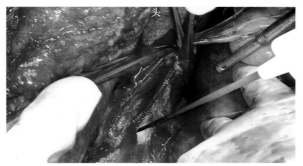

图 15-18　游离肾脏表面腹膜至膈肌腹膜处

（四）游离膈肌腹膜

膈肌腹膜的整体游离相对容易,只需利用电刀锐性分离膈肌与膈肌腹膜之间的间隙,即可达到膈肌腹膜的整体游离,其难点在于术野的显露。

1. 游离肾脏表面腹膜连接处的膈肌腹膜　术者提拉膈肌腹膜,助手按压膈肌,形成"对抗式"牵拉,使用电刀锐性分离至肝脏冠状韧带水平(图 15-19、图 15-20)。

【手术操作体会与注意事项】笔者团队习惯游离肾表面腹膜后,顺势游离肾表面腹膜连接处的膈肌腹膜,便于后续整体游离膈肌腹膜时术野的暴露。

2. 游离肋弓背侧区域膈肌腹膜　使用 2~3 把7 寸弯钳钳夹膈肌腹膜使其形成平面,持续向腹腔外提拉膈肌腹膜,利用电刀锐性分离膈肌与膈肌腹膜间隙(图 15-21)。

【手术操作体会与注意事项】因镰状韧带及肝圆韧带肝脏端未离断,此处术野显露受限,因此此处适度分离即可,避免因术野显露不清引起并发症。

3. 离断肝脏端肝圆韧带及肝脏镰状韧带　离断肝脏端肝圆韧带时,务必仔细探查韧带根部(此处易发生转移)。若存在转移病灶,务必一同切除(图 15-22)。

4. 继续整体游离肋弓背侧区域膈肌腹膜　利用电刀锐性分离,直至显露出白色的中心腱(图 15-23)。

5. 分离、显露膈肌中心腱　继续利用电刀沿肋弓背侧分离、显露中心腱(图 15-24)。

6. 离断部分冠状韧带　为保证受累膈肌腹膜切除完整性,通常需离断部分肝冠状韧带(图 15-25)。

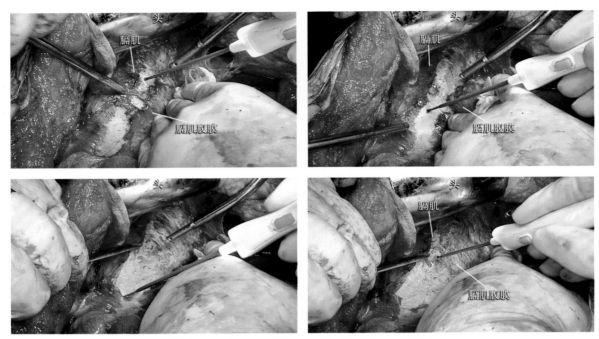

图 15-19　游离部分膈肌腹膜与肾脏表面腹膜汇合

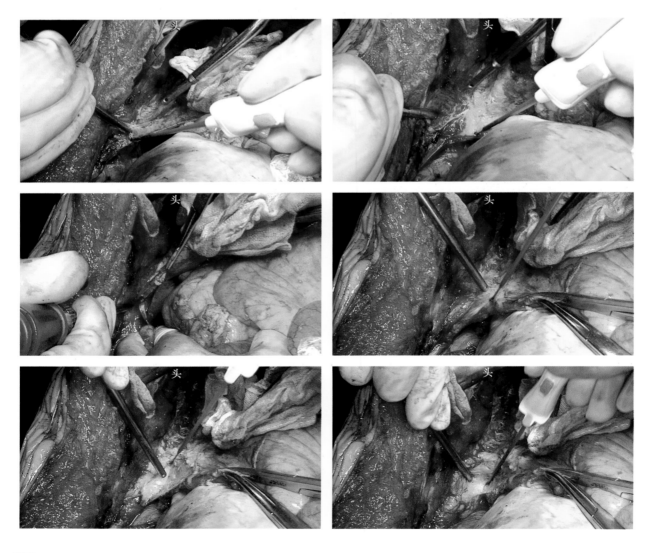

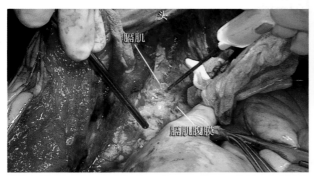
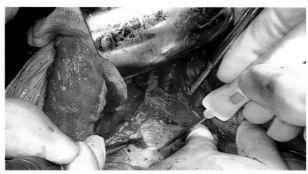

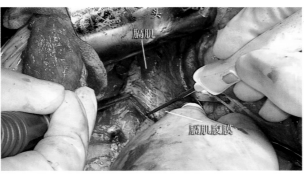

图 15-20 自尾侧向头侧游离膈肌腹膜至肝脏冠状韧带水平

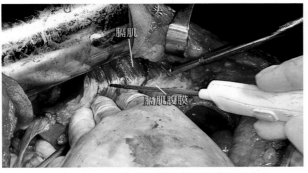
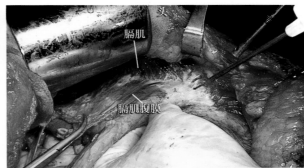

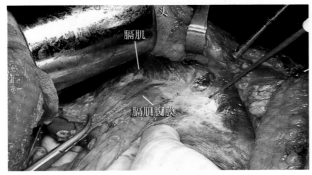
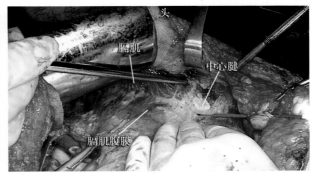

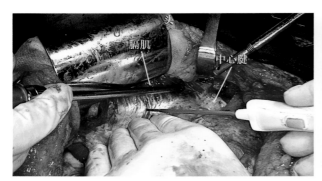
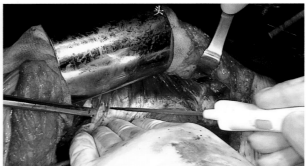
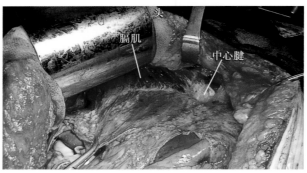

图 15-21　游离肋弓背侧区域膈肌腹膜

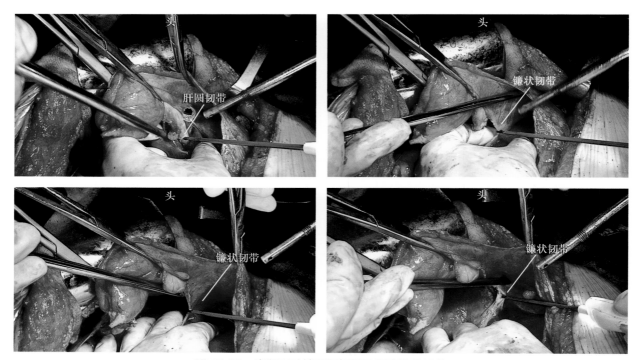

图 15-22　离断肝脏端肝圆韧带及肝脏镰状韧带

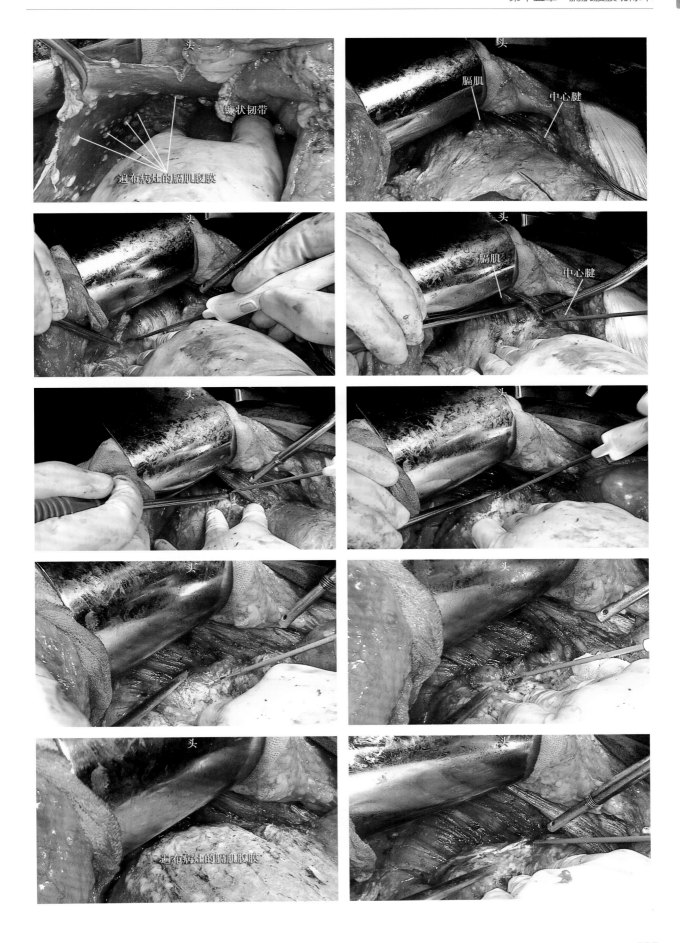

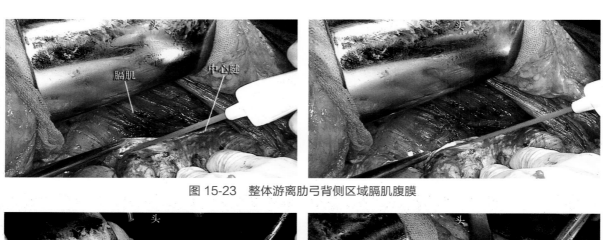

图 15-23 整体游离肋弓背侧区域膈肌腹膜

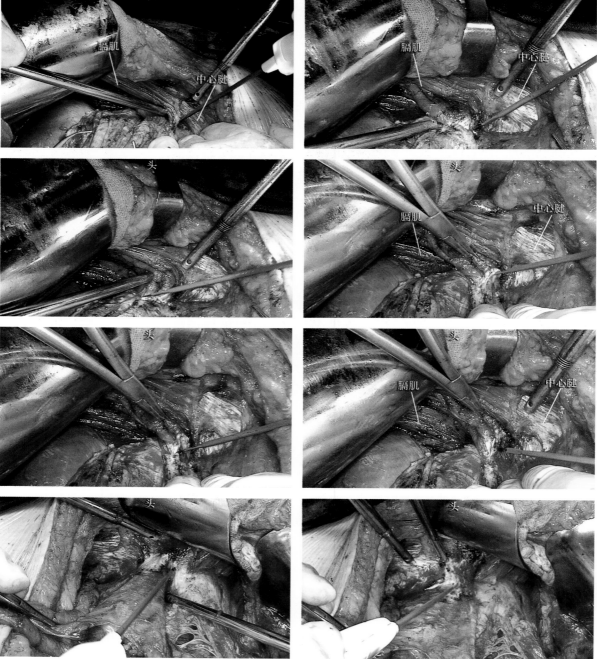

图 15-24 继续分离、显露膈肌中心腱

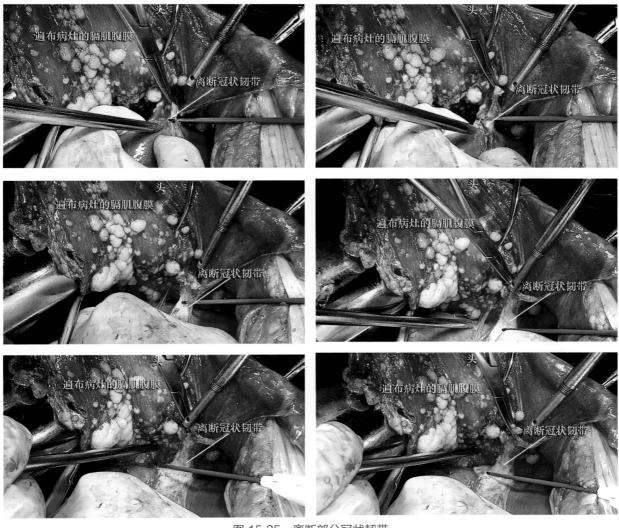

图 15-25　离断部分冠状韧带

7. 完整切除膈肌腹膜　沿受累膈肌腹膜边缘，使用电刀完整切除（图 15-26）。

8. 探查创面　探查膈肌腹膜切除后膈肌表面，观察有无活动性出血及病灶残留（图 15-27）。

（五）右侧膈肌腹膜切除术后标本

右侧膈肌腹膜切除术后标本见图 15-28。

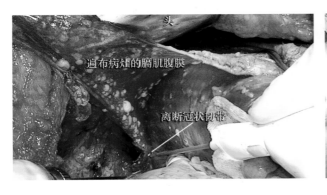

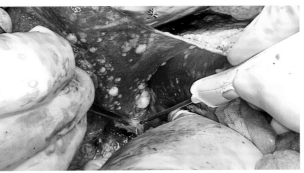

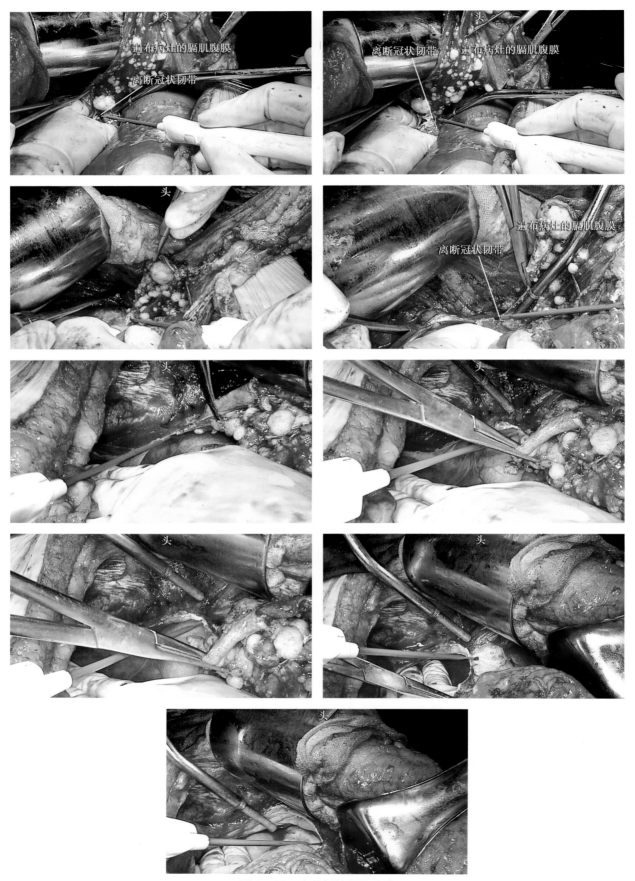

图 15-26　完整切除膈肌腹膜

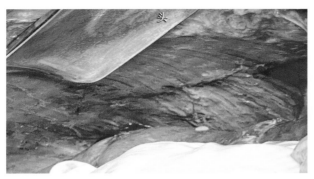
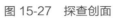

图 15-27　探查创面

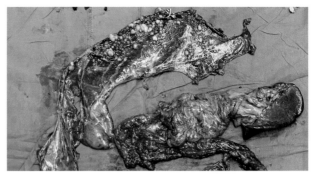

图 15-28　标本

第十六章

心膈角淋巴结切除术

心膈角淋巴结切除路径主要有两种,包括妇科医生可独立完成的经腹腔入路和需要心胸外科医生协助的经胸腔入路。笔者团队习惯经腹腔入路自主完成心膈角淋巴结的切除。术前全腹增强 CT 或 PET-CT 检查均易判断出心膈角淋巴结的状态。对于心膈角淋巴结的切除,笔者团队的理解如下:①评估全腹腔病灶及腹膜后病灶可达到 R0 切除后,可行心膈角淋巴结切除;②心膈角淋巴结要在全腹腔病灶及腹膜后病灶 R0 切除后再进行切除;③进行心膈角淋巴结切除前,需要使用 42℃灭菌蒸馏水充分冲洗盆腹腔、更换手术器械,全体医生、器械护士更换无菌手术衣及手套,同时也为无瘤关腹做好准备。视频 16-1。

视频 16-1

一、显露心膈角淋巴脂肪组织

在靠近胸骨处,使用电刀于肋弓与膈肌之间,靠近膈肌进行锐性分离,即可显露出心膈角淋巴结脂肪组织(图 16-1)。

【手术操作体会与注意事项】电刀锐性分离过程中,务必靠近膈肌进行分离。在显露出心膈角淋巴脂肪组织后,横向扩大切口,尽可能充分显露心膈角淋巴脂肪组织。充分显露出心膈角淋巴脂肪组织后,将心膈角淋巴脂肪组织向腹侧提拉,分离其与膈肌的关系,有助于在进入胸腔后对其进行切除过程中,避免因视野受限误伤膈肌组织引起出血。一旦止血不彻底,将为血胸的发生埋下隐患。

二、进入胸腔

将肋弓向腹侧提拉,心膈角淋巴脂肪组织向背侧提拉,使用电刀锐性打开胸腔腹膜,进入胸腔(图 16-2)。

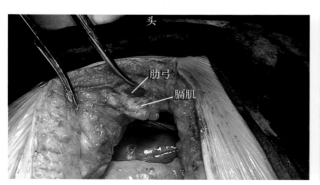

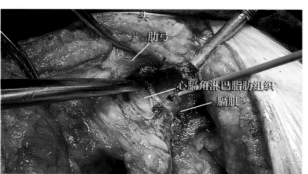

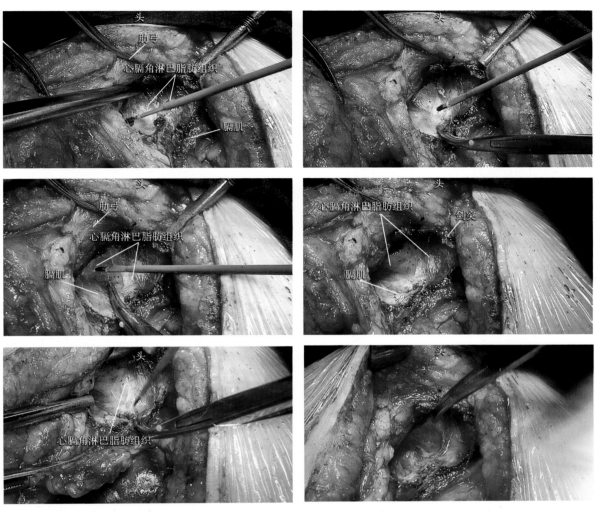

图 16-1　显露心膈角淋巴脂肪组织

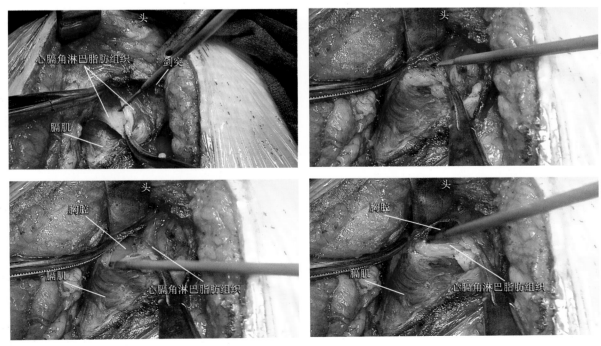

图 16-2　进入胸腔

【手术操作体会与注意事项】使用电刀锐性打开胸腔腹膜前，务必告知麻醉医生，避免麻醉医生因"膨肺"而造成肺损伤。

三、切除心膈角淋巴脂肪组织

在直视肺脏的前提下利用电刀或超声刀锐性整块切除心膈角淋巴脂肪组织。在进行左侧心膈角淋巴脂肪组织切除时，笔者团队习惯采用超声刀进行锐性切割，因为该区域淋巴脂肪组织位于心包表面，心脏持续跳动，若使用电刀锐性切割，稍有不慎容易发生损伤，使用超声刀则相对稳定性更好（图16-3）。

【手术操作体会与注意事项】在心膈角淋巴脂肪组织的切除过程中要注意如下三点：第一，必须直视肺脏组织，避免肺脏损伤；第二，严格控血，

充分止血，务必避免止血不彻底；第三，避免损伤心包，尤其是避免心包破损造成的心包出血，甚至心脏破裂。

四、探查创面

探查创面过程中务必仔细、小心，充分探查（图16-4）。

五、关闭胸腔

使用2-0可吸收薇乔线缝合胸腔腹膜及膈肌，关闭胸腔（图16-5）。

【手术操作体会与注意事项】在最后缝线打结关闭胸腔前，将吸引器置入胸腔内，嘱麻醉医生充分"膨肺"，在移除吸引器时，立即打结关闭胸腔。

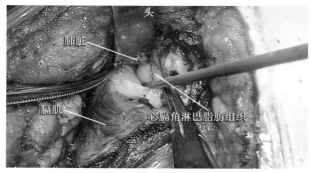
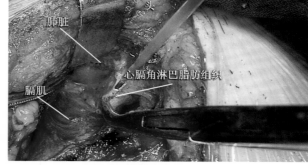
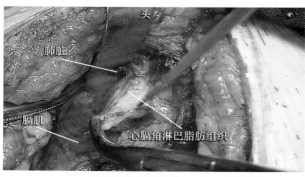
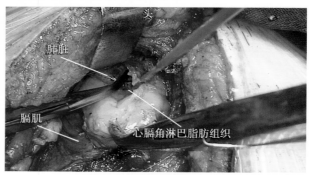
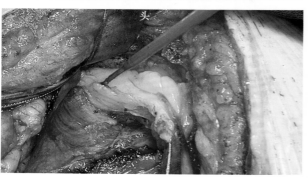
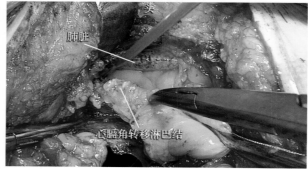

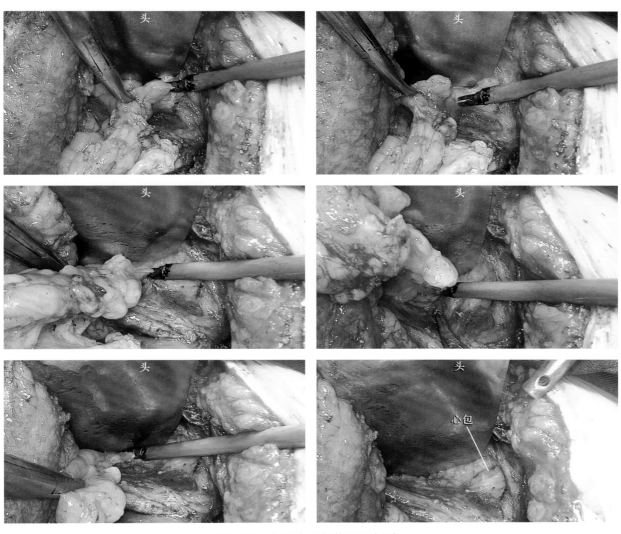

图 16-3　切除心膈角淋巴脂肪组织

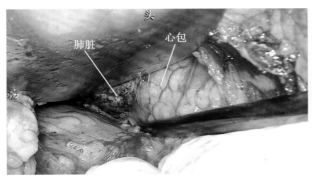

图 16-4　探查创面

六、检测胸腔关闭是否可靠

患者取头低位,温灭菌蒸馏水冲洗创面,水平

面超过胸腔切口,嘱麻醉医生"膨肺",观察有无气泡逸出(图 16-6)。

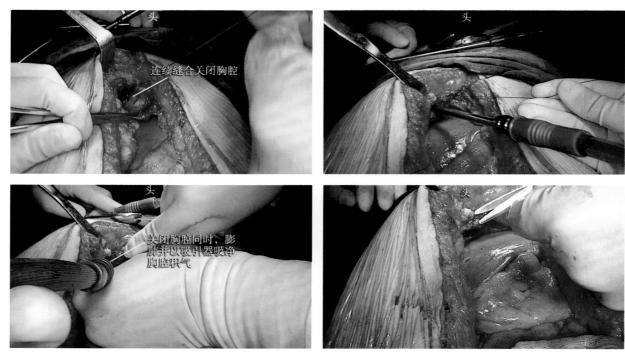

连续缝合关闭胸腔

关闭胸腔同时，膨肺并以吸引器吸净胸腔积气

图 16-5 关闭胸腔

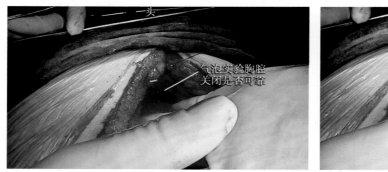

气泡实验胸腔关闭是否可靠

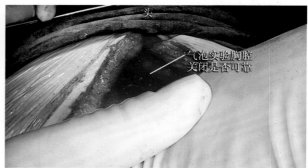

气泡实验胸腔关闭是否可靠

图 16-6 检测胸腔关闭是否可靠

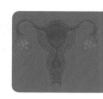

第十七章
腹膜后融合转移淋巴结切除术

淋巴结和血管是伴行的,淋巴结的切除就像是血管的游离和解剖。较大的转移淋巴结通常是融合固定在血管表面、四周,并且还会和周围脏器及组织发生粘连,手术过程就像是要在"冰冻骨盆"样的病灶中安全、无血分离出血管,难度极大。笔者团队在融合、转移淋巴结切除这一方面,无论是微创手术还是开腹手术,均开展了大量工作,积累了一些经验。融合、转移在大血管表面的淋巴结,其切除方式、方法有很多,可以采取止血钳的钝性分离,也可以采取能量器械的锐性分离等。笔者团队在融合、转移淋巴结的切除上习惯采用超声刀,尤其是超声刀的功能叶单叶带能量在分离融合、转移淋巴结与大血管之间的关系上有着较大的优势:

既可以安全分离间隙,又可以将细小的毛细血管安全凝闭、离断。超声刀功能叶单叶带能量分离间隙过程中遇到不能离断的组织通常是淋巴管、分支血管、粗壮的纤维结缔组织,可以采取充分裸化后使用超声刀凝断或钛夹夹闭后离断,通常间隙内组织可通过功能叶单叶带能量分离进行离断。超声刀的功能叶单叶带能量分离组织间隙是安全可靠的,但是需要一定的学习曲线,同时要注意分离力度。

一、左侧盆腔融合、转移淋巴结切除

(一)松解乙状结肠与侧腹膜生理性粘连

左侧髂总血管通常会被乙状结肠覆盖,因此需要对乙状结肠的外侧进行充分游离(图17-1)。

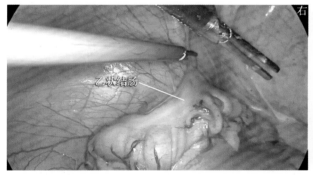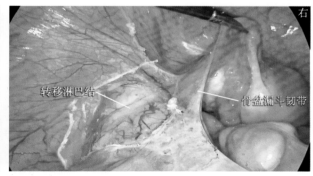

图 17-1　松解乙状结肠与侧腹膜生理性粘连

(二)显露侧腹膜后间隙

术者将骨盆漏斗韧带向内侧牵拉,助手将圆韧带向尾侧、腹侧牵拉,超声刀沿着髂外动脉外侧缘锐性切开侧腹膜至圆韧带与侧腹膜交汇处,于该处紧贴圆韧带头侧缘向宫角方向锐性切开,即可显露

出一个三角形区域,术者与助手继续向前提拉骨盆漏斗韧带与圆韧带,使用超声刀于该三角形区域内锐性分离,显露出侧腹膜后间隙,为后续转移淋巴结的显露奠定良好的术野基础(图17-2)。

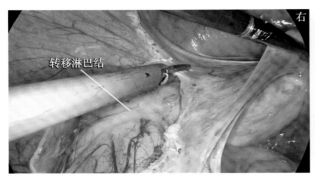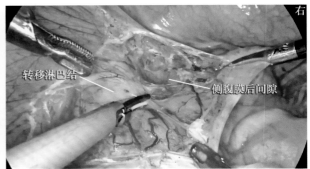

图 17-2　显露侧腹膜后间隙

（三）显露融合、转移淋巴结边界

1. **显露融合、转移淋巴结内侧界尾侧**　锐性分离扩大侧腹膜后间隙，发现融合、转移淋巴结体积较大，覆盖左侧髂血管大部分区域，仅尾侧膀胱侧间隙似乎可以进行分离。使用超声刀锐性分离后逐步显露膀胱侧间隙，进而显露出输尿管（图 17-3）。

此过程未游离出侧脐韧带，未能显露出闭孔间隙，说明该融合、转移淋巴结不仅体积大，并且其纵轴较长，大致判断为融合髂外血管全长甚至融合侧脐韧带全长。

2. **显露融合、转移淋巴结内侧界及输尿管**　助手向内侧牵拉骨盆漏斗韧带，锐性分离转移淋巴结与侧腹膜关系，逐步显露出输尿管，部分输尿管与融合、转移淋巴结内侧关系密切，因此自头侧向尾侧锐性分离，逐步将输尿管安全游离开，同时显露出融合、转移淋巴结内侧界（图 17-4）。

3. **显露融合、转移淋巴结外侧界及尾侧界**　使用超声刀于髂外动脉与髂腰肌之间自头侧向尾侧锐性游离，注意避免损伤生殖股神经（图 17-5）。

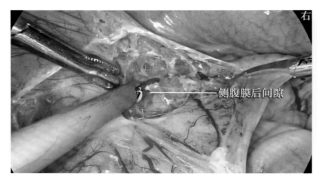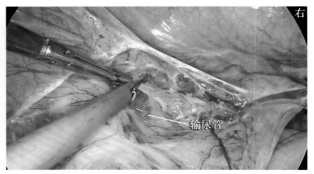

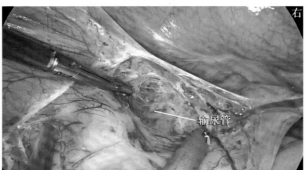

图 17-3　显露融合、转移淋巴结内侧界尾侧

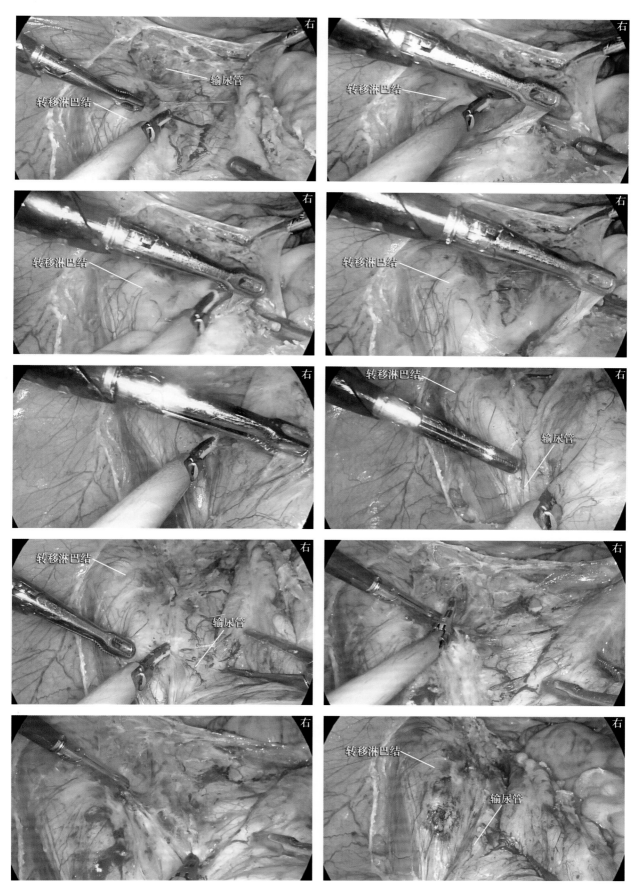

图 17-4　显露融合、转移淋巴结内侧界及输尿管

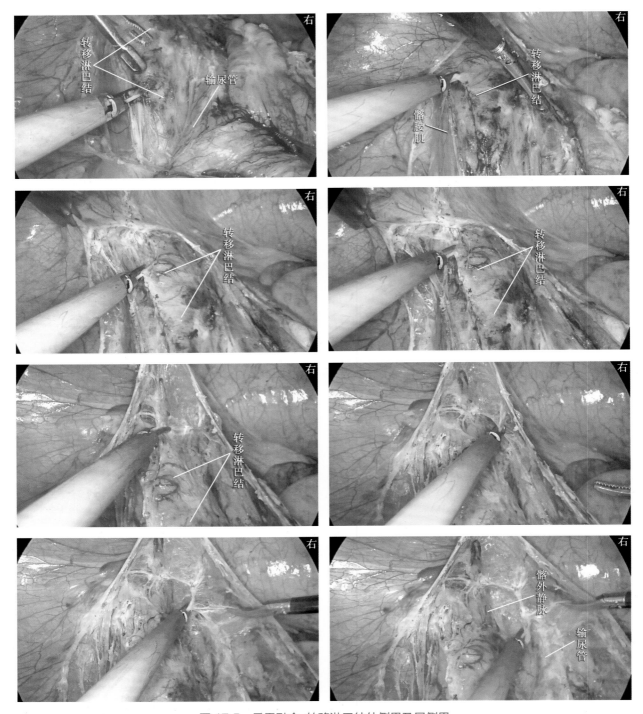

图 17-5 显露融合、转移淋巴结外侧界及尾侧界

（四）游离融合、转移淋巴结

1. 游离融合、转移淋巴结内侧 助手将圆韧带及骨盆漏斗韧带分别向尾侧及内侧提拉，于尾侧相对疏松间隙以超声刀锐性分离逐步显露出侧脐韧带，进而显露出部分闭孔间隙，并继续向头侧分离侧脐韧带与融合、转移淋巴结关系。显露出融合、转移淋巴结内侧（图 17-6）。

2. 显露髂总动脉及髂外动脉外侧 自髂外动脉起始由外侧向内侧进行锐性分离，逐步显露出髂外动脉及髂总动脉外侧，至显露出健康的髂总动脉（图 17-7）。

【手术操作体会与注意事项】

（1）因融合、转移淋巴结体积较大，覆盖髂外动脉内侧全长，因此采取自髂外动脉外侧开始游离，

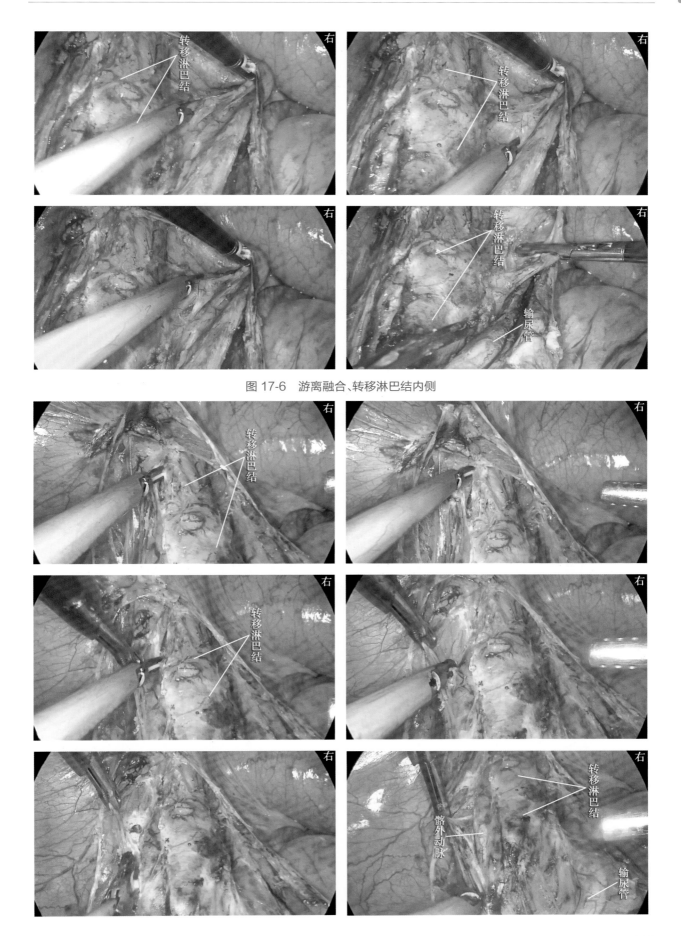

图 17-6　游离融合、转移淋巴结内侧

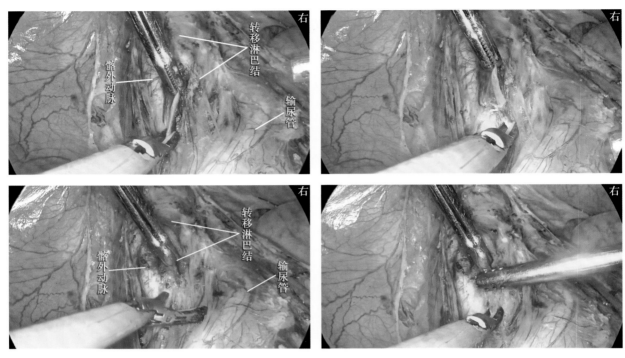

图 17-7　显露髂总动脉及髂外动脉外侧

向头侧游离至髂总动脉健康血管,目的在于后续一旦发生髂外动脉损伤可以及时对健康髂总动脉进行止血处理,同时为后续自转移淋巴结头侧进行游离奠定基础。

(2)将髂总动脉表面正常淋巴脂肪组织处起始向尾侧游离,通过提拉髂总动脉表面正常淋巴脂肪组织,可便于连同髂外动脉融合、转移淋巴结一并切除,避免因直接提拉融合、转移淋巴结发生转移淋巴结破裂,导致肿瘤播散。

3. 分离髂外动脉内侧与融合、转移淋巴结关系　使用超声刀功能叶单叶带能量以"滑行"的方式分离二者关系,逐步显露出髂外动脉内侧部分(图 17-8)。

【手术操作体会与注意事项】转移淋巴结和血管关系的游离需要精准地解剖,以及对手术器械的使用有着精准的掌控和认识。笔者团队在处理融合转移淋巴结时习惯使用超声刀功能叶单叶带能量分离切割(超声刀的工作原理是通过电能转化为机械能,带动超声刀手柄组件与刀头进行高频率震荡、摩擦,从而切割所夹持的组织。需要注意的是超声刀头闭合后进行组织切割会产生很大的热量,容易发生切割周围组织的热辐射损伤,超声刀头张开后的功能叶单叶带能量切割组织时,切割效率虽然会降低,但是产生的热量也会非常低。因此,在分离血管与转移淋巴结间隙时采用超声刀功能叶单叶带能量切割是相对安全的选择)。用超声

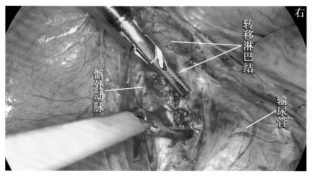

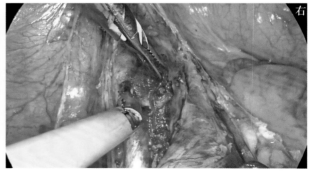

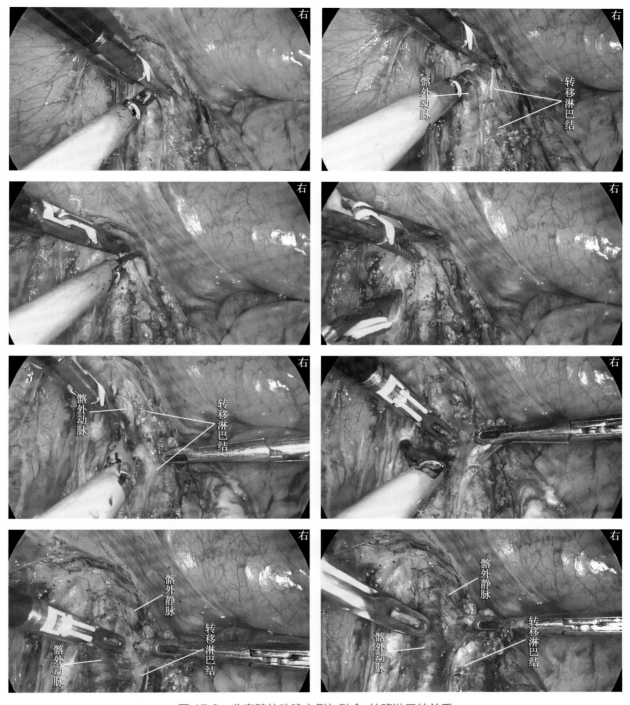

图 17-8　分离髂外动脉内侧与融合、转移淋巴结关系

刀功能叶的单叶带能量于血管与转移淋巴结之间的间隙内进行"滑行"分离、切割。分离时术者与助手分别夹持血管与淋巴结,给予"对抗式"牵拉,有助于辨识二者之间的间隙,同时可以增加超声刀分离、切割效率(视频 17-1)。

视频 17-1

4. **显露融合、转移淋巴结外侧界**　将髂外动脉向内侧牵拉，使用超声刀锐性分离髂腰肌与髂血管之间的间隙逐步显露出融合、转移淋巴结外侧界（图 17-9）。

【手术操作体会与注意事项】

（1）此过程即分离髂腰肌与髂血管间隙，务必将此间隙向头尾侧打宽，并向背侧打深。

（2）分离过程中可见髂腰肌与融合淋巴结粘连紧密，为了完整切除转移淋巴结，可以在分离过程中牺牲部分髂腰肌肌纤维。

5. **显露闭孔神经**　使用超声刀锐性向背侧分离扩大髂腰肌、髂血管间隙，逐步显露出闭孔神经（图 17-10）。

【手术操作体会与注意事项】部分患者可以

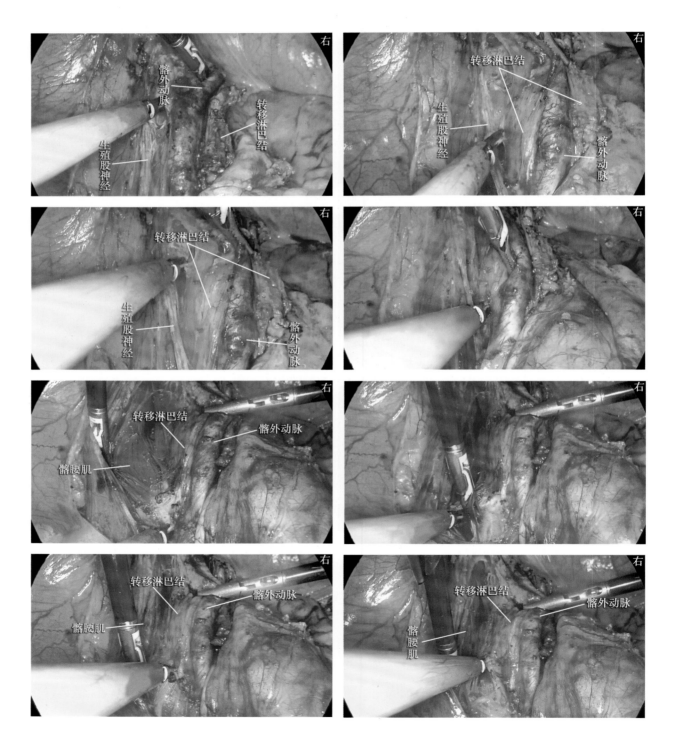

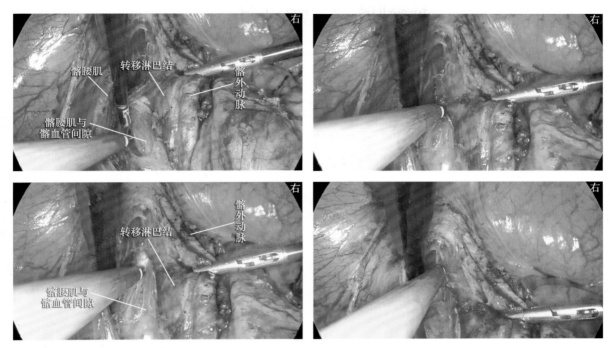

图 17-9　显露融合、转移淋巴结外侧界

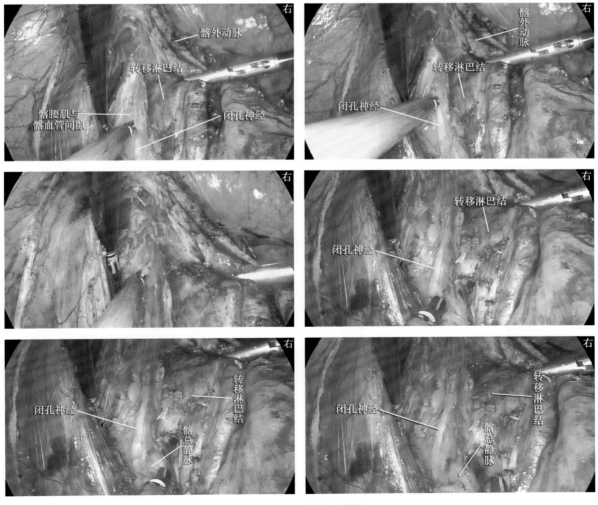

图 17-10　显露闭孔神经

见到副闭孔神经,若已显露出转移淋巴结界限则无须进一步向背侧游离显露腰骶干,会增加手术时间与手术风险。

6. **显露髂内外静脉** 使用超声刀自髂总动脉向背侧、尾侧锐性分离逐步显露出髂总静脉及髂内外静脉(图 17-11)。

【手术操作体会与注意事项】因闭孔神经上段并未被转移淋巴结累及,考虑髂总静脉深部区域

转移融合淋巴结概率低,因此在此区域分离是安全的,显露出髂总静脉后进一步向背侧、尾侧分离,逐步显露出髂内、外静脉交汇处。

7. **充分游离髂外动脉** 利用超声刀功能叶单叶带能量以"滑行"的方式分离髂外动脉与转移淋巴结关系,将髂外动脉充分游离(图 17-12)。

【手术操作体会与注意事项】超声刀的功能叶在分离髂外动脉与转移淋巴结之间关系时务必

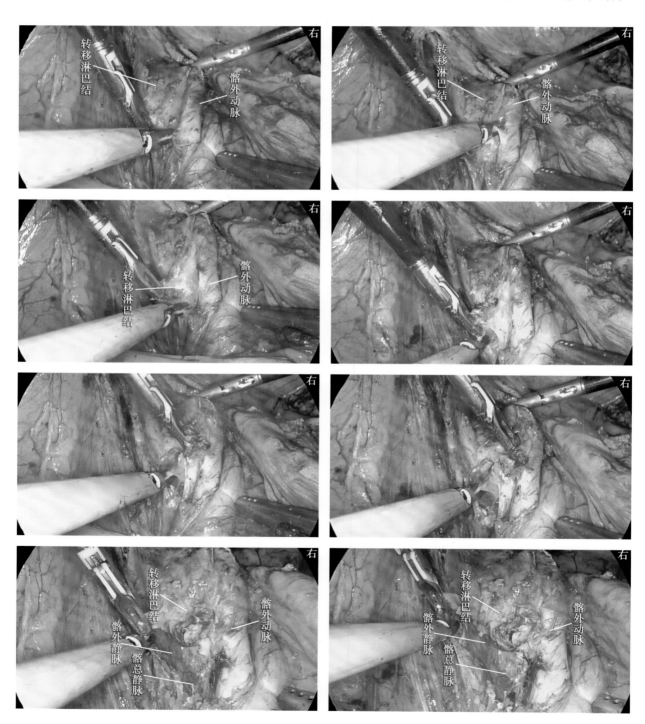

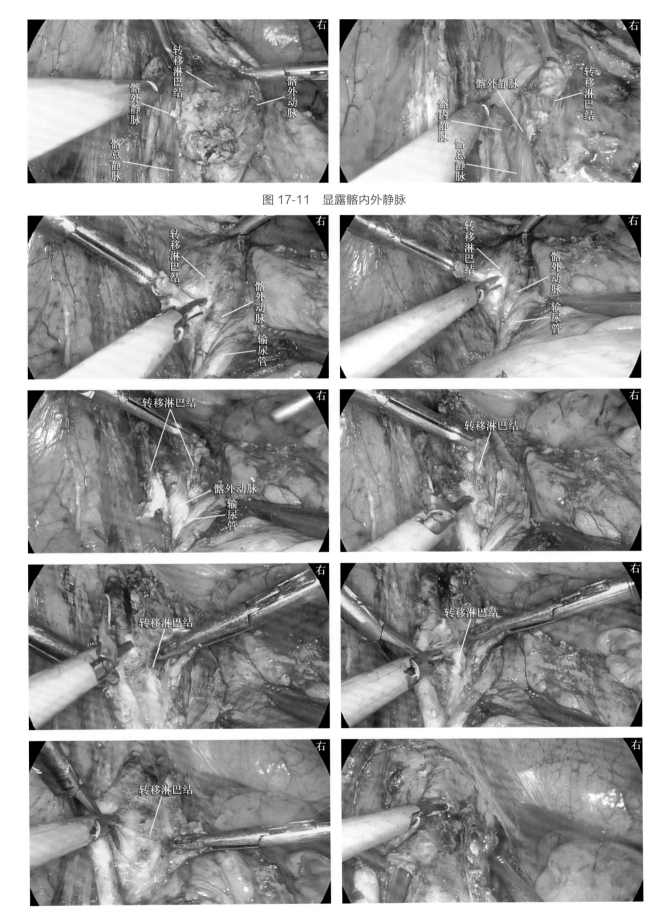

图 17-11 显露髂内外静脉

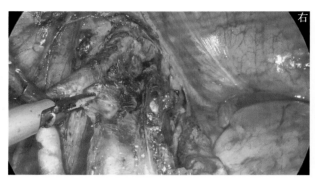
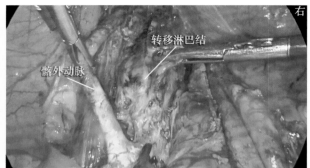

图 17-12 游离髂外动脉

轻柔,避免融合、转移淋巴结破裂。

8. 显露髂内动脉 自髂总动脉分叉处外侧锐性分离,逐步显露出髂内动脉,并自头侧向尾侧游

离,显露出髂内动脉及侧脐韧带全程,并逐步扩大闭孔间隙(图 17-13)。

9. 显露髂内静脉 将转移淋巴结向外侧提

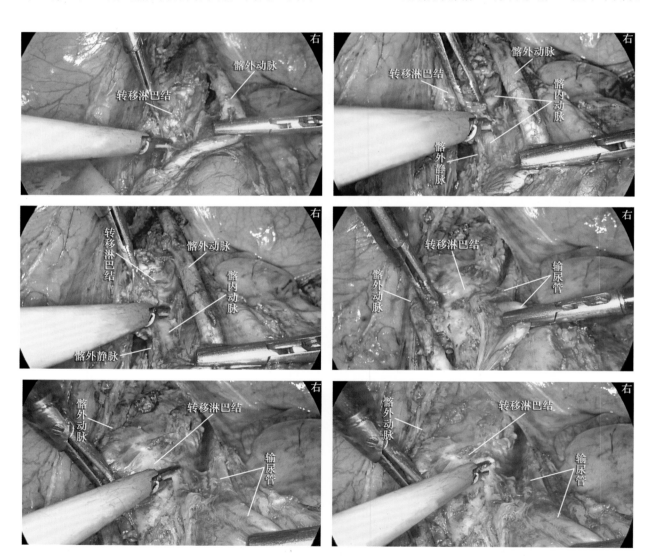

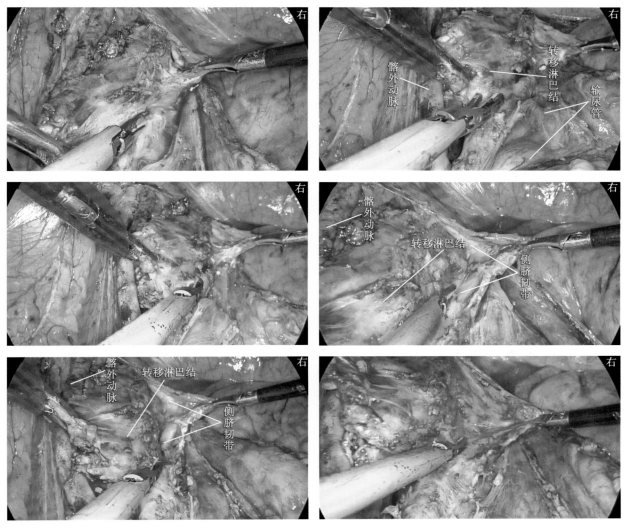

图 17-13　显露髂内动脉

拉，髂内动脉向内侧提拉，使用超声刀功能叶单叶带能量以"滑行"的方式分离转移淋巴结与髂内动脉间隙，逐步显露出髂内静脉（图 17-14）。

【手术操作体会与注意事项】此区域融合淋巴结多导致髂内动静脉、髂外静脉关系紧密，分离过程中务必小心、仔细辨认解剖结构。

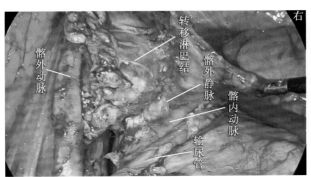

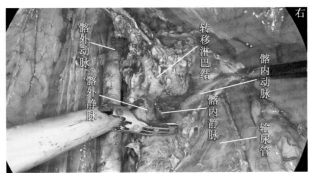

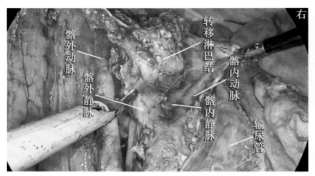
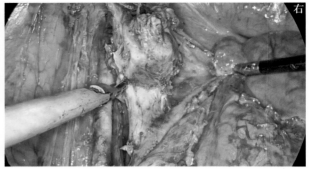

图 17-14　显露髂内静脉

10. **分离切除融合于髂外静脉表面的转移淋巴结**　术者提拉转移淋巴结,使用超声刀功能叶单叶带能量以"滑行"的方式分离转移淋巴结与髂外静脉间隙,逐步分离髂外静脉与融合转移淋巴结之间的关系,进而完整地切除融合转移淋巴结

(图 17-15~ 图 17-17)。

【手术操作体会与注意事项】此区域操作主要使用超声刀功能叶单叶带能量以"滑行"的方式分离,贯穿整个操作过程。

11. **无瘤原则处理转移淋巴结**　第一时间将

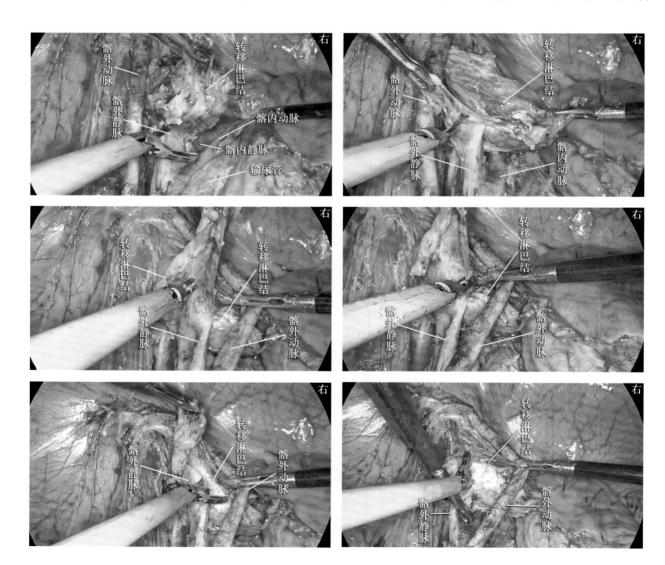

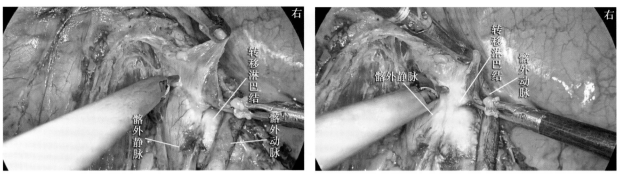

图 17-15　分离转移淋巴结与髂外静脉间隙

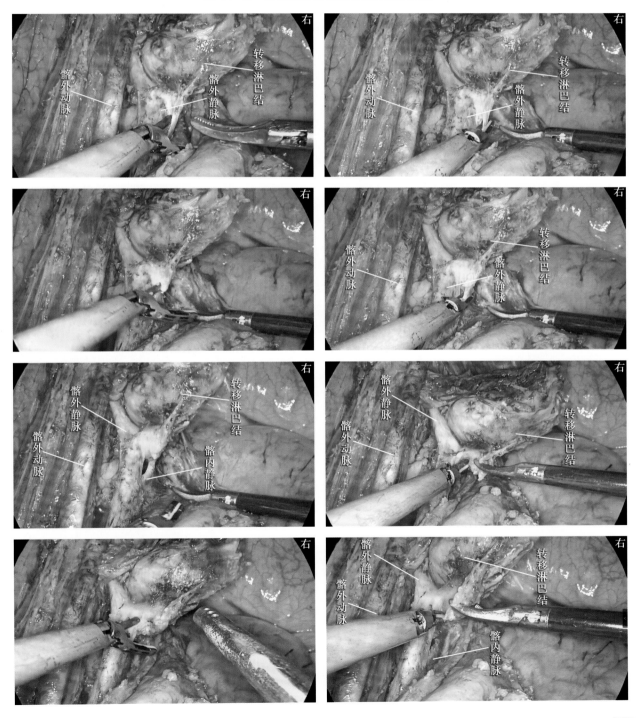

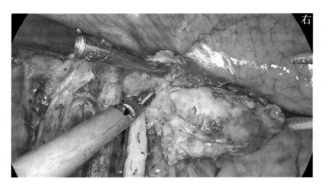

图 17-16 分离髂外静脉与融合转移淋巴结

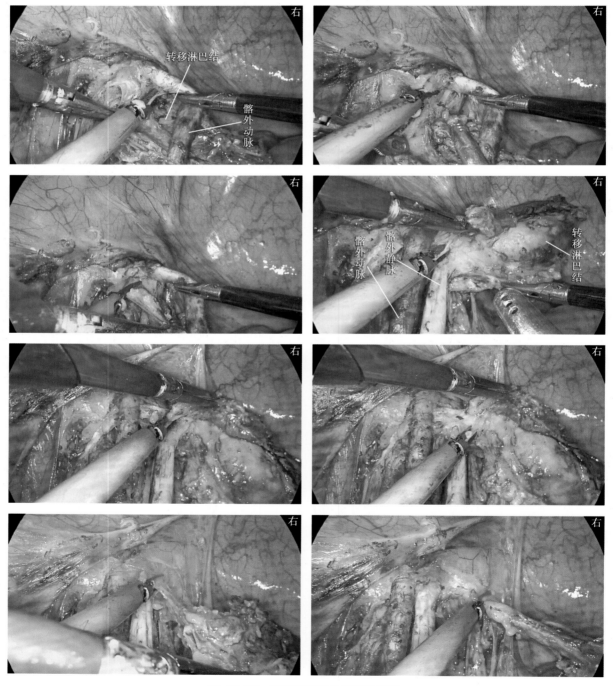

图 17-17 完整切除融合转移淋巴结

切除转移淋巴结装入标本袋进行隔离,并立即取出体外,用 2 000ml 42℃灭菌蒸馏水反复冲洗创面(图 17-18)。

二、右侧盆腔融合、转移淋巴结切除

转移淋巴结切除手术相对难度较大,尤其是与大血管相互融合、固定在血管表面,甚至将大血管包绕的转移淋巴结的切除则是更加困难。现将笔者团队总结的临床经验分享如下。

转移淋巴结切除每一台手术都不一样,每一台手术都有可能是"遭遇战",因此需要术者团队在术前做好充分地评估,包括手术团队成员、手术室麻醉与护理团队、手术器械的准备、术前影像学、术前 MDT 团队的充分评估。此类手术的最大风险在于发生大血管损伤,以及发生一些不可逆的损伤。

术前妇科肿瘤医生团队需充分阅片,了解盆腔及上腹部血管的走行、变异情况及其与转移淋巴脂肪组织的毗邻情况。尤其注意:①左肾静脉与腹主动脉关系(左肾静脉可走行于腹主动脉背侧);②左肾动脉与左肾静脉下缘关系(若左肾动脉位于左肾静脉下缘尾侧,行转移、融合腹主区域淋巴脂肪组织切除术时,尤其是化疗后患者,切除极为困难;需先进行左肾动脉的解剖和游离,才可以安全地完成转移融合淋巴结的切除);③明确是否存在副肾动脉,如损伤副肾动脉,可导致部分肾坏死。

术中需要进行控制性降血压的麻醉管理。控制性降压是术中全身麻醉管理常用技术之一,通过使用降压药物将患者的平均动脉压从基础值暂时降低 30%,有效地减少手术区域的失血量并保证清晰的手术视野。控制性降压的禁忌证:缺血性心脑血管疾病、梗阻性肥厚型心肌病、肾功能障碍、各类休克患者。控制性降压首先要建立有创动脉连续血压监测,常用 20G 动脉留置针选取上肢桡动脉进行穿刺置管,妥善固定留置针和传感器,进行方波测试观察波形是否正常。在足够的麻醉深度、合适的有效循环血容量、机体氧供充分、可靠的静脉通路基础上,使用钙通道阻滞剂尼卡地平 0.1~0.2mg/ 次,静脉注射,扩张小动脉,合用硝酸酯类药物硝酸甘油 10~20μg/ 次,静脉注射,持续静脉泵注 0.3~1μg/(kg·min)扩张静脉降低外周阻力,降低平均动脉压 30%,密切关注手术进程。控制性降压结束时停用降压药物,使用小剂量 α_1 受体激动剂如去甲肾上腺素或去氧肾上腺素,使平均动

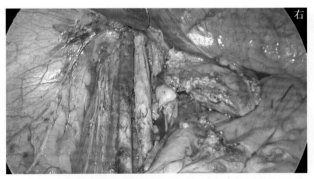
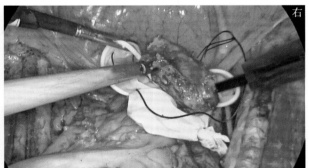
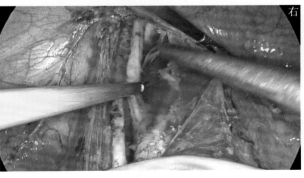
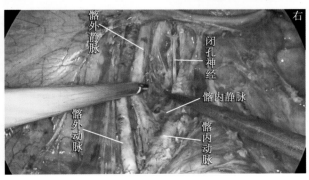

图 17-18　转移淋巴结装入标本袋进行隔离,蒸馏水反复冲洗创面

脉压回升至基础水平。

（一）显露侧腹膜后间隙

术者将骨盆漏斗韧带向内侧牵拉,助手将圆韧带向尾侧、腹侧牵拉,使用超声刀沿着髂外动脉外侧缘锐性切开侧腹膜至圆韧带与侧腹膜交汇处,于该处紧贴圆韧带头侧缘向宫角方向锐性切开,即可显露出一个三角形区域。术者与助手继续同前提拉骨盆漏斗韧带与圆韧带,使用超声刀于该三角形区域内锐性分离,显露出侧腹膜后间隙,为后续转移淋巴结的显露奠定良好的术野基础(图17-19)。

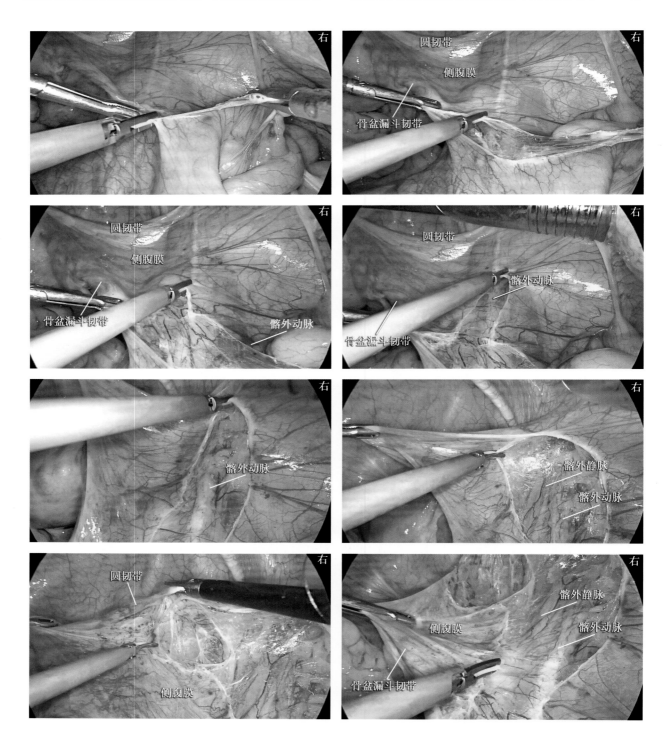

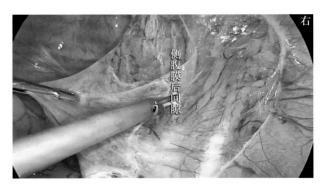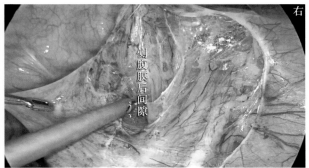

图 17-19　显露侧腹膜后间隙

（二）显露转移淋巴结

盆腔区域淋巴结转移部位不定,多以闭孔区域与髂内外静脉分叉处转移多见,笔者团队以髂外动静脉为界限将转移淋巴结的分离过程分为内、外侧两个方面来进行。转移淋巴结多为紧密附着于血管表面,单纯从内侧或外侧进行分离,术野显露困难,切除过程中增加了难度与风险,内、外侧结合分离最后汇聚并完整切除转移淋巴结不仅缩短了手术时间,也降低了手术难度与风险。

1. 髂外动静脉内侧区域显露　该区域以淋巴结为中心进行头、尾、内、外分离,最后进行转移淋巴结切除,目的在于充分先显露出健康血管,可以

在转移淋巴结切除发生出血时进行血管阻断,减少出血;还可以将转移淋巴脂肪组织周围的淋巴脂肪组织予以一同切除,但通过提拉正常的淋巴脂肪组织时,应避免直接钳夹或提拉转移淋巴结发生破裂造成肿瘤播散(图 17-20)。

（1）显露出转移淋巴结尾侧界:显露侧腹膜后间隙,继续分离显露出侧脐韧带,紧贴侧脐韧带外侧缘向背侧无血管区域分离即可逐步显露出部分闭孔间隙及转移淋巴结尾侧界。

【手术操作体会与注意事项】闭孔间隙相对容易解剖,可以通过此间隙寻找到健康的且未被转移淋巴结附着的髂外动、静脉,一旦淋巴结切除过

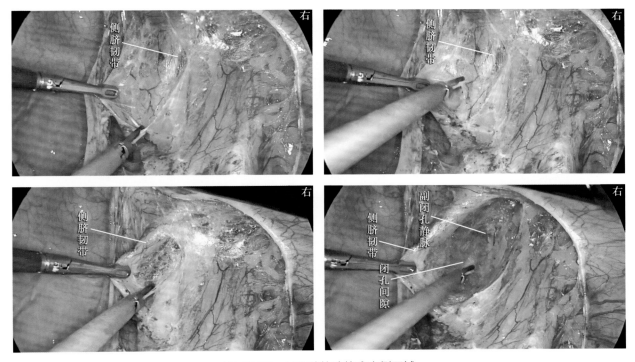

图 17-20　显露髂外动静脉内侧区域

程中发生出血,可以第一时间将血管远心端予以阻断止血。

(2)显露出转移淋巴结头侧界:沿着髂血管向头侧分离至"健康"血管处(图 17-21)。

【手术操作体会与注意事项】此操作目的在于:第一,在淋巴结切除过程中一旦出血可以第一

时间进行大血管头侧端压迫减少出血;第二,在进行转移淋巴结切除之前,先将健康血管表面淋巴脂肪组织予以分离,以此为牵引连同转移淋巴脂肪组织一同切除。在切除转移淋巴结时可以通过提拉正常的淋巴脂肪组织,避免直接钳夹或提拉转移淋巴结发生转移淋巴结破裂造成肿瘤播散。

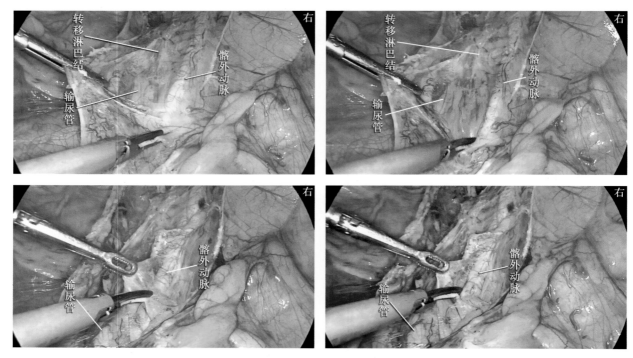

图 17-21　显露转移淋巴结头侧界

(3)显露出转移淋巴结外侧界:沿着"健康"髂血管表面将淋巴脂肪组织予以分离,分离至转移淋巴结处(图 17-22、图 17-23)。

【手术操作体会与注意事项】转移淋巴结的

外侧界限分离也是从头侧至尾侧分离,逐步行至闭孔间隙,若分离过程中转移淋巴结之外的正常淋巴脂肪组织内有肿大、可疑转移的淋巴结要一同完整切除。

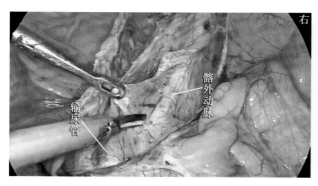
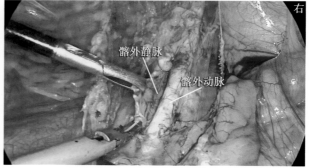

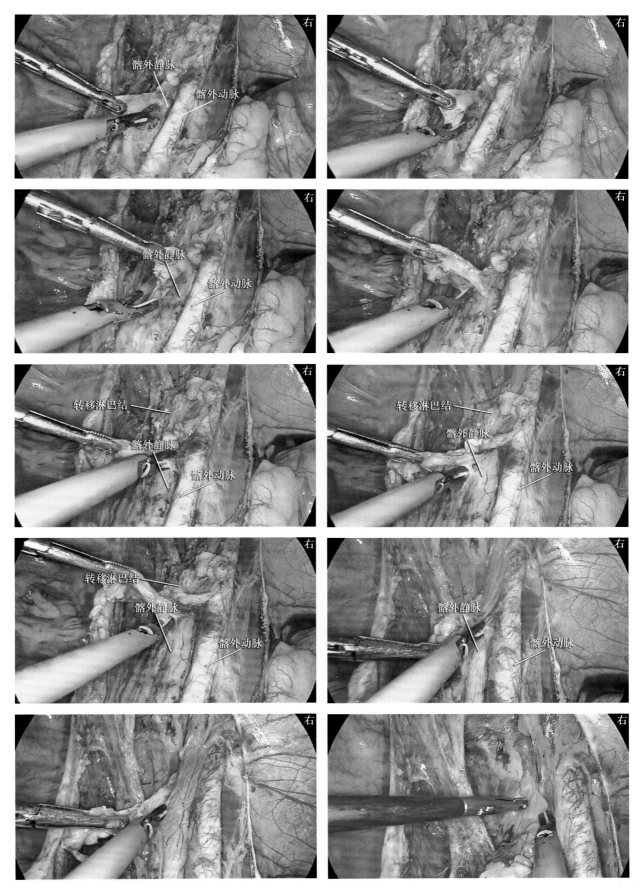

图 17-22　分离淋巴脂肪组织至转移淋巴结处

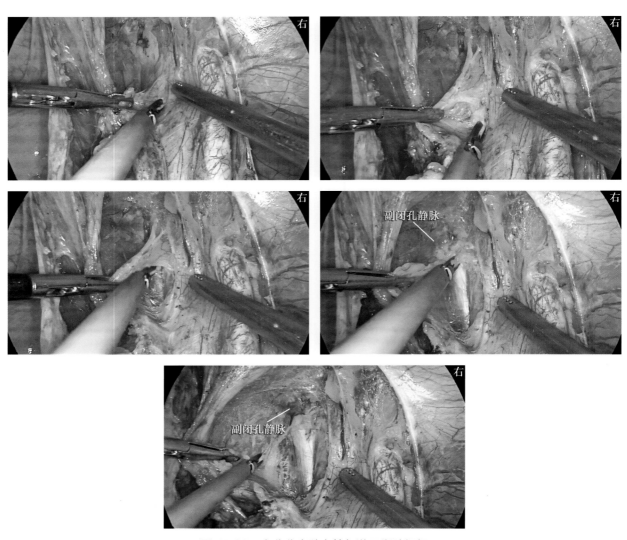

图 17-23 充分分离髂血管与淋巴脂肪组织

（4）显露出转移淋巴结内侧界：术者将侧腹膜向内侧牵拉，使用超声刀锐性分离侧腹膜与转移淋巴结关系，逐步显露输尿管，将输尿管与侧腹膜进一步向内侧牵拉，分离输尿管与转移淋巴结关系，即可显露转移淋巴结内侧界（图 17-24）。

【手术操作体会与注意事项】此过程最佳的方案是显露出髂内动脉，沿着髂内动脉外侧自头侧向尾侧逐步分离至闭孔间隙，但是转移淋巴结体积往往会相对较大，甚至超越髂内动脉的内侧边界，进而压迫髂内动脉、髂内静脉、输尿管，甚至与髂内动脉、髂内静脉、输尿管紧密粘连，需要精细分离才可以显露出转移淋巴结的内侧界限。

分离过程中若发现输尿管与髂内动脉被转移淋巴结压迫或相互紧密粘连，此时可利用部分分离

拉氏直肠侧间隙进行输尿管的游离和髂内动脉的显露（图 17-25）。

2. **髂外动、静脉外侧区域显露** 该区域显露主要是通过分离髂腰肌、髂血管间隙来完成。术者将髂外动、静脉向内侧牵拉，助手将髂腰肌向外侧牵拉，使用超声刀自头侧向尾侧锐性分离逐步显露此间隙，即可逐步显露出转移淋巴结位于髂外动静脉外侧部分（图 17-26）。

【手术操作体会与注意事项】该区域务必先分离淋巴结和髂腰肌之间的间隙（避免直接分离髂外血管与转移淋巴结的间隙，这样助手无法提拉转移淋巴结，并且分离过程中淋巴结外侧界没有活动度，分离相对困难），尽量充分向背侧分离，最好能够显露出闭孔神经、髂腰静脉，这样可以直视这些

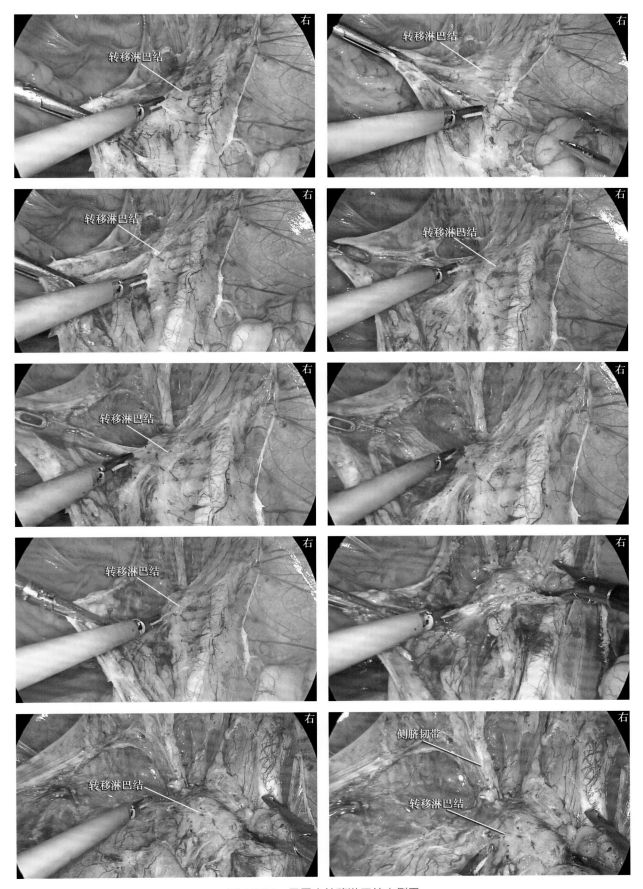

图 17-24　显露出转移淋巴结内侧界

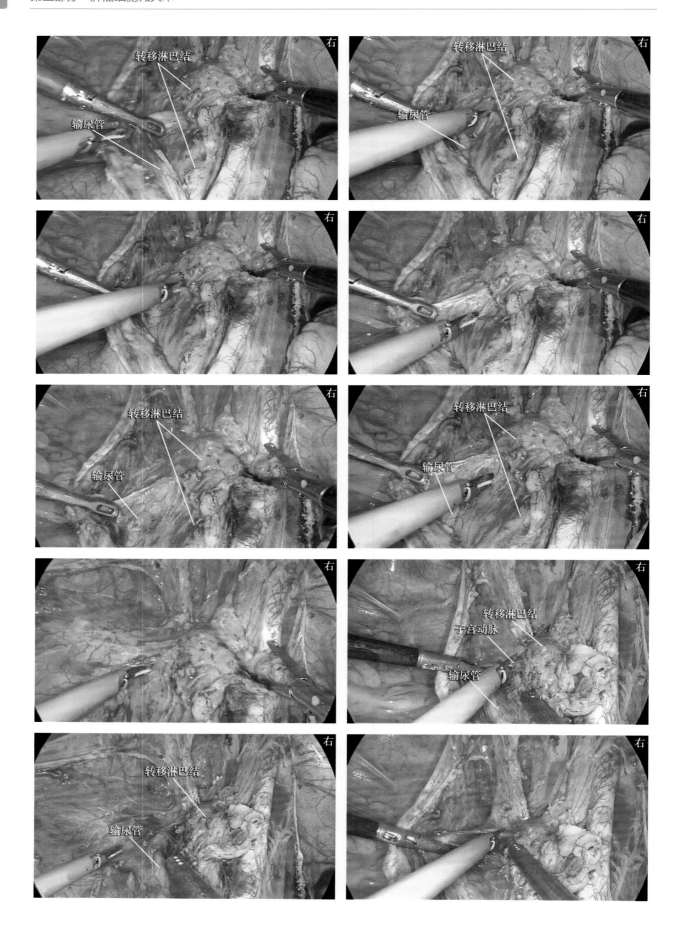

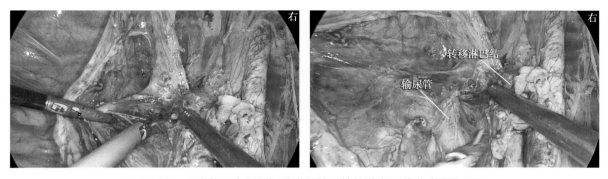

图 17-25　分离拉氏直肠侧间隙进行输尿管的游离和髂内动脉的显露

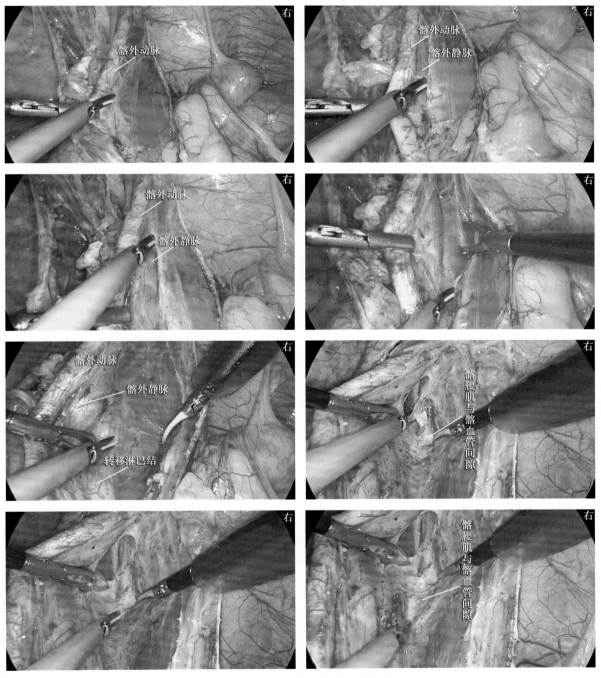

图 17-26　分离髂腰肌、髂血管间隙

重要结构,安全地进行转移淋巴结的分离。

3. 髂外动、静脉外侧区域转移淋巴结的游离　转移淋巴结和血管关系的游离除了要有精准的解剖作为基础之外,更重要的是术者要对手术器械的运用及其功能有着精准的掌控和认识。笔者团队在处理融合转移淋巴结时习惯使用超声刀功能叶单叶带能量分离切割,用超声刀功能叶单叶带能量于血管与转移淋巴结之间的间隙内进行"滑行"分离、切割。分离时术者与助手分别夹持血管与淋巴结,给予"对抗式"牵拉,有助于辨识二者之间的间隙,同时可以增加超声刀分离、切割效率(视频17-2)。

视频 17-2

转移、融合于盆腔大血管周围的淋巴结切除手

术的最难部位当属髂内、外静脉汇合处,尤其是髂内静脉汇合处被转移淋巴结融合、压迫、包绕。此区域转移淋巴结的切除在技术层面极为困难,难点在于髂内静脉的显露。只有在直视髂内静脉的前提下才可以安全、可靠地进行转移淋巴结的切除。笔者团队的经验是从髂外血管、髂腰肌间隙进行髂内静脉分离、找寻髂内静脉。当髂总深静脉同时也被转移融合淋巴结包绕时,可先分离出髂内静脉,进一步显露出髂内外静脉汇合区域,然后将髂总深淋巴结做单独完整切除,因为髂总深淋巴结区域有着多条髂腰静脉、腰骶干,同时切除时相对难度较大,一旦操作不当发生出血,止血极其困难,因此作为最后单独处理,相对更加安全、稳妥。

术者将髂外血管向内侧牵拉,助手将转移淋巴结向外侧牵拉,形成"对抗式"牵拉,使用超声刀于二者间隙锐性分离,即可逐步将转移、融合淋巴结从血管表面分离开(图17-27)。

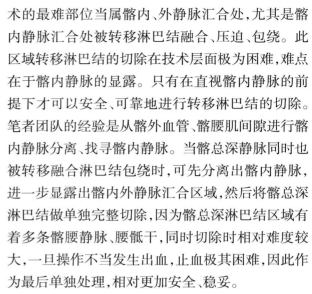

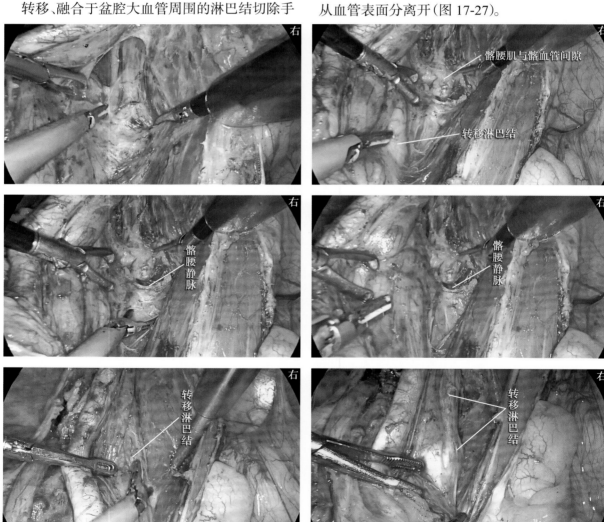

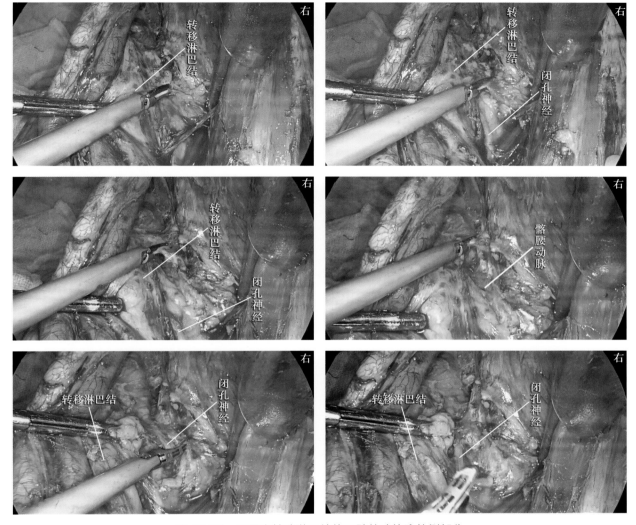

图 17-27　显露出转移淋巴结位于髂外动静脉外侧部分

【手术操作体会与注意事项】分离过程务必给予髂外血管与转移淋巴结充分的张力，有助于辨识二者之间的界限，以及有助于提高切割效率，助手钳夹转移淋巴结时尽量钳夹其周边的正常淋巴脂肪组织，避免破坏转移淋巴结完整性。笔者团队在进行此例患者的手术时，先分离的是髂血管外侧区域，因在此处找寻髂内静脉相对更容易、更安全。

4. 髂外动、静脉内侧区域转移淋巴结的游离

（1）转移淋巴结外侧的分离：此处是分离转移淋巴结与髂外静脉之间的关系，因此风险较前述略低，术者与助手对抗式牵拉转移淋巴结与髂血管，使用超声刀以"滑行"的方式进行功能叶单叶带能量分离、切割，将转移淋巴结与髂外静脉分离开，此处向头侧方向分离接近髂内外静脉汇合处即可，避

免发生血管损伤（图 17-28）。

（2）转移淋巴结内侧的分离：此处是分离转移淋巴结与髂内动、静脉之间的关系，髂内静脉被转移淋巴结包绕，因此不可直视，所以风险相对极高。术者与助手对抗式牵拉转移淋巴结与髂血管，使用超声刀以"滑行"的方式进行功能叶单叶带能量分离、切割，逐步先将髂内动脉与转移淋巴结分开，此处的分离从间隙的角度是扩大闭孔间隙，同时可逐步显露出闭孔神经、血管等重要解剖结构，注意避免损伤。持续的超声刀分离髂内外动静脉与转移淋巴结关系后，逐步可显露出髂内外静脉交汇处，将髂外动、静脉外侧区域转移淋巴结移至内侧后，即可直视髂内静脉的前提下安全地完整切除转移淋巴结（图 17-29~图 17-33）。

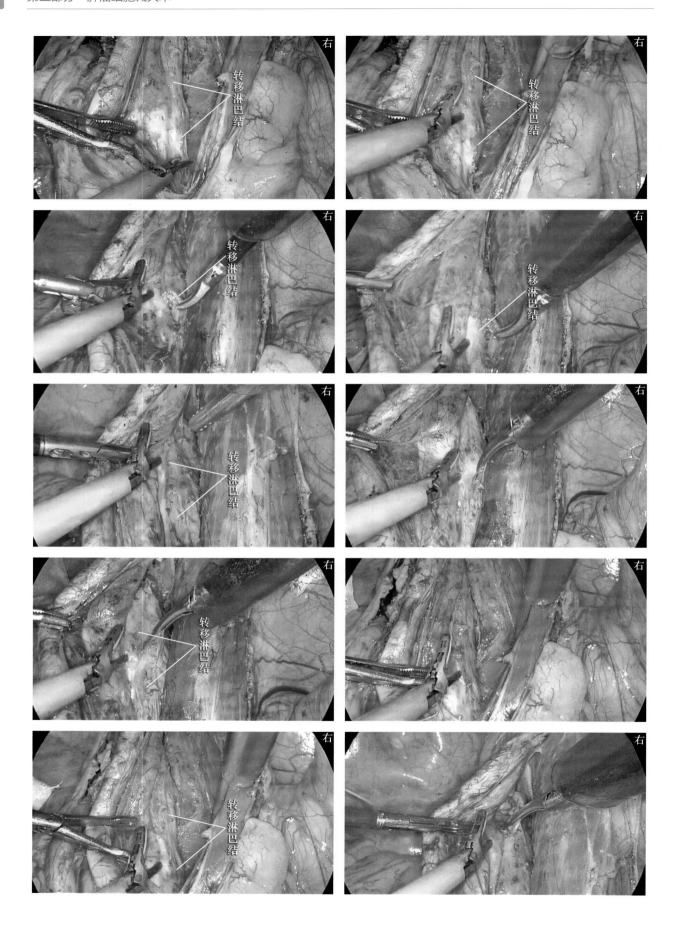

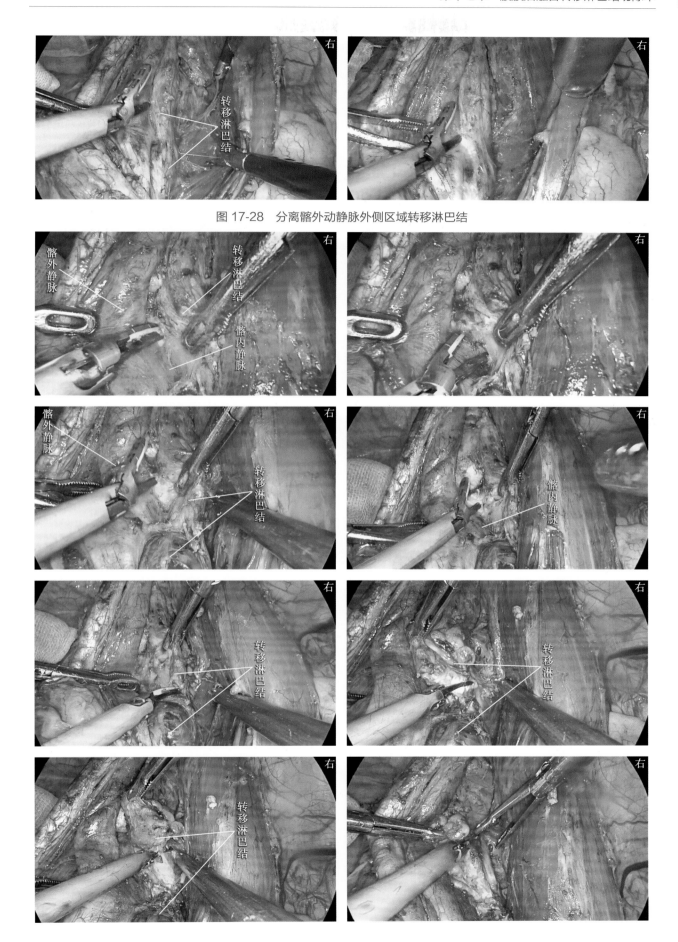

图 17-28　分离髂外动静脉外侧区域转移淋巴结

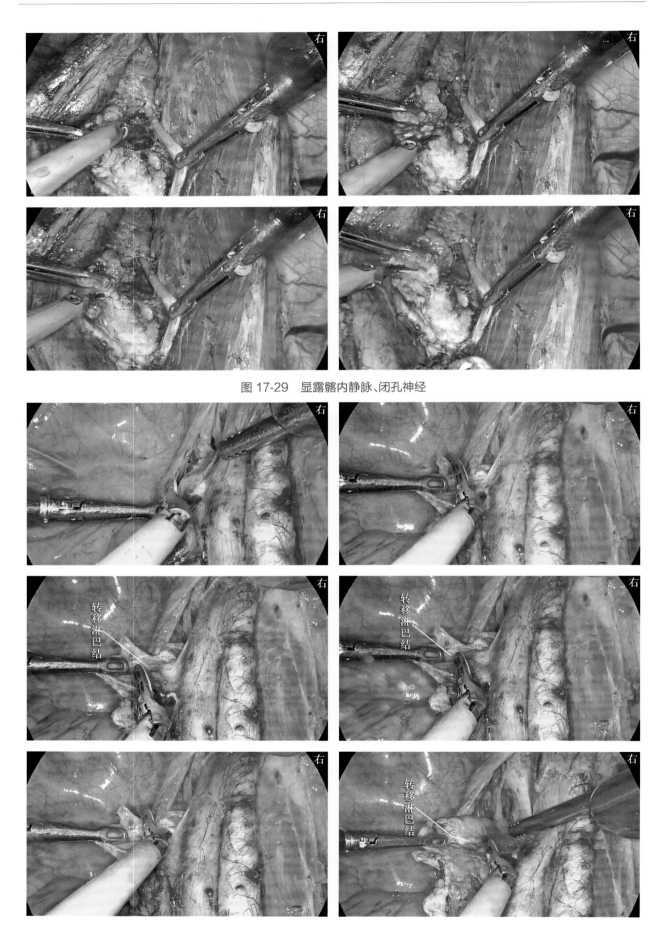

图 17-29 显露髂内静脉、闭孔神经

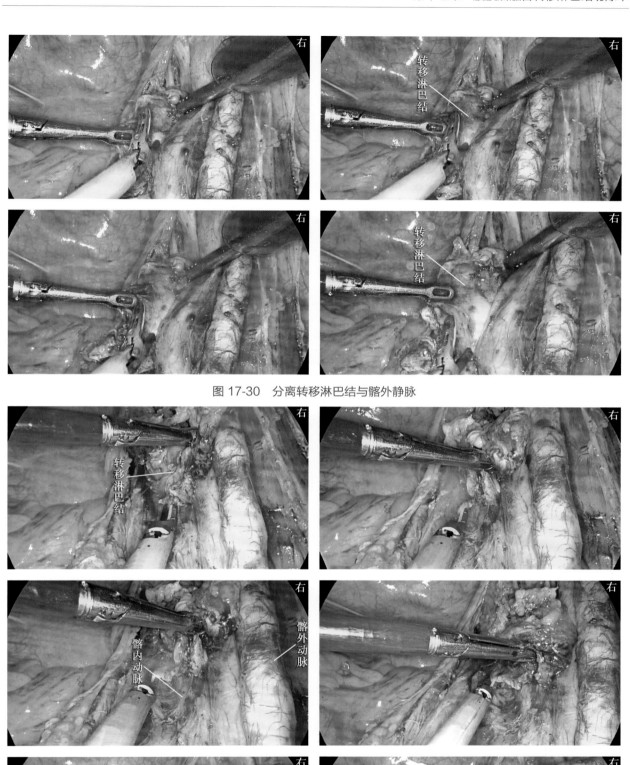

图 17-30　分离转移淋巴结与髂外静脉

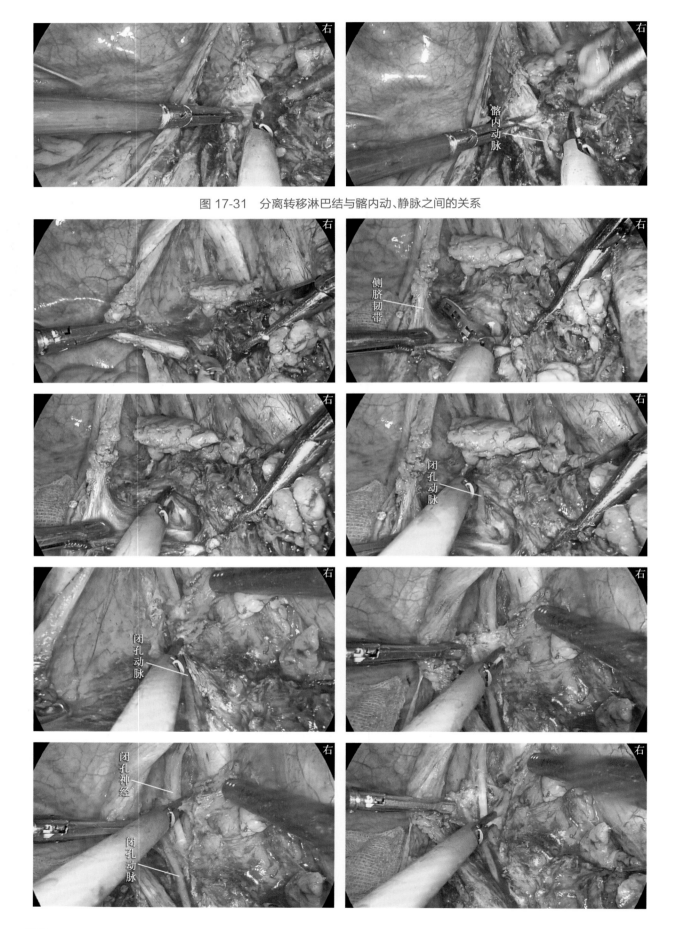

图 17-31　分离转移淋巴结与髂内动、静脉之间的关系

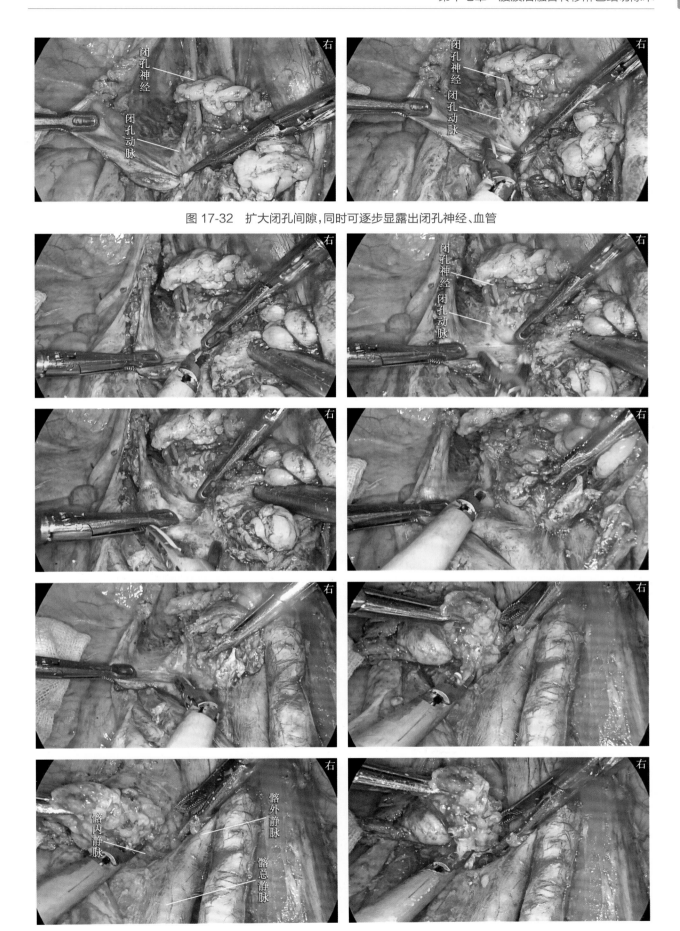

图 17-32　扩大闭孔间隙,同时可逐步显露出闭孔神经、血管

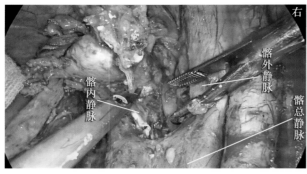
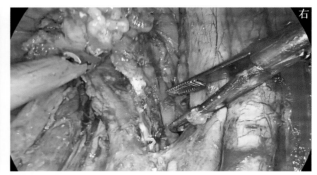
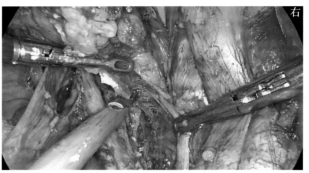

图 17-33 直视髂内静脉,完整切除转移淋巴结

5. **髂总深区域转移淋巴结切除** 此区域转移淋巴结切除风险极高,转移淋巴结通常位于髂总深静脉背侧,体积较大的转移淋巴结通常会将髂内静脉向尾侧顶起,切除方式和方法同前,术者与助手给予对抗式牵拉血管和转移淋巴结,使用超声刀功能叶单叶带能量"滑行"分离、切割,即可将此区域转移淋巴结完整切除(图 17-34)。

【手术操作体会与注意事项】切除过程中注意避免发生髂腰血管的损伤,腰骶干走行于髂腰血管背侧,如发生髂腰血管出血,在使用能量器械止血过程中,容易发生腰骶干损伤。

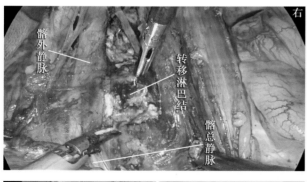
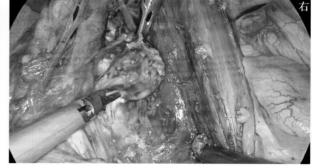
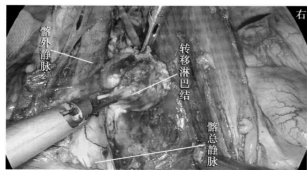
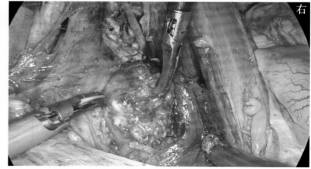

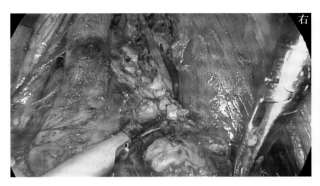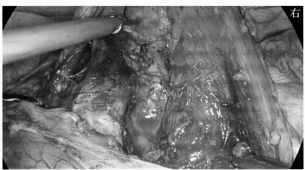

图 17-34　切除髂总深区域转移淋巴结

（三）无瘤原则处理转移淋巴结

第一时间将切除转移淋巴结装入标本袋进行隔离，并立即取出体外，给予 2 000ml 42℃灭菌蒸馏水反复冲洗创面。

三、骶前区域淋巴结切除术

该区域淋巴结主要指双侧髂总动脉之间的淋巴结，位于左侧髂总静脉表面。该区域淋巴结的切除难点、重点在于预防发生左侧髂总静脉的"撕脱式"损伤（大面积静脉壁缺损性损伤），难以使用血管缝合线进行有效修补，即使修补成功多可能导致髂总静脉变得狭窄，进而引起下肢静脉回流阻力增加引起下肢水肿、发生下肢静脉系统血栓风险。因此在此区域操作，尤其是静脉系统周围融合、转移淋巴结的切除中，尽可能是术者自己提拉转移的淋巴结，避免力度过大，引起静脉系统发生"撕脱式"损伤。视频 17-3。

视频 17-3

（一）打开后腹膜显露"骶前区域"

1. **显露右侧髂总动脉及右侧输尿管**　自腹主动脉分叉处，沿着右侧髂总动脉表面自头侧向尾侧锐性打开后腹膜，显露出右侧髂总动脉及右侧输尿管。头侧显露至腹主动脉分叉处，尾侧显露至融合淋巴结尾侧界（图 17-35）。

2. **显露左侧髂总动脉**　向左侧提拉侧腹膜，使用超声刀锐性分离逐步显露出左侧髂总动脉（图 17-36）。

（二）显露融合、转移淋巴结边界

1. **显露融合、转移淋巴结左侧、尾侧区域**　在直视左侧髂总动脉的情况下逐步锐性游离，显露出融合、转移淋巴结左侧及尾侧界限（图 17-37）。

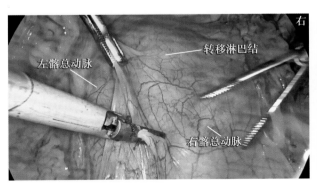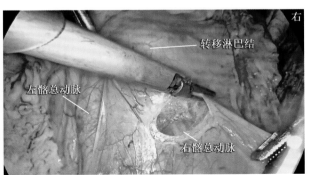

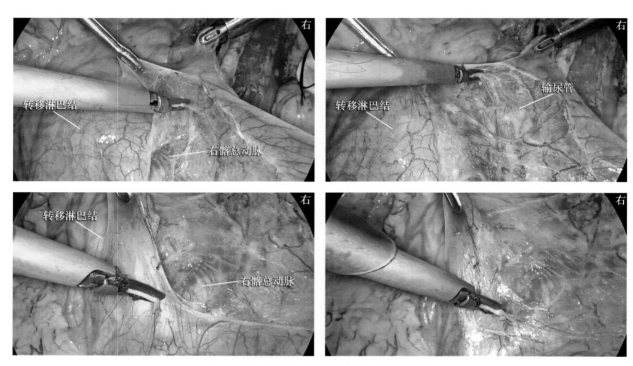

图 17-35　显露右侧髂总动脉及右侧输尿管

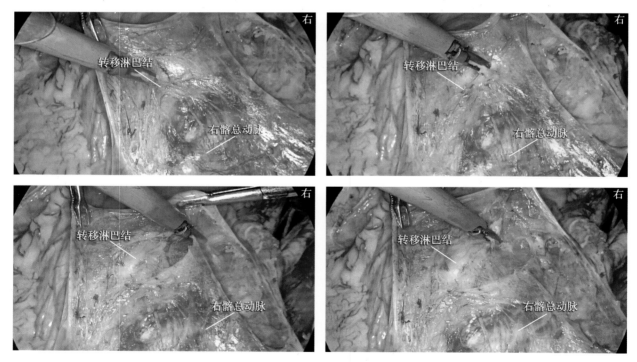

图 17-36　显露左侧髂总动脉

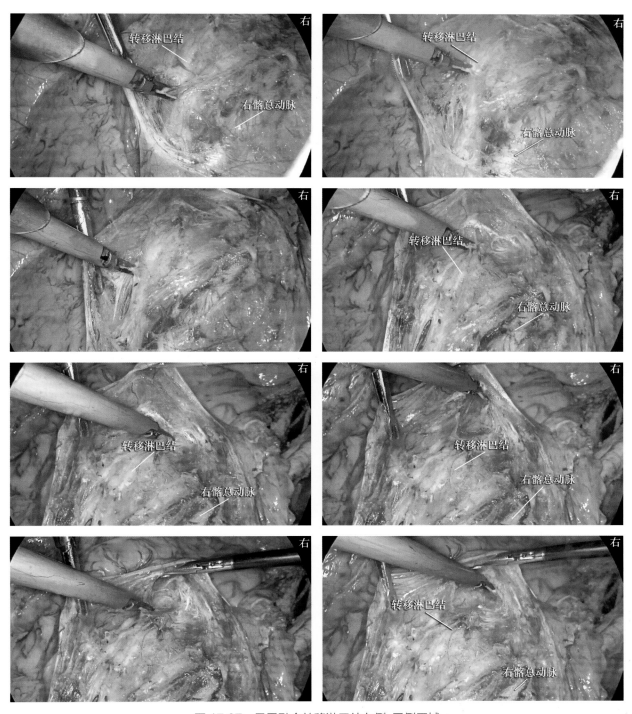

图 17-37 显露融合转移淋巴结左侧、尾侧区域

【手术操作体会与注意事项】此操作注意融合、转移淋巴结多可能导致周围组织向内侧聚拢，肠系膜下动脉作为此区域一个重要的解剖结构可能被拉向内侧，失去常规解剖走行，操作时要注意仔细辨识，尽量避免损伤。

2. **分离右侧髂总动脉与融合、转移淋巴结关系** 使用超声刀于融合、转移淋巴结与右侧髂总动

脉之间锐性分离（图 17-38）。

【手术操作体会与注意事项】

（1）超声刀功能叶务必远离血管，避免发生血管损伤，通常分离至显露出左侧髂总静脉即可。

（2）使用超声刀在锐性切割分离间隙时，务必将超声刀非功能叶贴近血管侧。

3. **显露融合、转移淋巴结头侧** 使用超声刀

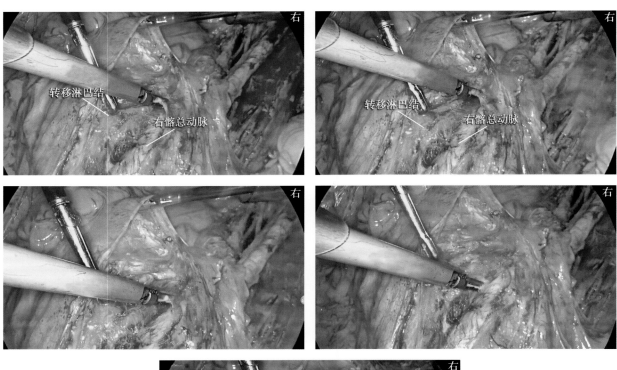

图 17-38　分离右侧髂总动脉与融合转移淋巴结关系

锐性分离,逐步显露出腹主动脉分叉处(图 17-39)。

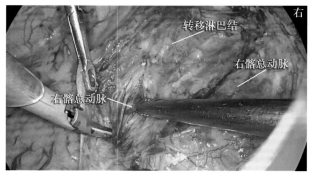

图 17-39　显露融合转移淋巴结头侧

(三) 切除融合、转移淋巴结

1. 显露头侧区域左侧髂内静脉　于腹主动脉分叉处离断与融合、转移淋巴结连接的淋巴、神经、结缔组织(腹主动脉丛因与融合、转移淋巴结融合,

通常会与融合、转移淋巴结整块被切除),逐步显露出左侧髂总静脉(图 17-40)。

2. 分离融合、转移淋巴结右侧边界　沿着融合、转移淋巴结头侧分离开的间隙,继续分离融合、转移淋巴结右侧(图 17-41)。

【手术操作体会与注意事项】此时用到更多的技巧就是超声刀功能叶单叶带能量"滑行"切割、分离,尽量使用"收拉式"分离,避免使用"推送式"分离,一旦操作不当容易发生血管损伤。

3. 分离融合、转移淋巴结左侧边界　直视左侧髂总动脉超声刀锐性分离融合、转移淋巴结与左侧髂总动脉之间关系(图 17-42、图 17-43)。

【手术操作体会与注意事项】注意将肠系膜下动脉及左侧输尿管向左侧拉开,避免损伤。

4. 分离融合、转移淋巴结背侧与左侧髂总静

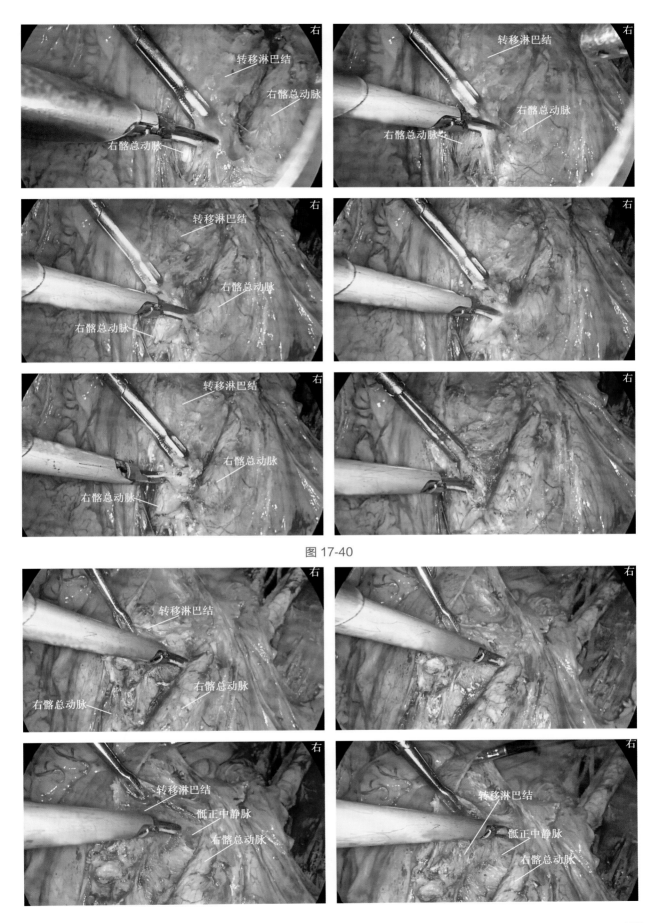

图 17-40

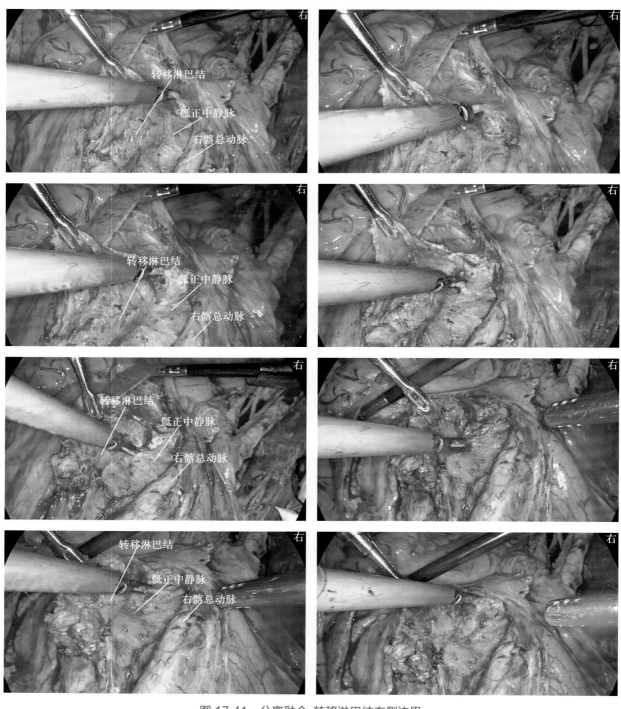

图 17-41 分离融合、转移淋巴结右侧边界

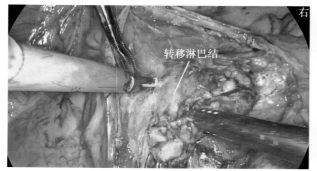
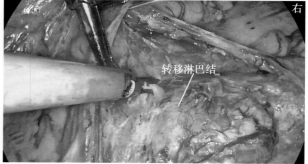

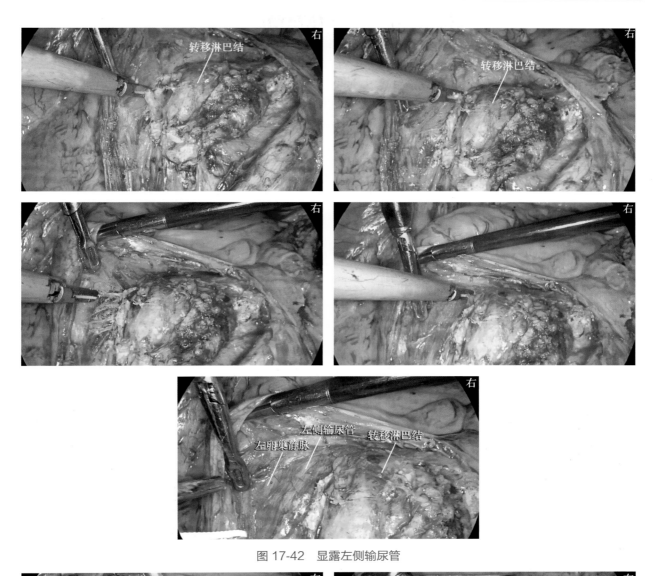

图 17-42　显露左侧输尿管

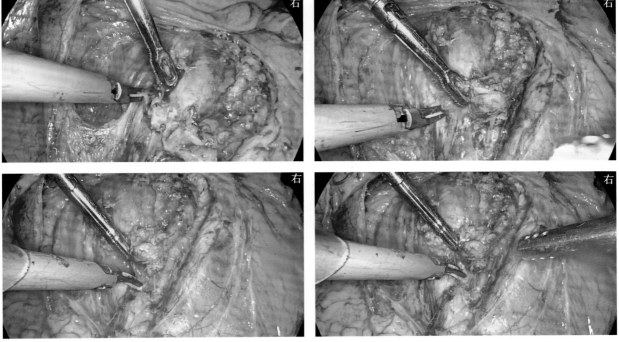

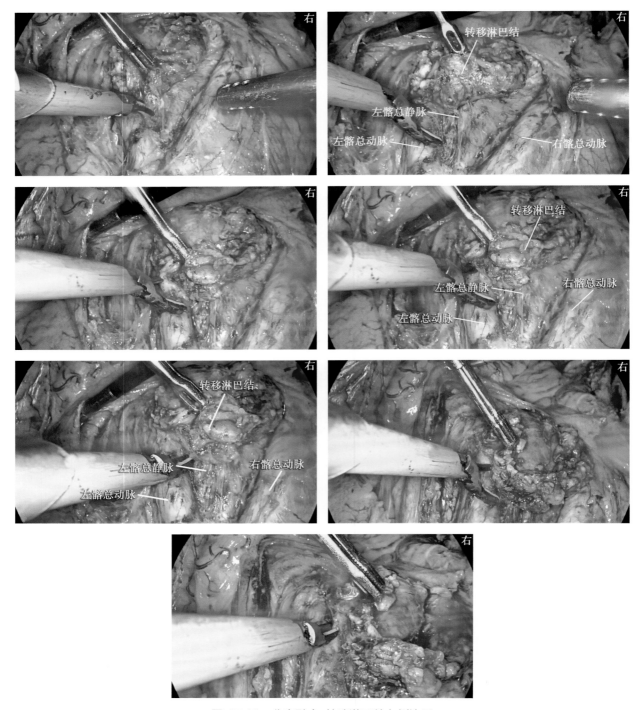

图 17-43　分离融合、转移淋巴结左侧边界

脉关系(图 17-44)。

【手术操作体会与注意事项】

(1)此处分离过程中,术者务必亲自提拉融合、转移淋巴结,力度轻柔,避免因过度用力牵拉而发生左侧髂总静脉"撕脱式"损伤。

(2)通常情况下,影像科医生不会将血管走行的变异情况以报告的形式呈现给妇科临床医生。手术前,妇科医生团队应仔细阅片,明确左侧髂总静脉的走行及其与融合、转移淋巴结的关系,受压程度。

(3)此处为了避免发生血管损伤及完整切除融合、转移淋巴结,需要足够的耐心,分离过程中全程

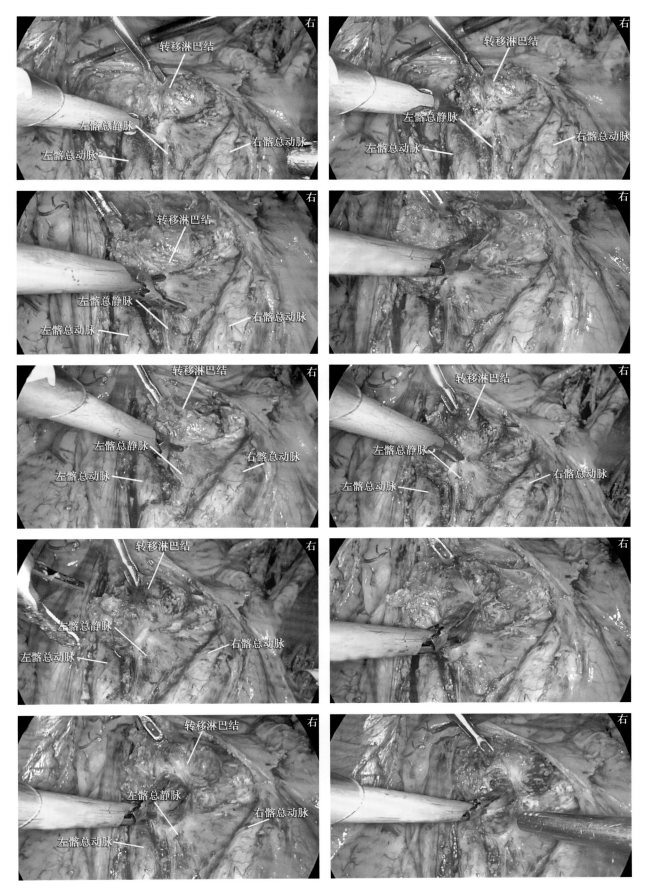

图 17-44 分离融合、转移淋巴结背侧与左侧髂总静脉关系

采用超声刀功能叶单叶带能量以"滑行"的方式进行分离、切割。

5. 完整切除融合、转移淋巴结并做好无瘤处

理　完整切除融合、转移淋巴结后第一时间将融合、转移淋巴结转入标本袋进行隔离(图 17-45),并予以 42℃灭菌蒸馏水反复冲洗创面。

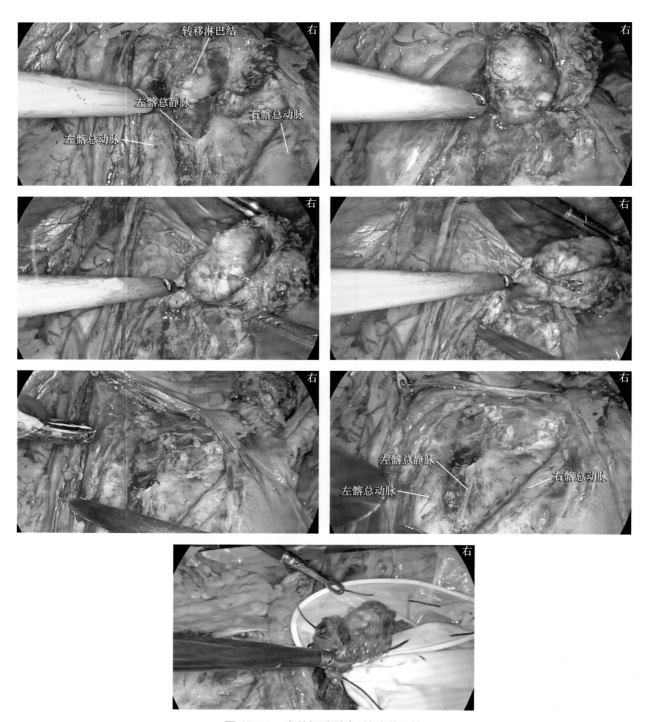

图 17-45　完整切除融合、转移淋巴结

四、腹主动脉区域淋巴结切除术（下腔静脉、骶前区域）

该区域淋巴结是卵巢癌易发生转移的部位，手术难度相对较大，主要体现在融合、转移淋巴结的切除手术中，特别是在实施新辅助化疗后的患者中，融合、转移淋巴结的皮质部分显著增厚，与周围纤维结缔组织、血管壁及输尿管等毗邻脏器形成致密粘连，切除手术中难度犹如在"冰冻组织"中安全分离血管等解剖结构，难度极大。因此，需要术者团队有着精湛的手术技巧和熟练的配合度来完成这样的高难度手术。笔者团队在腹主动脉区域淋巴结切除上大多采取的是"逆行法"，即术者位于患者右侧，右手持超声刀，自尾侧向头侧方向行淋巴结切除。

该区域淋巴结切除的关键点在于术野显露。左肾静脉通常是位于十二指肠的背侧，因此需要将十二指肠背侧进行游离，再将十二指肠上推才可以显露左肾静脉水平。

笔者团队在进行此区域淋巴结切除中习惯于将该区域淋巴结分为三部分：第一部分为下腔静脉表面、下腔静脉与腹主动脉之间、腹主动脉表面区域淋巴结；第二部分为"骶前区域"淋巴结，即双侧髂总动脉内侧区域淋巴结；第三部分为腹主动脉左侧区域淋巴结。视频 17-4。

视频 17-4

（一）显露腹主动脉区域术野

于腹主动脉表面，使用超声刀锐性打开后腹膜至后腹膜与肠系膜下静脉"交汇处"，显露整个腹主动脉区域（图 17-46）。

【手术操作体会与注意事项】

1. 后腹膜与肠系膜下静脉"交汇处"可作为头侧界达左肾静脉下缘水平解剖标识的提示。

2. 在常规腹主动脉区域淋巴结切除手术患者中，此分离过程由于组织之间的间隙较为清晰，分离相对容易；而在融合、转移淋巴结患者手术中，由于各个组织间隙致密，显露过程相对困难，尤其是分离十二指肠背侧，需仔细辨认十二指肠与融合、转移淋巴结之间的界限，需采用超声刀精细地分离。

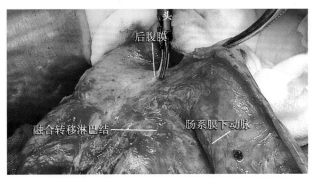

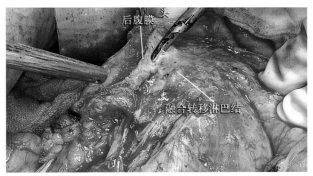

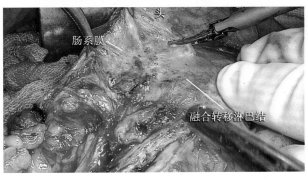

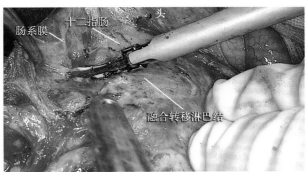

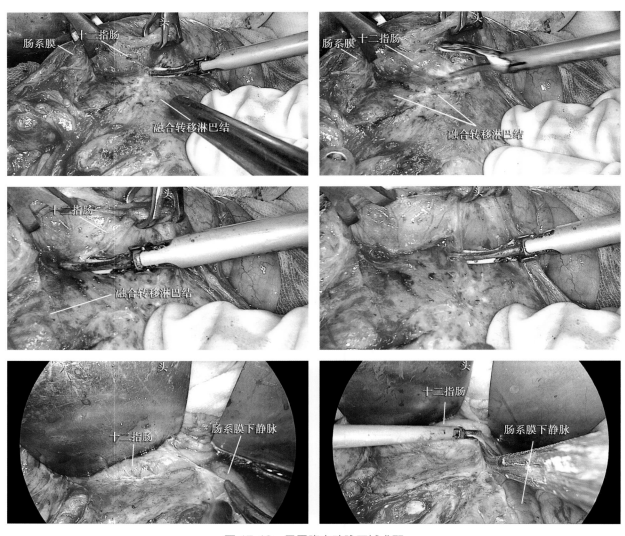

图 17-46　显露腹主动脉区域术野

（二）处理下腔静脉表面融合、转移淋巴结

1. 显露右侧髂总静脉及下腔静脉外侧界　将右卵巢静脉及右侧输尿管向外侧牵拉,使用超声刀

锐性分离融合、转移淋巴结与二者之间间隙,逐步显露出融合、转移淋巴结外侧界(图 17-47)。

【手术操作体会与注意事项】此操作过程务

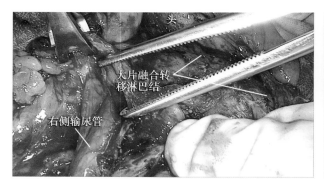

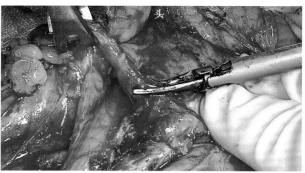

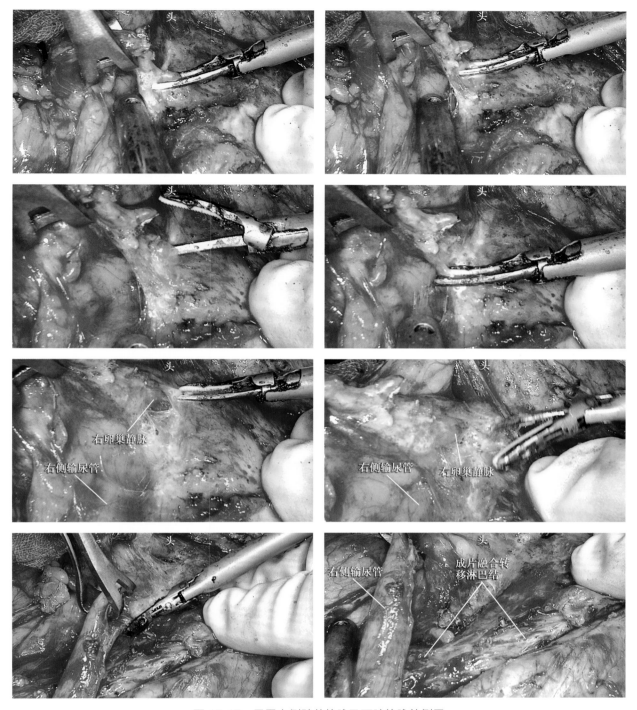

右卵巢静脉

右侧输尿管

右侧输尿管　　右卵巢静脉

右侧输尿管　　成片融合转
　　　　　　　移淋巴结

图 17-47　显露右侧髂总静脉及下腔静脉外侧界

必在直视右侧输尿管的前提下进行操作,避免发生输尿管损伤。

2. 显露右侧髂总静脉与下腔静脉　将融合、转移淋巴结向外侧牵拉,使用超声刀于腹主动脉及其延续的右侧髂总动脉与下腔静脉及汇入的右侧髂总静脉之间进行分离,暴露出下腔静脉与右侧髂

总静脉(图 17-48)。

【手术操作体会与注意事项】此过程依然使用的是超声刀功能叶单叶带能量"滑行"的分离技术,需要非常轻柔地进行锐性分离,毫米级别的推进,通过超声刀的"震荡"(而不是切割)达到间隙分离的效果。

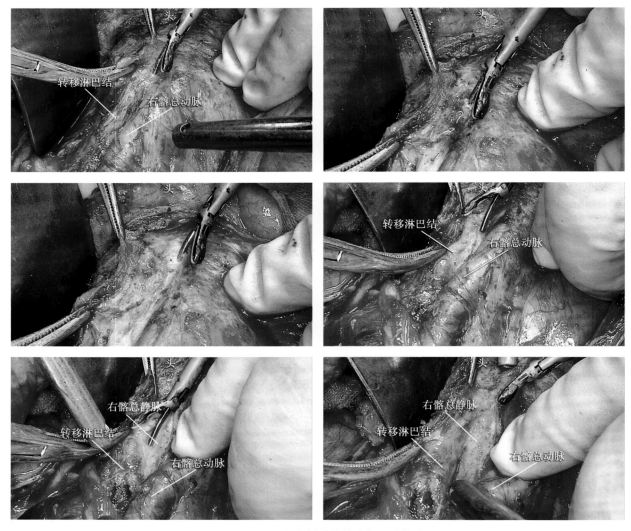

图 17-48　显露右侧髂总静脉与下腔静脉

3. 寻找右侧髂总静脉或下腔静脉与融合、转移淋巴结之间的穿支血管　使用超声刀于融合、转移淋巴结头侧与尾侧交替逐步锐性分离融合、转移淋巴结与髂总静脉及下腔静脉之间的关系,逐步显露出穿支血管(图 17-49)。

【手术操作体会与注意事项】

(1)该区域穿支血管的寻找及安全处理是腹主动脉区域淋巴结切除过程中非常重要的一个环节,该区域的穿支血管只会有位置上的变异,但是从不会缺席,因此在进行此区域淋巴结的游离过程中务必谨慎小心,避免发生其损伤。

(2)该区域的穿支血管直接回流入右侧髂总静脉或下腔静脉,一旦发生损伤,尤其是从根部的"撕脱式"损伤,处理起来非常棘手。一旦发生出

血,首先明确出血位置,若穿支血管蒂部存在,可行钛夹夹闭止血;若穿支血管蒂部"撕脱式"损伤,则需要缝合止血,即使完成缝合止血,后续也很难完成融合、转移淋巴结的完整切除。

(3)血管"撕脱式"损伤缝合需注意:①下腔静脉作为全身最薄的血管,且弹性差,其缝合技术要求较高,尽量一次缝合成功,若无法达到,在压迫止血、控制中心静脉压同时,尽早寻求血管外科帮助;②术前需完善高质量 MDT,血管外科做好及时参与手术的准备;③因融合淋巴结尚未与静脉壁分离,缝合止血时难免将转移淋巴结一并与静脉壁缝合,从而导致无法行融合、转移淋巴结的完整切除。

4. 充分显露右侧髂总静脉或下腔静脉与融

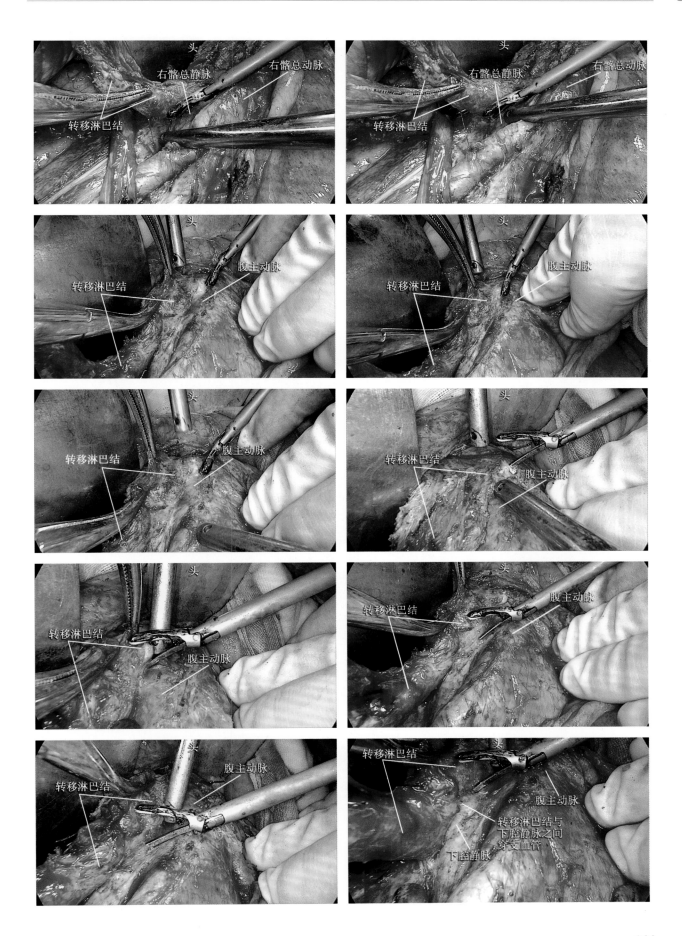

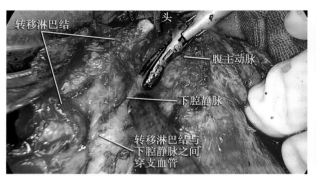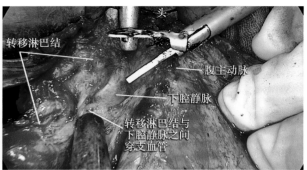

图 17-49 分离融合、转移淋巴结与髂总静脉及下腔静脉关系,显露穿支血管

合、转移淋巴结之间的穿支血管 使用超声刀锐性分离,充分显露穿支血管头侧与尾侧(图 17-50)。

5. 夹闭右侧髂总静脉或下腔静脉与融合、转

移淋巴结之间的穿支血管 使用钛夹于穿支血管蒂部夹闭(尽量避开基底部)(图 17-51)。

6. 分离下腔静脉与融合、转移淋巴结 自

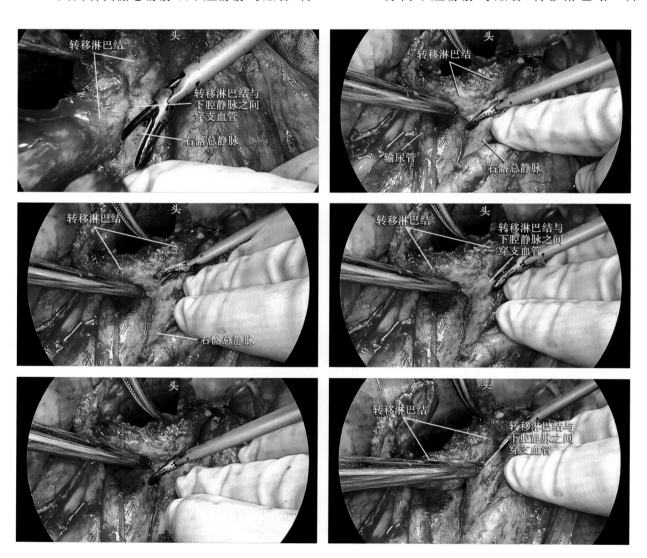

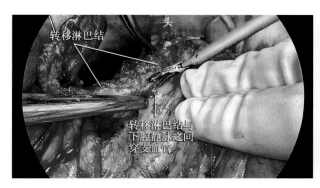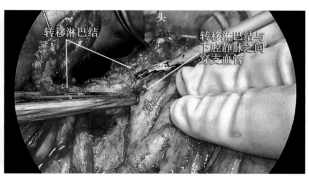

图 17-50　充分显露穿支血管头侧与尾侧

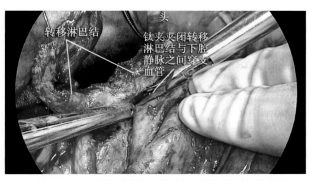

图 17-51　闭右侧髂总静脉或下腔静脉与融合、转移淋巴
结之间的穿支血管

尾侧向头侧使用超声刀功能叶单叶带能量以"滑行"的方式锐性分离,逐步显露下腔静脉腹侧面(图 17-52)。

【手术操作体会与注意事项】将融合、转移淋巴结汇聚至腹主动脉与下腔静脉之间区域,为后续进一步切除奠定基础。分离过程中若遇见"穿支血管"予以钛夹夹闭即可。

(三)处理下腔静脉与腹主动脉之间区域淋巴结

1. **分离融合、转移淋巴结与腹主动脉之间关系**　将融合、转移淋巴结向外侧牵拉,使用超声刀锐性分离融合、转移淋巴结与腹主动脉之间关系,显露出腹主动脉右侧壁及融合、转移淋巴结内侧区域(图 17-53)。

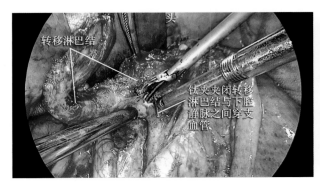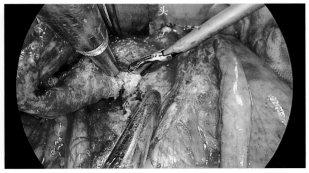

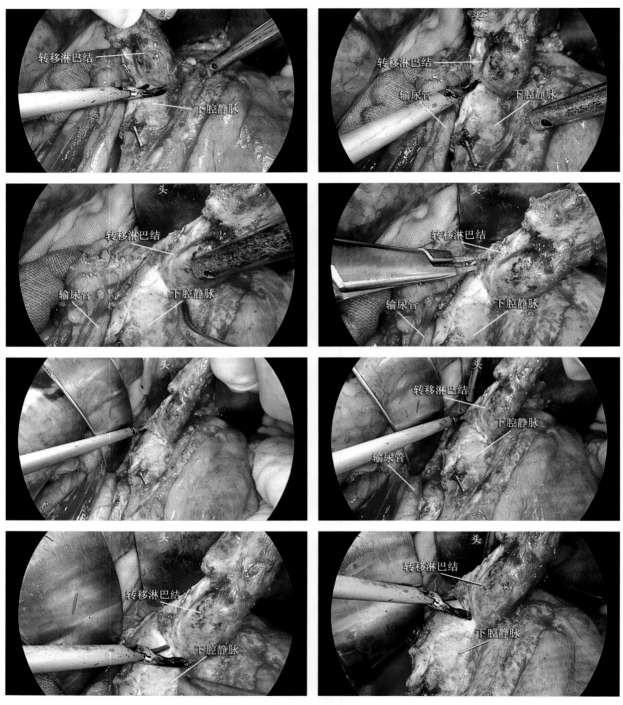

图 17-52 分离下腔静脉与融合、转移淋巴结

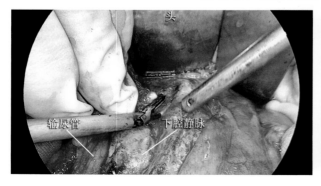
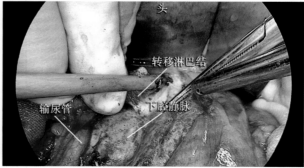

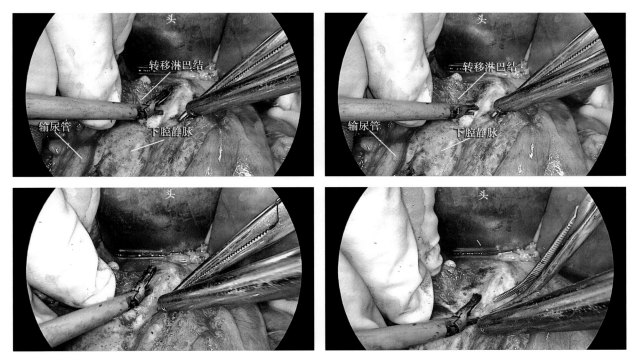

图 17-53　分离融合、转移淋巴结与腹主动脉之间关系

2. **分离融合、转移淋巴结与下腔静脉内侧壁之间关系**　将融合、转移淋巴结向内侧牵拉,下腔静脉向外侧轻柔按压,使用超声刀功能叶单叶带能量以"滑行"的方式锐性分离,逐步显露出下腔静脉内侧壁与融合、转移淋巴结外侧壁(图 17-54)。

【手术操作体会与注意事项】将无法保留的

腰静脉予以钛夹夹闭后离断。

3. **充分显露腹主动脉与下腔静脉之间区域融合、转移淋巴结**

(1)显露融合、转移淋巴结尾侧界:将下腔静脉和腹主动脉分别向外侧推拉,使用超声刀锐性分离逐步显露出融合、转移淋巴结尾侧界(图 17-55)。

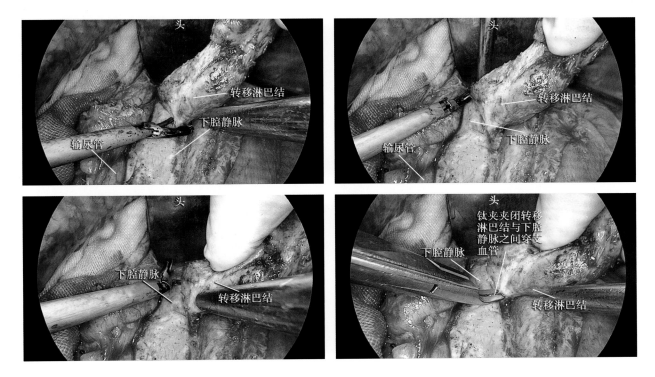

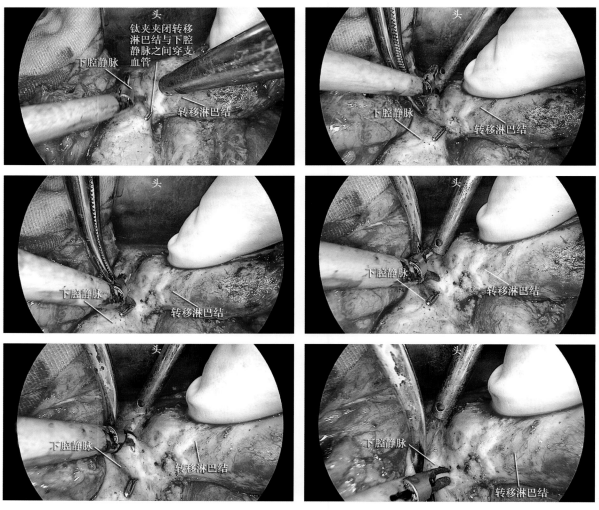

图 17-54　分离融合、转移淋巴结与下腔静脉内侧壁之间关系

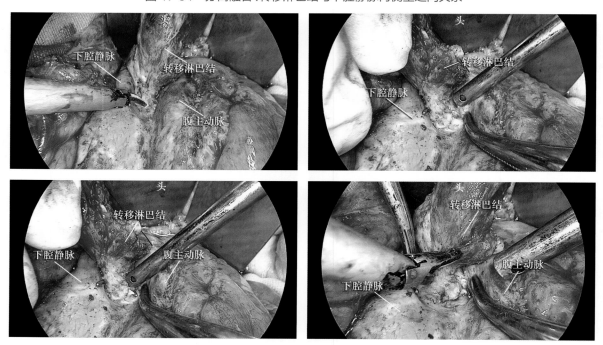

图 17-55　显露融合、转移淋巴结尾侧界

（2）融合、转移淋巴结尾侧界显露完毕后，使用超声刀功能叶单叶带能量以"滑行"的方式继续向头侧锐性分离（图17-56）。

【手术操作体会与注意事项】位于下腔静脉及腹主动脉背侧区域融合、转移淋巴结，通常会与下腔静脉与腹主动脉之间、腹侧及其外侧的融合、转移淋巴结呈"立体环绕式"包裹，为体现肿瘤整体切除原则，需要将下腔静脉与腹主动脉充分向外推拉，进一步游离二者背侧与融合、转移淋巴结关系，完整显露融合、转移淋巴结，为后续整块切除融合、转移淋巴结奠定基础。

（四）显露左肾静脉

将十二指肠向头侧推拉，左肾静脉表面腹膜及淋巴管予以离断并以钛夹夹闭，即可显露出左肾静脉（图17-57）。

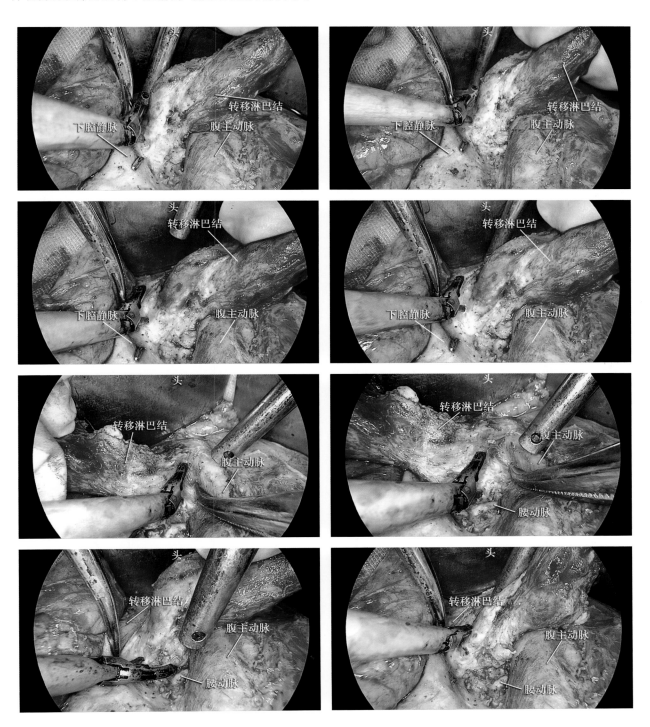

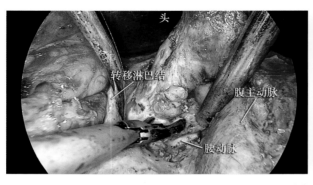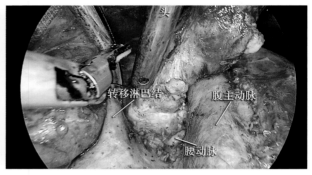

图 17-56 显露融合、转移淋巴结内外侧界

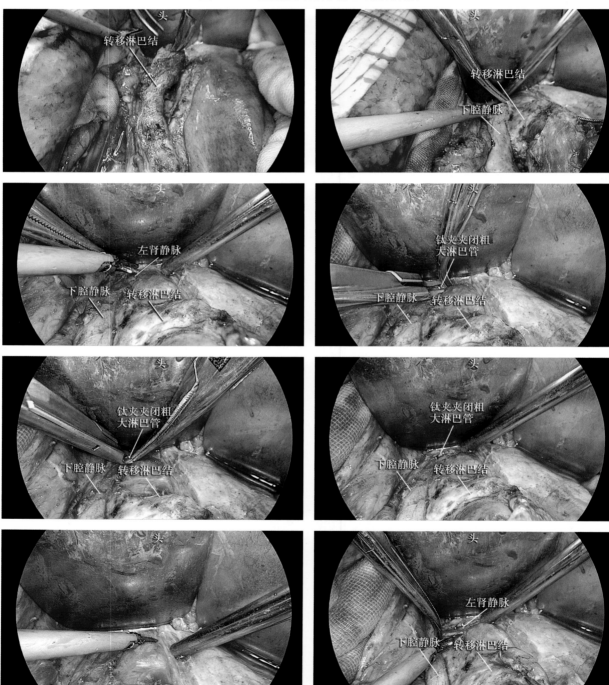

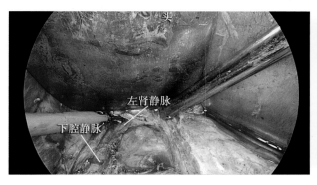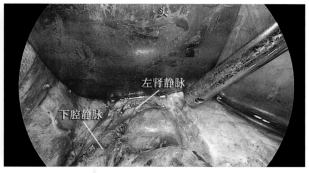

图 17-57　显露左肾静脉

【手术操作体会与注意事项】

1. 此步骤目的在于明确左肾静脉背侧是否有融合、转移淋巴结，若没有融合、转移淋巴结，游离出左肾静脉下缘即可；若存在融合、转移淋巴结则需要结合影像学明确左肾静脉、右肾动脉、右肾静脉及下腔静脉与融合、转移淋巴结的关系，在尽量避免上述重要解剖结构损伤的前提下，切除融合、转移淋巴结。

2. 若融合、转移淋巴结只位于左肾静脉下缘尾侧，则只需要后续将融合、转移淋巴结向头侧逐步分离，离断即可。

3. 处理过程中需要将左肾静脉表面粗大的淋巴管予以钛夹或一次性组织闭合夹予以夹闭，避免术后发生淋巴瘘或乳糜漏。

（五）切除融合、转移淋巴结

明确融合、转移淋巴结头侧、尾侧、内侧、外侧界限后，以超声刀锐性分离，逐步将融合、转移淋巴结由前纵韧带表面自尾侧向头侧切除与左肾静脉下缘水平（图 17-58、图 17-59）。

【手术操作体会与注意事项】此区域分离、切除过程中必然涉及腰动脉与腰静脉的处理，如无法完整保留（腰动脉与腰静脉被融合、转移淋巴结包裹）必要时可予以离断，使用钛夹是一种很好的处理方式。

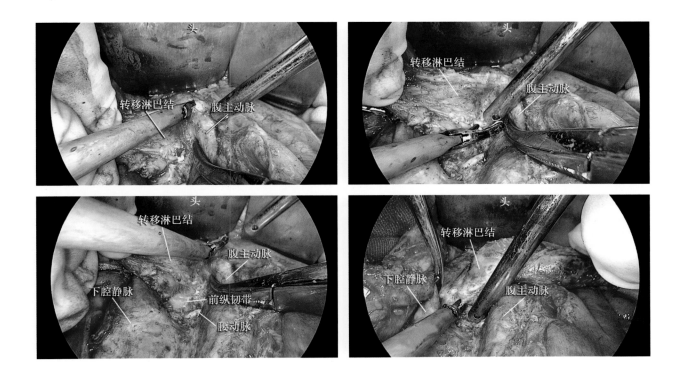

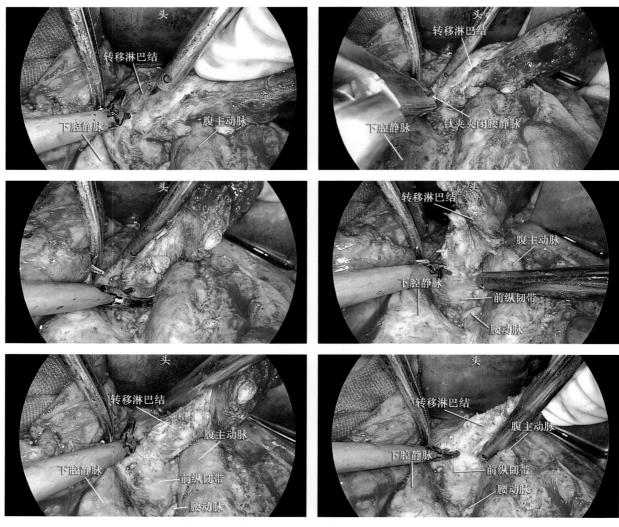

图 17-58　自尾侧向头侧切除与左肾静脉下缘水平

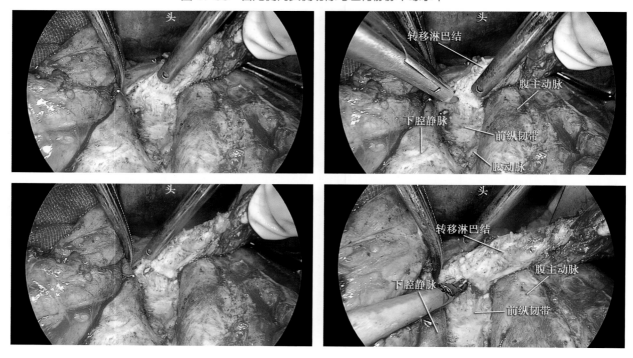

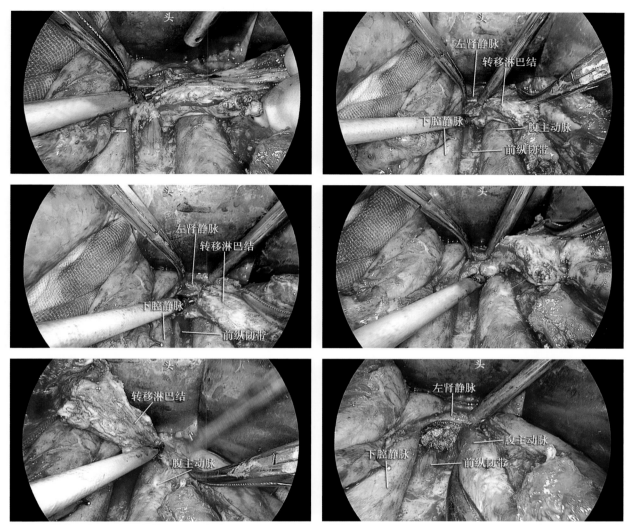

图 17-59　切除融合、转移淋巴结

在第十章高位腹主动脉区域淋巴结切除术中已经提及，这里与腹腔镜不同的是，开腹采取的是"逆行法"，术者是站立于患者的右侧，右手持超声刀进行操作。

1. 术野显露　向外侧提拉侧腹膜，超声刀于腹主动脉外侧分离逐步显露出动脉分叉（图 17-60）。

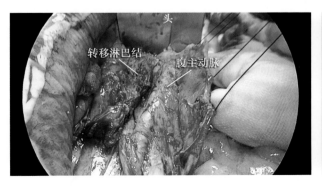

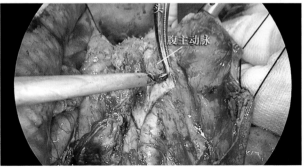

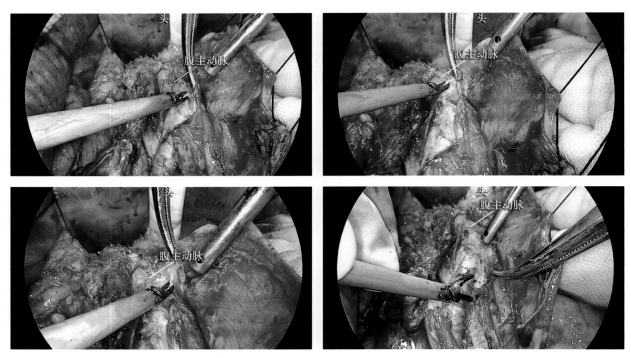

图 17-60　骶前区域术野显露

2. **显露右侧髂总动脉内侧与融合、转移淋巴结关系**　使用超声刀功能叶单叶带能量以"滑行"的方式锐性分离右侧髂总动脉内侧与融合、转移淋巴结(图 17-61)。

3. **显露左侧髂总静脉**　将融合、转移淋巴结与右侧髂总动脉分别向外侧提拉,使用超声刀功能叶单叶带能量以"滑行"的方式锐性分离,显露左侧髂总静脉(图 17-62)。

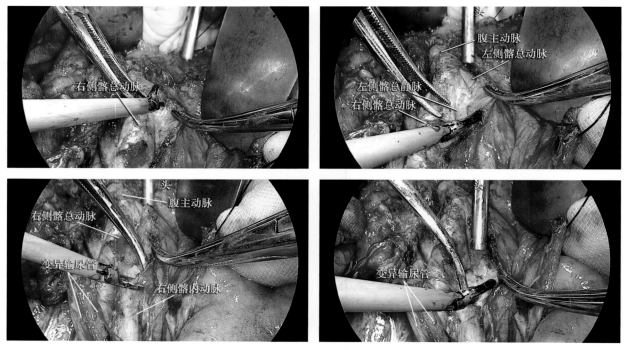

图 17-61　显露右侧髂总动脉内侧与融合、转移淋巴结关系

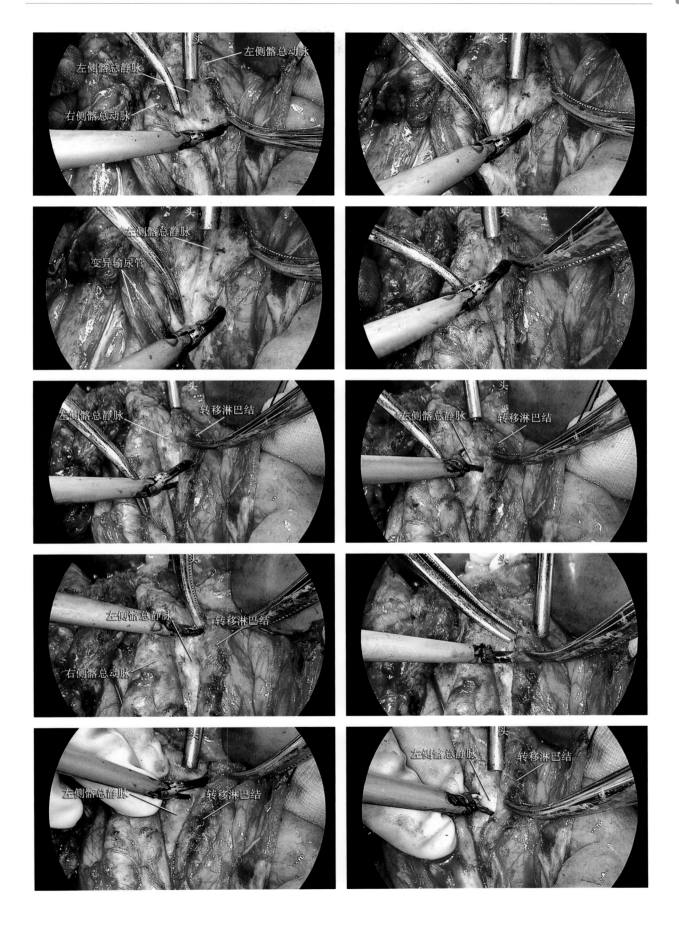

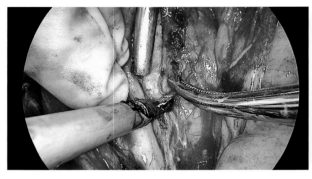
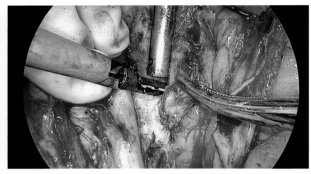

图 17-62　显露左侧髂总静脉

【手术操作体会与注意事项】此操作过程难度较高,融合、转移淋巴结通常与左髂总静脉粘连紧密,且可能存在穿支血管,务必仔细分离,并逐步将融合、转移淋巴结自左侧髂总静脉表面分离开。

4. 分离左侧髂总动脉与融合、转移淋巴结关

系　将融合、转移淋巴结向内侧牵拉,使用超声刀锐性分离,逐步显露二者关系(图 17-63)。

5. 完整切除融合、转移淋巴结　直视左侧髂总静脉前提下,使用超声刀锐性分离,逐步完整切除融合、转移淋巴结(图 17-64)。

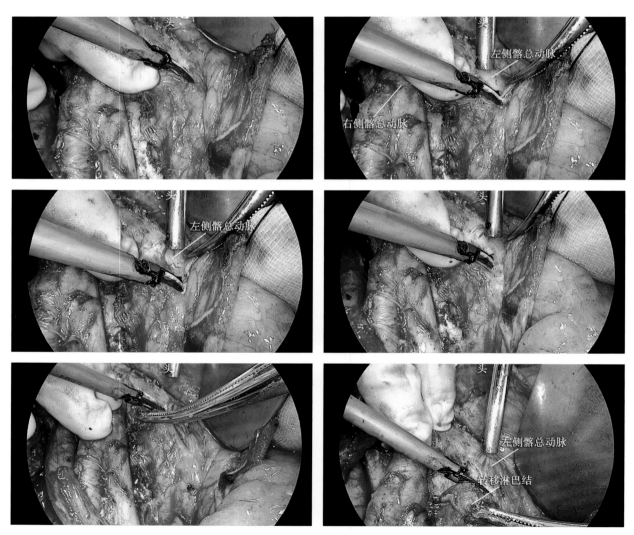

图 17-63　分离左侧髂总动脉与融合、转移淋巴结关系

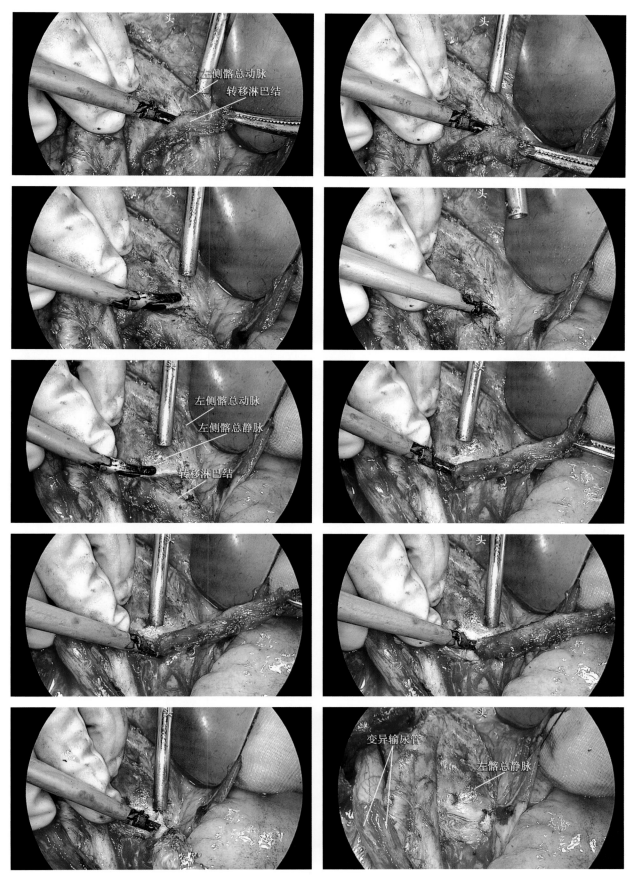

图 17-64　完整切除融合、转移淋巴结

五、腹主动脉区域淋巴结切除术(腹主动脉左侧区域)

腹主动脉左侧区域淋巴结以肠系膜下动脉为界限可以分为两部分,该区域涉及的重要解剖结构主要有腹主动脉、肠系膜下动脉、左卵巢动脉、左卵巢静脉、输尿管、左肾静脉、腰升静脉、左侧髂总动脉、腰动脉、腰静脉、腰交感神经。笔者团队习惯先进行肠系膜下动脉尾侧区域淋巴结的游离,然后进行肠系膜下动脉头侧区域淋巴结的游离,最后于左肾静脉下缘将淋巴结整块切除,术者站位依然是在患者的右侧,按照"逆行法"右手持超声刀进行该区域淋巴结切除。

(一)肠系膜下动脉尾侧区域融合、转移淋巴结的游离

1. 肠系膜下动脉尾侧区域游离 将侧腹膜向外侧提拉,使用超声刀锐性分离肠系膜下动脉尾侧及背侧,将其尾侧区域淋巴结逐步显露(图 17-65)。

【手术操作体会与注意事项】 在常规非转移性淋巴结切除过程中,此过程可以直接显露出左侧输尿管,由于融合、转移淋巴结体积较大,尤其是经过化疗后的融合、转移淋巴结的皮质部分显著增厚,与周围纤维结缔组织、血管壁及输尿管等毗邻脏器形成致密粘连,易导致左侧输尿管不易显露,需仔细分离、辨认,避免输尿管损伤,分离过程中超声刀同样采取的是功能叶单叶带能量分离。

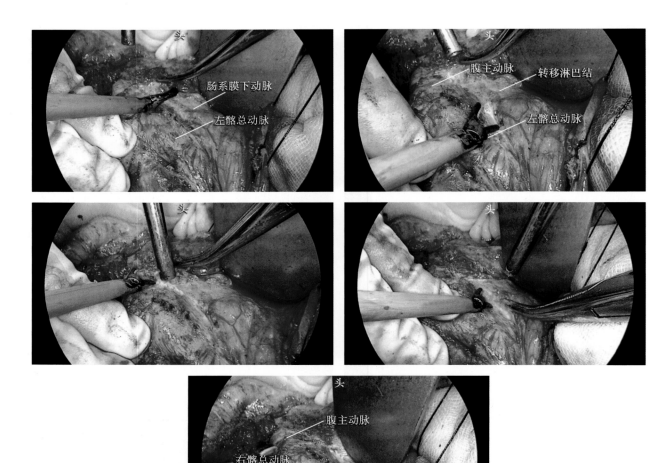

图 17-65 游离肠系膜下动脉尾侧区域

2. **分离左侧髂总动脉与融合、转移淋巴结关系**　将左侧髂总动脉向内侧推压，使用超声刀功能叶单叶带能量以"滑行"的方式分离二者间隙，使得融合、转移淋巴结内侧界有一定活动度，直至可以将融合、转移淋巴结向内侧足够牵拉即可（图 17-66）。

【手术操作体会与注意事项】因为左侧输尿管显露不易，其正常解剖位置应在融合、转移淋巴结的背外侧，而此区域融合、转移淋巴结与周围组织致密粘连，无活动度，为避免输尿管损伤，不能贸然分离此区域融合、转移淋巴结背外侧。因此笔者团队选择先进行分离左侧髂总动脉与融合、转移淋巴结关系，进而使融合、转移淋巴结内侧产生一定的活动度，这样就可以将融合、转移淋巴结进一步向内侧牵拉，为显露融合、转移淋巴结与左侧输尿管关系提供足够的张力，以便于后续在直视左侧输尿管前提下，切除融合、转移淋巴结。

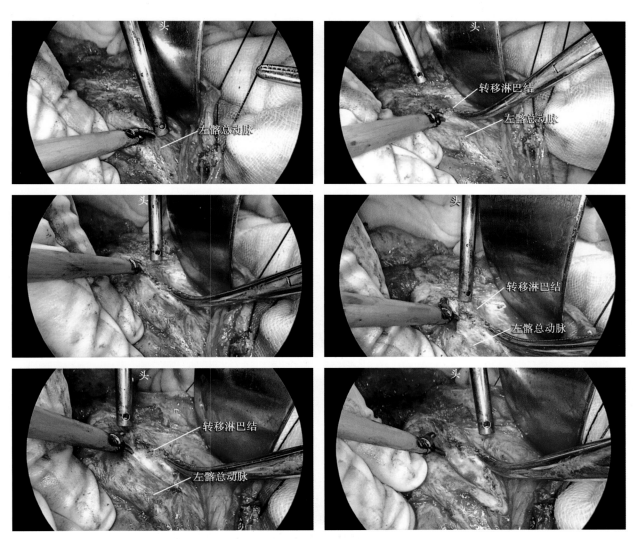

图 17-66　分离左侧髂总动脉与融合、转移淋巴结关系

3. **游离左侧输尿管**　将侧腹膜向外侧牵拉，融合、转移淋巴结向内侧牵拉，使用超声刀功能叶单叶带能量以"滑行"的方式锐性分离，逐步将左侧输尿管显露出来（图 17-67）。

【手术操作体会与注意事项】左侧输尿管与该区域淋巴结通常会有交通血管，使用超声刀逐一凝闭。

4. **游离肠系膜下动脉尾侧区域淋巴结**　在直视左侧输尿管的前提下，使用超声刀逐步向头侧锐性分离该区域淋巴结，直至游离至肠系膜下动脉背侧区域（图 17-68）。

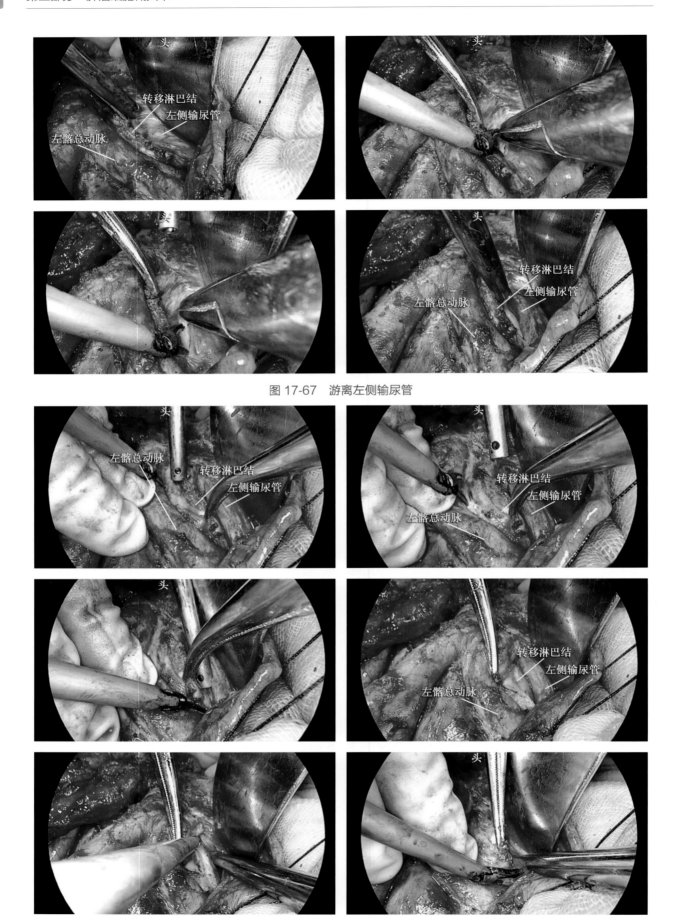

图 17-67　游离左侧输尿管

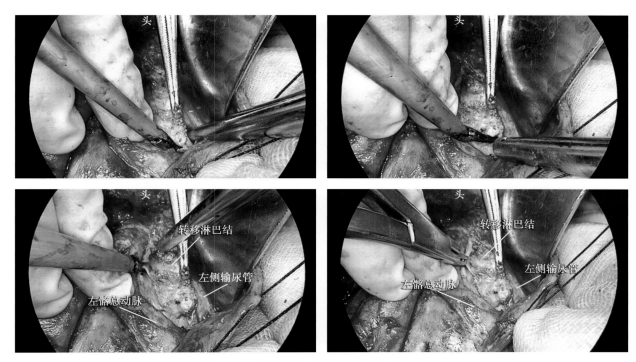

图 17-68　逐步向头侧锐性分离该区域淋巴结

【手术操作体会与注意事项】

(1)遇到难以保留下来的腰动脉或腰静脉可以使用钛夹直接夹闭。

(2)腰交感干及腰交感神经节大概率被融合、转移淋巴结包裹,一并切除,不必分离。

(二)肠系膜下动脉头侧区域淋巴结的游离

1. 游离融合、转移淋巴结与侧腹膜关系　将侧腹膜向外侧提拉,使用超声刀功能叶单叶带能量以"滑行"方式逐步锐性向背侧分离,分离至与肠系膜下动脉尾侧区域相通(图 17-69、图 17-70)。

【手术操作体会与注意事项】

(1)此过程目的在于确定融合、转移淋巴结外

侧界。

(2)虽然侧腹膜与融合转移淋巴结致密粘连,间隙消失,依然可以在膜解剖理念指导下,利用超声刀功能叶单叶带能量以"滑行""震荡"的方式逐步解剖出不同胚原单位之间的边界。

2. 游离肠系膜下动脉　将融合、转移淋巴结向外侧牵拉,使用超声刀锐性分离肠系膜下动脉与融合、转移淋巴结关系,同时将肠系膜下动脉表面淋巴结一同游离至融合、转移淋巴结,将肠系膜下动脉头侧及背侧充分游离(图 17-71)。

3. 将肠系膜下动脉尾侧区域淋巴结移至肠系膜下动脉头侧(图 17-72)。

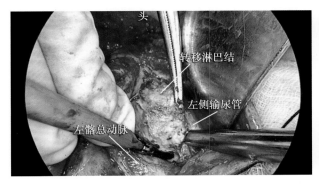

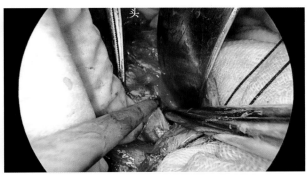

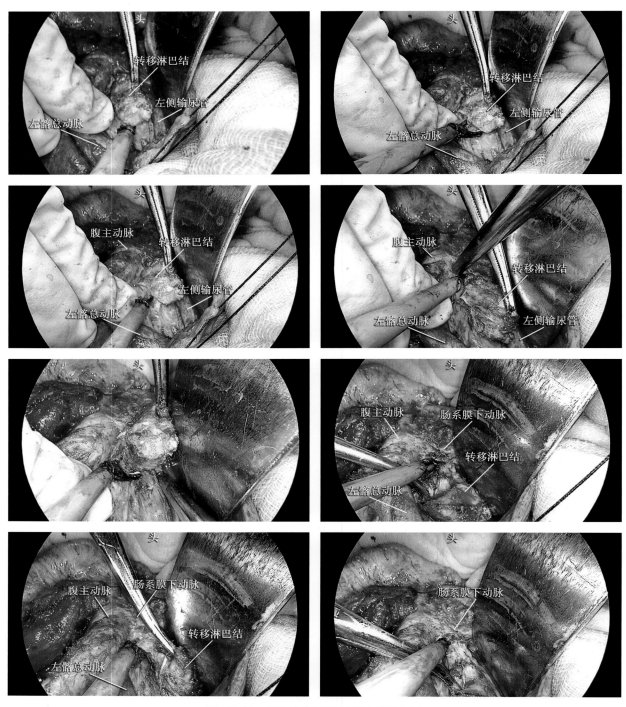

图 17-69　游离至肠系膜下动脉背侧区域

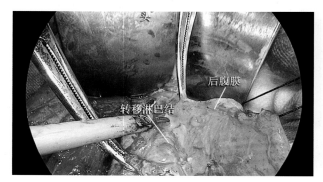
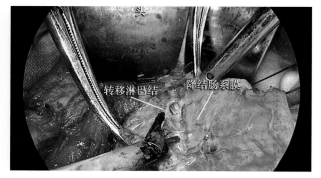

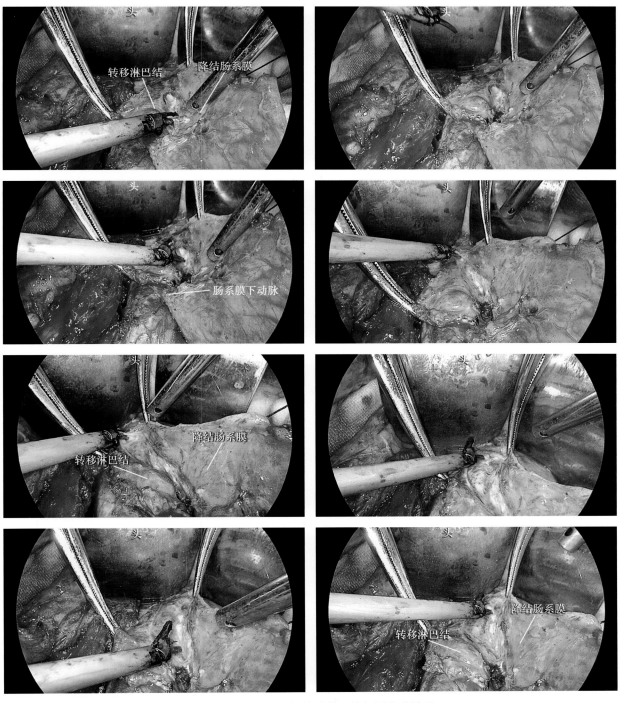

图 17-70　游离融合、转移淋巴结与侧腹膜关系

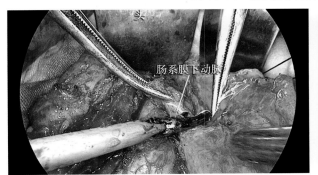
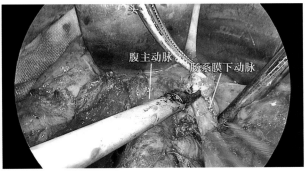

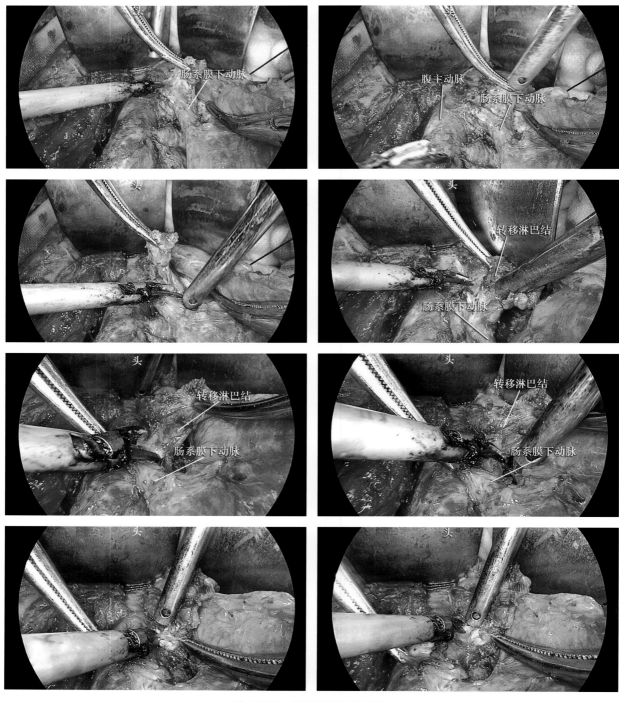

图 17-71 游离肠系膜下动脉

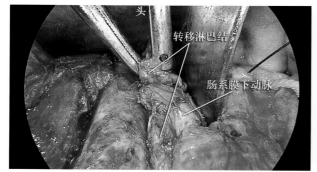
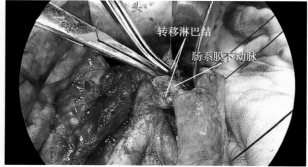

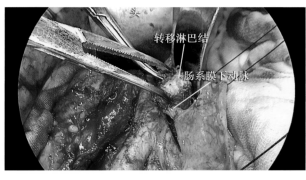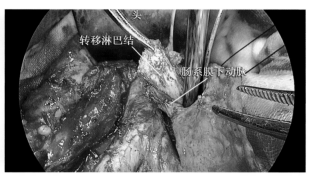

图 17-72 将肠系膜下动脉尾侧区域淋巴结移至肠系膜下动脉头侧

4. 向头侧游离融合、转移淋巴结，于左肾静脉下缘水平整块切除融合、转移淋巴结 向头侧提拉融合、转移淋巴结，使用超声刀锐性分离融合、转移淋巴结，充分向头侧游离至左肾静脉下缘（图 17-73~ 图 17-75）。

【手术操作体会与注意事项】

（1）此区域操作的难点在于左肾静脉下缘融合、转移淋巴结的游离，因为该区域可能走行于左肾动脉、腰升静脉及腰静脉。

（2）左肾动脉解剖位置可以通过术前影像学检查进行明确。

（3）使用超声刀功能叶单叶带能量锐性分离，可以协助术者安全地将融合、转移淋巴结与腰升静脉及左肾动脉分离开。使用超声刀功能叶单叶带能量锐性分离时，务必轻柔操作，此过程中遇到小的动脉或静脉分支予以钛夹夹闭。

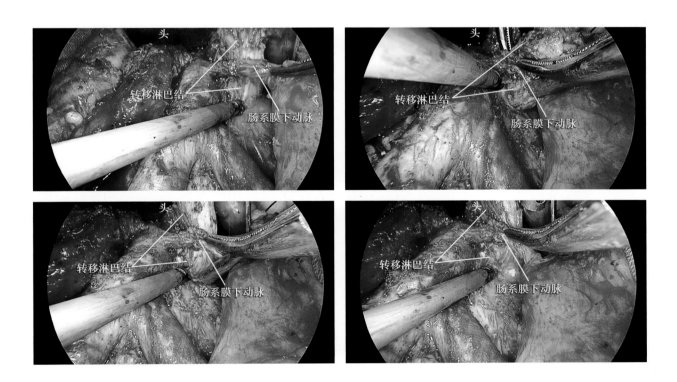

285

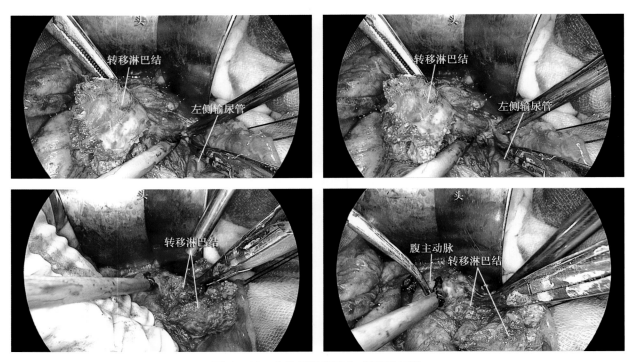

图 17-73　向头侧游离融合、转移淋巴结

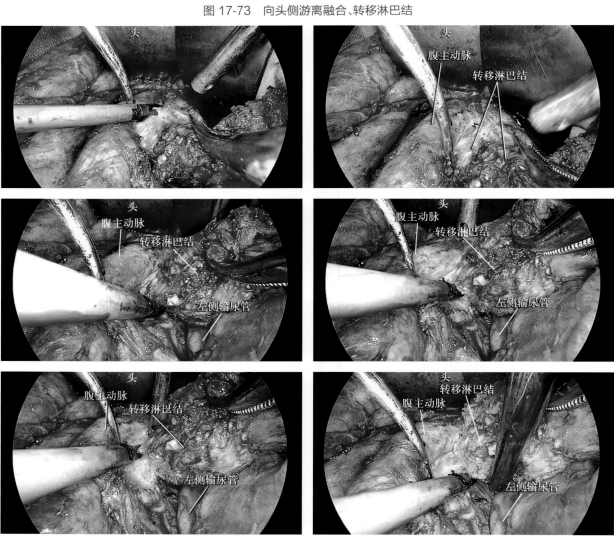

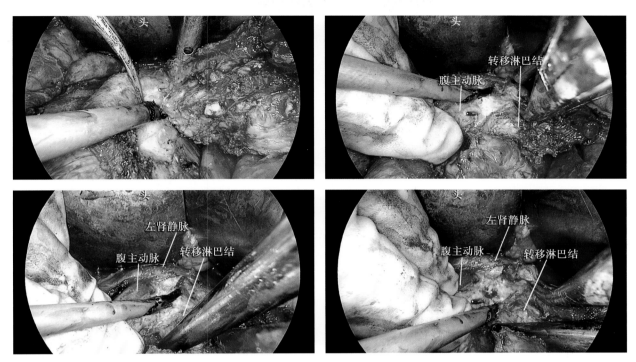

图 17-74 向头侧游离至左肾静脉下缘

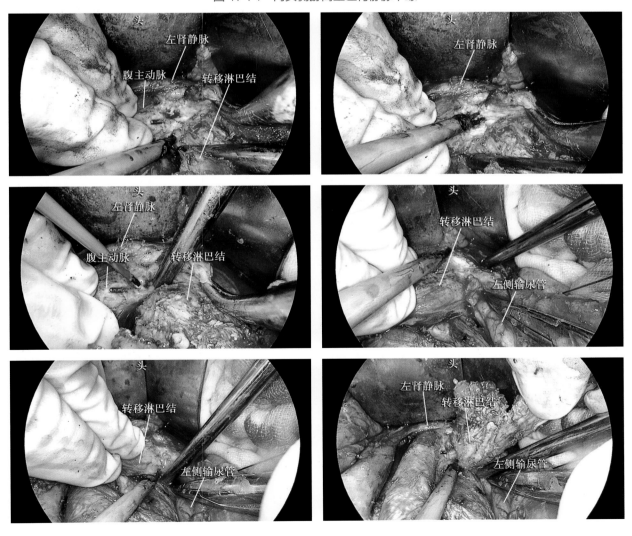

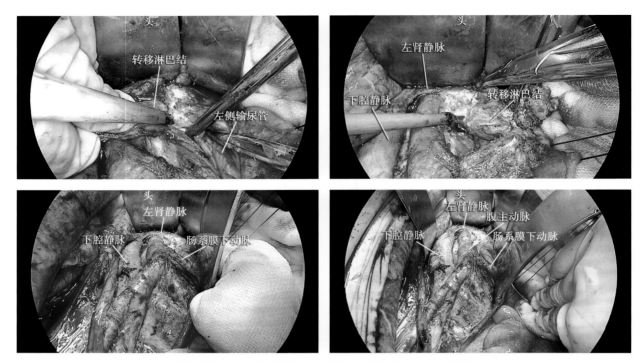

图 17-75　左肾静脉下缘水平整块切除融合、转移淋巴结

第十八章
复发卵巢癌手术治疗

复发性卵巢癌手术相对于卵巢癌初始的 PDS 治疗或 IDS 治疗来说,有着更多的不确定性。恶性肿瘤手术治疗的一个重要原则就是整块切除,如遇病灶与周围脏器关系紧密的复发病例,想要达到此类病灶的整块切除难度相对较大。

例如,此例复发性卵巢癌患者的复发病灶位于阴道顶端左侧,术前阅片及术中探查发现其与直肠左侧壁系膜、左侧阴道旁结缔组织、左侧输尿管关系相对紧密,这种考虑侵犯阴道旁结缔组织的复发病灶通常需要将输尿管与膀胱充分向外侧游离后才可以达到整块切除。对于这种孤立性复发的病灶切除,与其说是对病灶进行切除,更确切说是以复发病灶为中心将周围组织、脏器进行游离,最后将复发病灶完整孤立,即可达到整块切除。视频 18-1。

视频 18-1

一、探查盆腹腔、留取冲洗液

开腹、充分分离粘连显露出病灶后,予以温生理盐水冲洗盆腹腔,并留取冲洗液(图 18-1)。

【手术操作体会与注意事项】复发性卵巢癌的手术治疗有着严格的要求,包括:铂敏感复发;术前充分全身影像学评估为孤立病灶,评估可达 R0 切除;无腹水。虽然患者并无腹水的存在,但是术中依然要进行腹腔冲洗液的留取,通常是留取 200ml。待术后病理明确腹水是否存在肿瘤细胞,为术后治疗、预后评估提供依据。

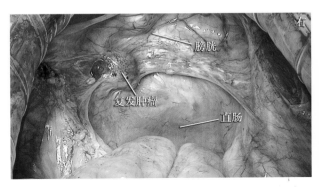

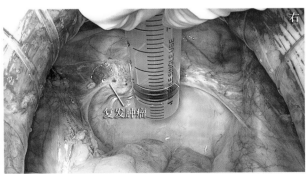

图 18-1 探查盆腹腔、留取冲洗液

二、游离直肠

术中探查病灶,结合术前影像学检查,先行肿物背侧显露,即游离肿物背侧与直肠关系。不仅可以判断出肿物向宫旁和阴道旁的侵犯范围,而且还可以通过游离使固定的肿物获得更大的活动度,有助于后续的分离。

(一) 悬吊直肠系膜

以 4 号丝线将直肠系膜与侧腹膜连接处(即膜桥处)予以悬吊(图 18-2)。

【手术操作体会与注意事项】后续在分离直肠系膜与侧腹膜与肿物关系时,可以通过丝线提拉直肠系膜提供足够的张力,有助于间隙的显露。

(二) 锐性分离直肠系膜与侧腹膜、肿物背侧关系

助手将悬吊直肠系膜的缝线向内侧、腹侧提拉,术者将侧腹膜向外侧、腹侧提拉,使用电刀锐性打开直肠系膜与侧腹膜之间的连接处(即膜桥),并不断向头侧、尾侧、背侧扩大间隙,直至显露出肿物背侧(图 18-3)。

【手术操作体会与注意事项】

1. 该间隙显露与游离的重点在于如何找到间隙的起始处,笔者团队的经验是于侧腹膜与直肠系膜之间的黄白交汇处(即膜桥处)予以锐性打开。

2. 分离过程中务必保持侧腹膜与直肠系膜之间充分的张力,张力充分有助于间隙的识别与锐性分离,分离过程中要逐一将每个间隙先扩大其宽度,然后进行间隙深度的游离。这样分离的好处在于,一旦在进行间隙深度的分离过程中发生出血,可以从容、安全地进行出血点的止血。若间隙的宽度游离不充分即进行间隙深度的游离,一旦发生出血,出血点的钳夹、电凝、缝合等操作就会因为空间狭小而难以快速、安全、可靠地进行。

3. 间隙的游离技巧在于锐性分离过程中每一刀都要走行在正确的间隙内,如何判断间隙就显得尤为重要。该间隙位于副中肾管胚原单位与后肠胚原单位之间,后肠胚原单位的直肠系膜是黄色的,副中肾管胚原单位的骶韧带、阴道后壁都是不含有脂肪组织的,而略呈白色。后肠胚原单位与副中肾管胚原单位都是由自身"膜"所包绕,因此分离过程中只要保证在两个胚原单位之间分离即可。因此熟练掌握膜解剖的理论知识与实践应用尤为重要。此例患者病灶位于副中肾管胚原单位内,未侵及、突破副中肾管胚原单位的"膜",因此间隙分离相对容易。

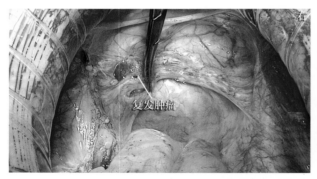

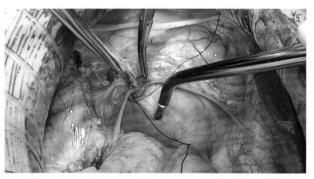

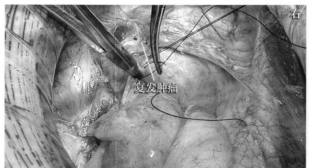

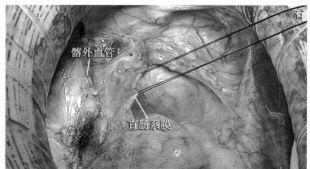

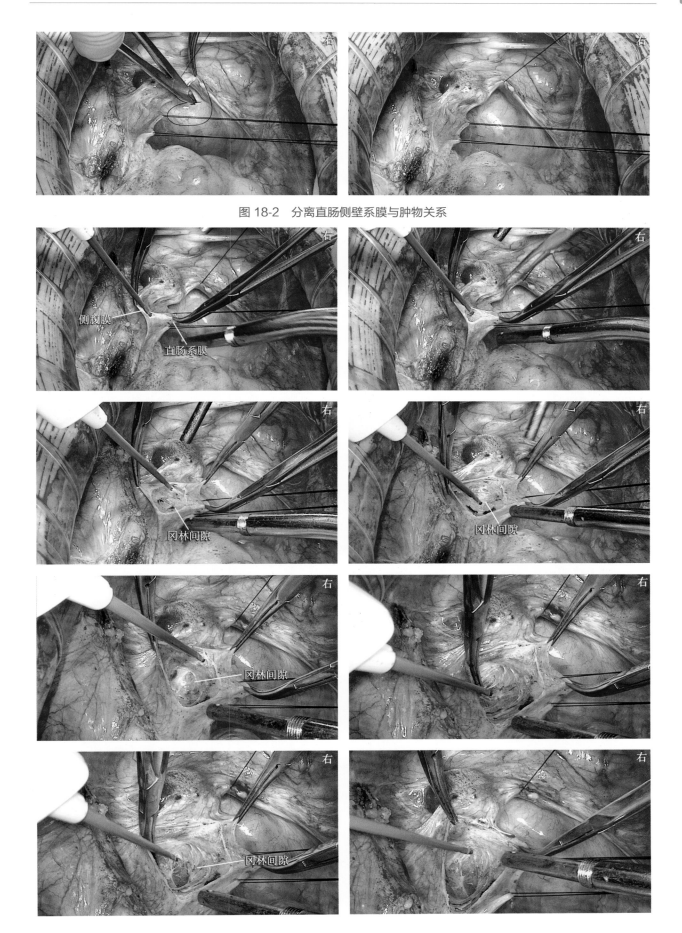

图 18-2 分离直肠侧壁系膜与肿物关系

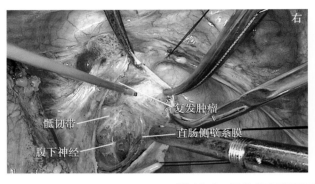
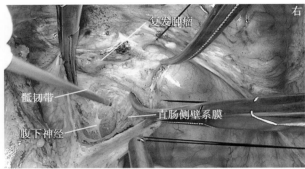

图 18-3　锐性分离直肠系膜与侧腹膜、肿物背侧关系

（三）锐性分离直肠前壁与肿物背侧关系

术者将肿物向尾侧、腹侧提拉，助手将直肠向头侧、腹侧提拉，使用电刀锐性打开阴道直肠反折腹膜，并进行锐性分离，直至显露出正常未受肿物累及阴道后壁组织（图 18-4）。

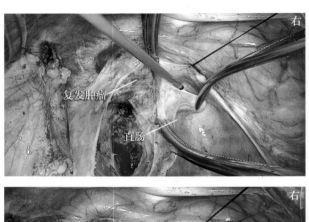
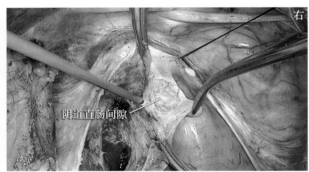
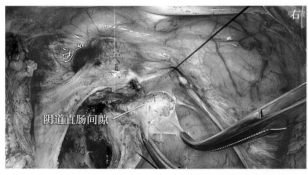
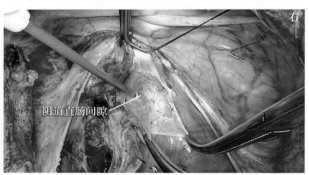
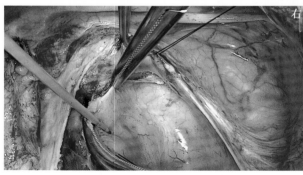
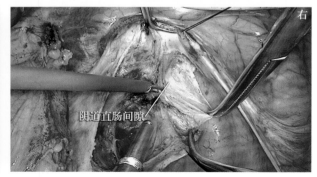

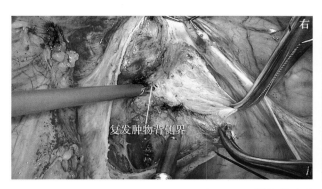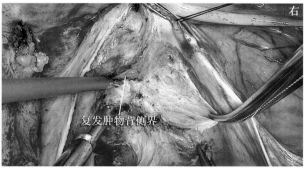

图 18-4　锐性分离直肠前壁与肿物背侧关系

三、显露、游离"隧道头侧段输尿管"

（一）显露侧腹膜后间隙

术者与助手分别将侧腹膜向外侧、内侧进行提拉，形成"对抗式"牵拉，使用电刀锐性打开侧腹膜，向头侧打开至骨盆漏斗韧带与髂血管交汇处，向尾侧打开至圆韧带头侧缘，即可显露出侧腹膜后间隙（图 18-5）。

【手术操作体会与注意事项】

1. 侧腹膜后间隙位于侧腹膜的背侧、圆韧带

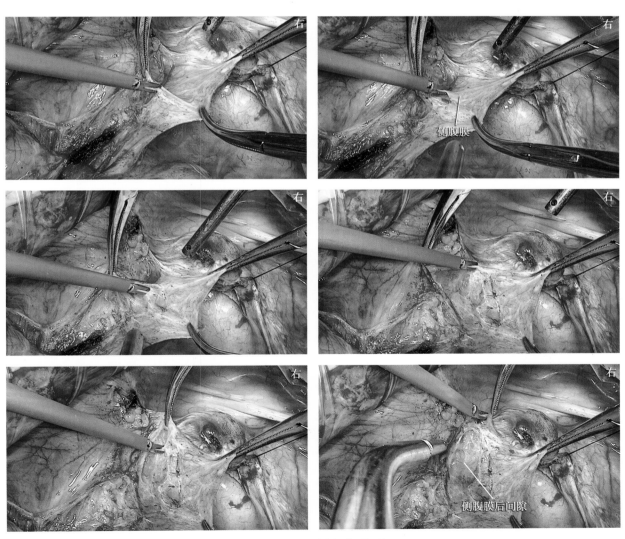

图 18-5　显露侧腹膜后间隙

的头侧、髂腰肌内侧、侧腹膜外侧、骨盆漏斗韧带与髂血管交汇处的尾侧。

2. 笔者团队在输尿管的寻找上习惯利用侧腹膜后间隙，利用该间隙不仅可以进行输尿管的寻找，还可以进行骨盆漏斗韧带的处理、盆腔淋巴结的处理以及宫颈癌侧方宫旁的处理。

（二）处理圆韧带

离断圆韧带后予以 7 号丝线结扎即可（图 18-6）。

【手术操作体会与注意事项】

1. 对于子宫切除后的圆韧带的寻找要更加有意义，通过其位置可以判断出膀胱侧壁的位置。

2. 顺着圆韧带尾侧缘向阴道方向逐步游离即可找到膀胱与阴道的关系，有助于安全地进行膀胱阴道间隙的寻找与分离。

3. 若直接在阴道顶端进行膀胱表面腹膜的打开来寻找膀胱与阴道之间的关系，并进行膀胱阴道间隙的游离，发生膀胱损伤的风险会更高。

（三）游离侧腹膜后间隙

术者将侧腹膜向外侧提拉，助手将侧腹膜向内侧牵拉，锐性分离侧腹膜后间隙，逐步扩大该间隙（图 18-7）。

【手术操作体会与注意事项】该步骤的主要目的在于寻找输尿管的大致走行，为后续输尿管的解剖与游离奠定基础。

（四）游离输尿管

助手将侧腹膜向内侧提拉，术者将输尿管表面系膜向外侧提拉，锐性分离输尿管与侧腹膜之间的间隙，逐步将输尿管游离出来（图 18-8）。

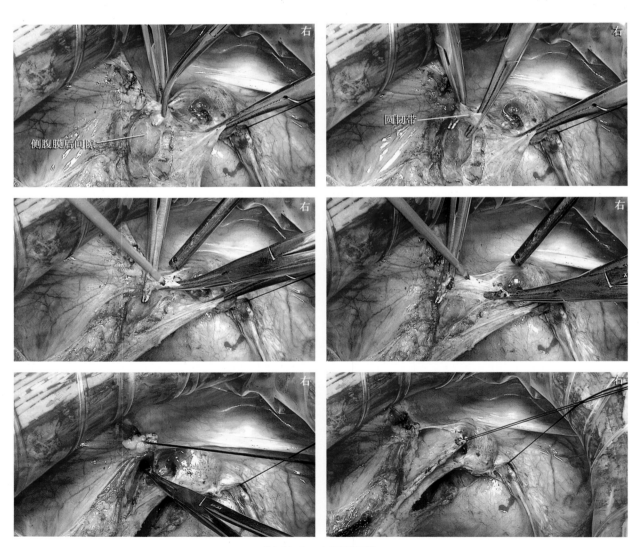

图 18-6　离断圆韧带

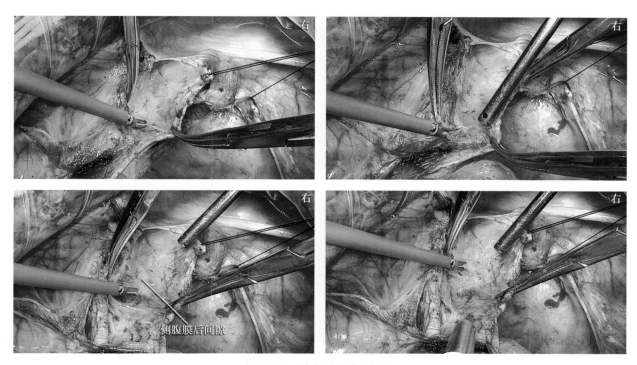

图 18-7 游离侧腹膜后间隙

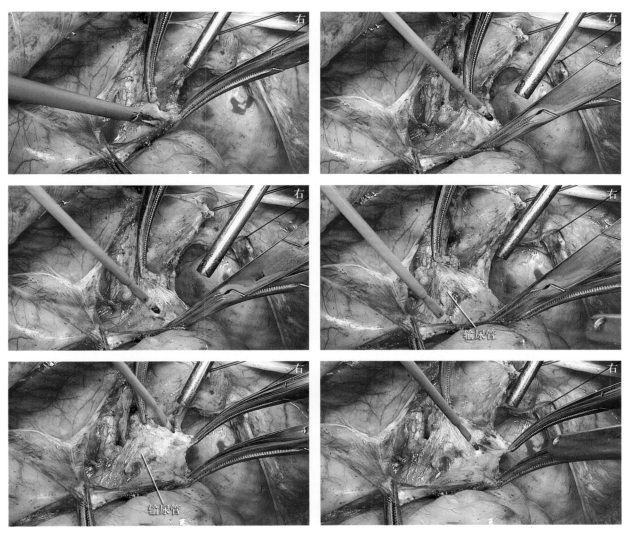

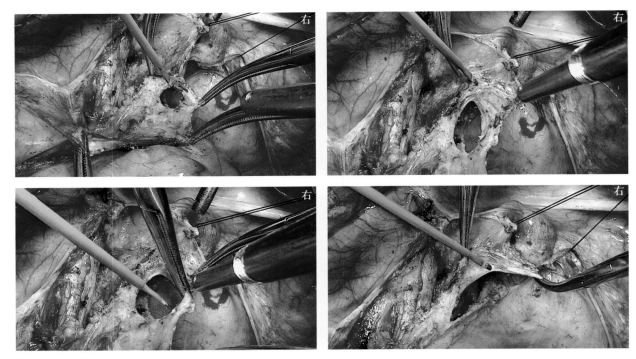

图 18-8　游离输尿管

【手术操作体会与注意事项】游离过程中要
注意对输尿管系膜,尤其是输尿管系膜中的血管予
以保护,避免术后发生输尿管缺血性损伤。

四、显露膀胱阴道间隙

(一)打开膀胱表面腹膜
术者与助手分别提拉膀胱表面腹膜,使用电刀

锐性打开(图 18-9)。

【手术操作体会与注意事项】笔者团队在此
处的处理采取的是助手提拉圆韧带,术者提拉膀胱
腹膜,紧贴圆韧带尾侧,自外向内锐性打开膀胱腹
膜。这样由外侧向内侧紧贴圆韧带打开膀胱腹膜,
可以降低甚至避免直接于阴道顶端打开膀胱腹膜
发生膀胱损伤的风险。

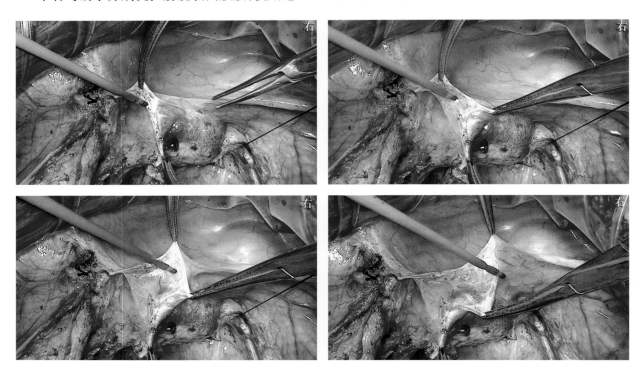

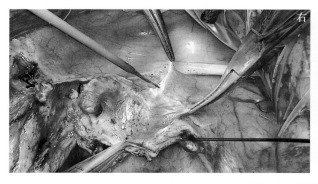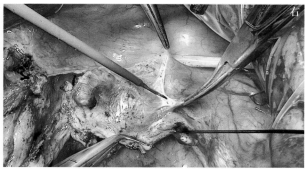

图 18-9 打开膀胱表面腹膜

（二）分离膀胱与阴道间隙

术者将膀胱向腹侧、尾侧提拉，助手将阴道顶端及肿物向头侧提拉，使用电刀锐性分离膀胱阴道间隙，直至显露出未受肿物累及阴道即可（图 18-10）。

【手术操作体会与注意事项】分离过程中，尽量以锐性分离为主，尤其是膀胱与肿物紧密连接处，避免钝性分离造成肿物破裂，而导致无法整块切除。

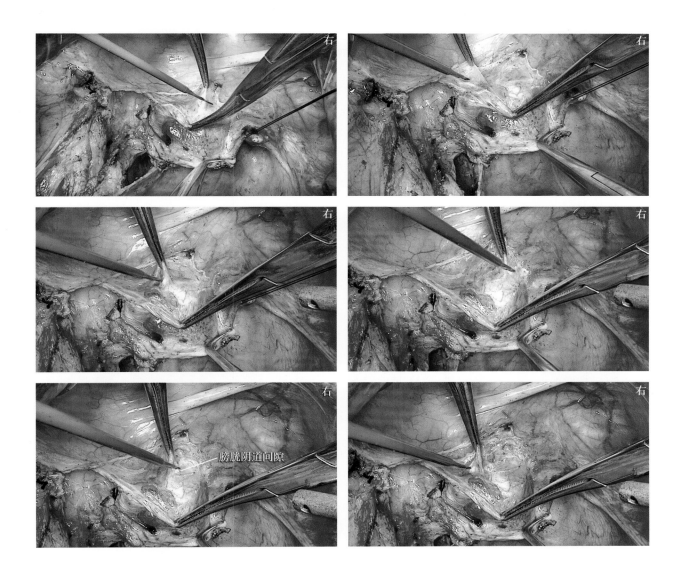

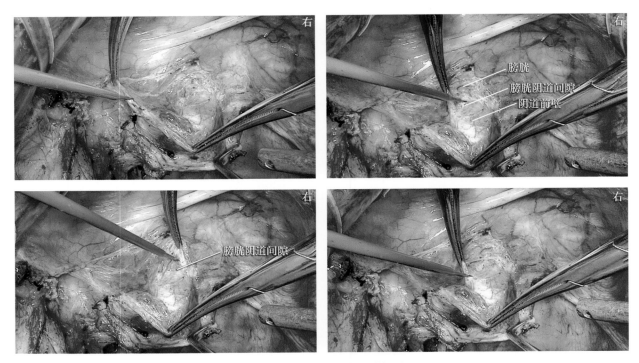

图 18-10　分离膀胱与阴道间隙

五、处理宫旁血管

术中通过对肿物的游离发现肿物是向外侧侵犯了宫旁及阴道旁结缔组织，因此需要提前将宫旁血管予以处理，可以减少，甚至避免在后续处理膀胱宫颈韧带中出血的发生。

（一）离断子宫动脉

助手将输尿管向内侧提拉，使用超声刀锐性分离侧腹膜后间隙，逐步解剖出髂内动脉与其远端的侧脐韧带（图 18-11），进一步通过对髂内动脉与侧脐韧带内侧的拉氏直肠侧间隙与膀胱侧间隙的游离，逐步显露出子宫动脉，予以离断后用 4 号丝线

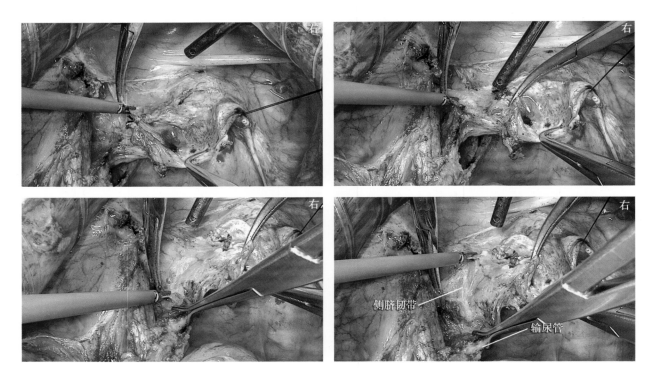

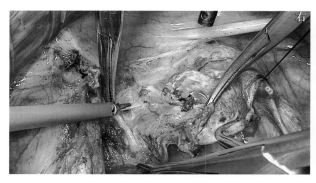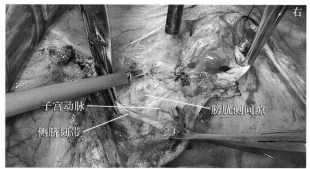

图 18-11 解剖出髂内动脉其远端的侧脐韧带

结扎(图 18-12)。

(二) 处理子宫深静脉

助手继续将输尿管向内侧提拉,继续逐步锐性扩大膀胱侧间隙与拉氏直肠侧间隙,直至显露出子宫深静脉背侧,以一次性组织闭合夹夹闭后离断(图 18-13)。

【手术操作体会与注意事项】

1. 关于子宫深静脉的离断,笔者团队采取的

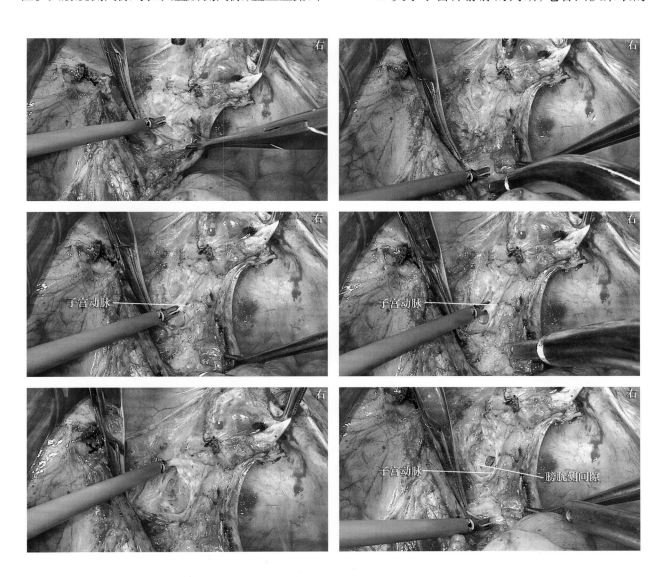

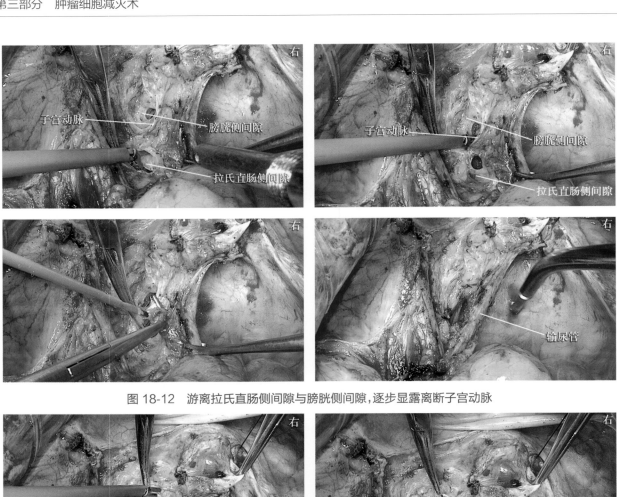

图 18-12　游离拉氏直肠侧间隙与膀胱侧间隙,逐步显露离断子宫动脉

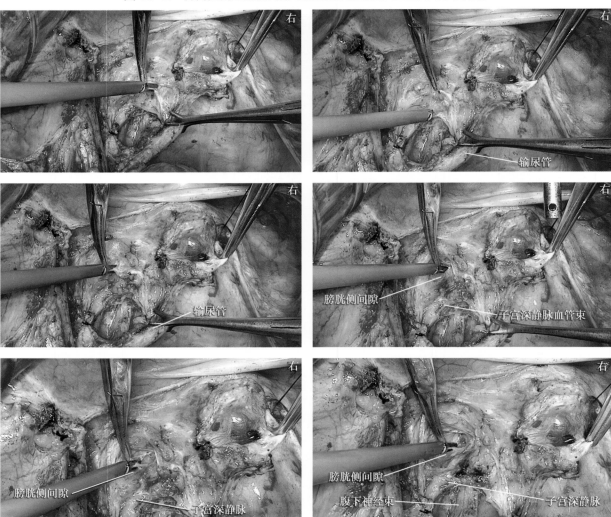

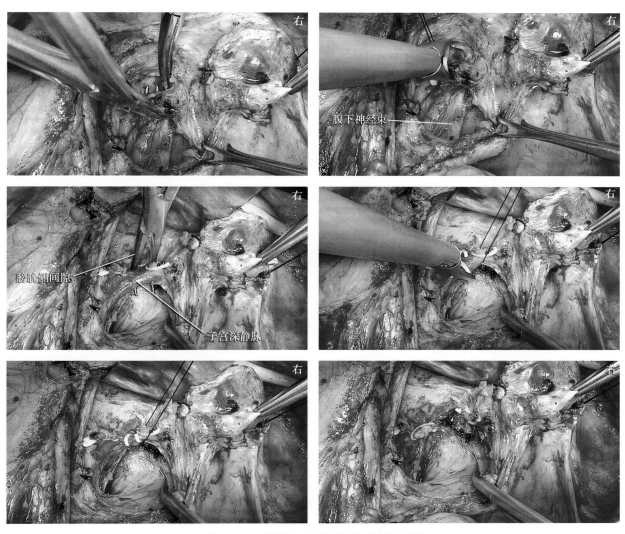

图 18-13　显露出子宫深静脉后夹闭离断

是血管夹夹闭，并且是使用组织剪予以离断，主要原因在于肿瘤患者术后常规要予以抗凝治疗，血管夹夹闭血管后可以避免术后发生血管再次开放的可能；组织剪离断子宫深静脉的好处是可以避免超声刀等能量器械在离断血管过程中造成血管夹破损、失效而造成灾难性出血。

2. 部分患者子宫深静脉粗大，尤其是阴道旁受累的恶性肿瘤患者，在进行血管夹夹闭过程中，可利用丝线提拉子宫深静脉，调整其在血管夹内位置，避免漏夹及血管损伤，造成灾难性出血。

（三）分离子宫动脉与输尿管

术者提拉子宫动脉，助手提拉输尿管使用超声刀锐性分离二者关系，游离至"隧道"入口附近

（图 18-14）。

六、处理膀胱宫颈及膀胱阴道韧带

（一）显露输尿管"隧道"入口

以输尿管为中心将输尿管内侧、外侧组织逐步锐性离断，直至显露出"隧道"入口（图 18-15）。

（二）显露输尿管"隧道"出口

将膀胱向外侧、腹侧提拉，使用超声刀横向外侧扩大膀胱阴道间隙，逐步显露出输尿管"隧道"出口（图 18-16）。

（三）离断膀胱宫颈韧带

予以直角钳贯穿"隧道"，弯钳钳夹膀胱宫颈韧带，离断后予以可吸收线缝扎（图 18-17）。

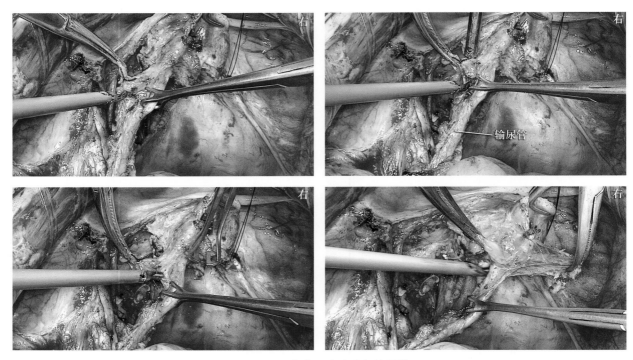

图 18-14　分离子宫动脉与输尿管

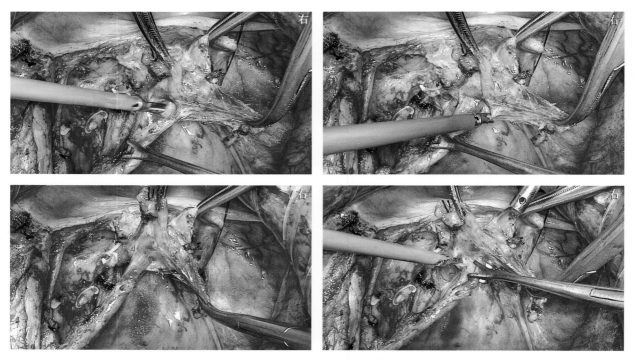

图 18-15　显露输尿管"隧道"入口

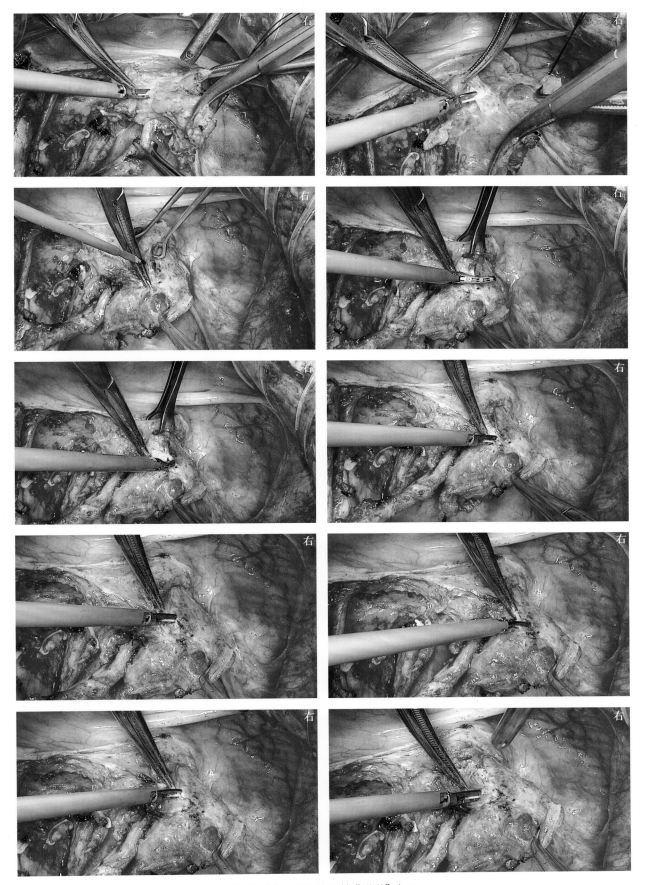

图 18-16　显露输尿管"隧道"出口

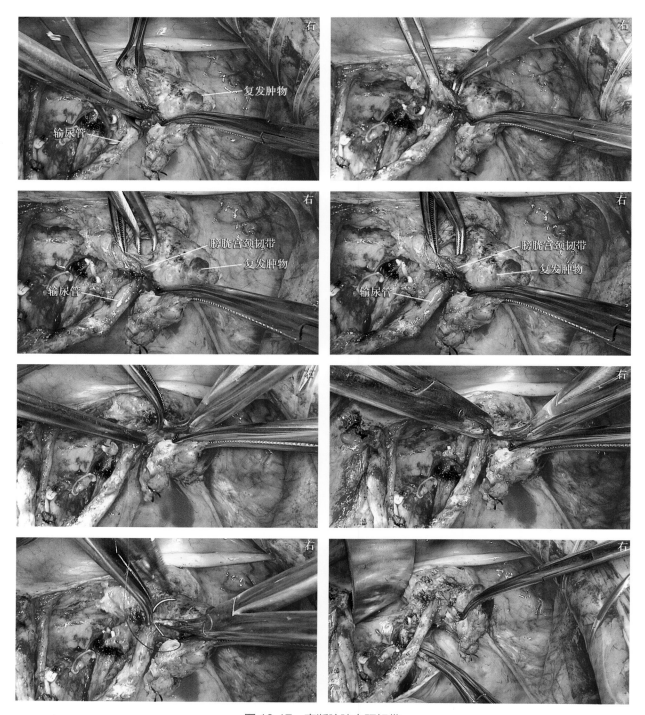

图 18-17　离断膀胱宫颈韧带

（四）离断部分膀胱阴道韧带

通过术中探查肿物侵犯范围,将部分膀胱阴道韧带予以离断,显露出肿物腹侧界(图 18-18)。

七、离断阴道旁结缔组织

于肿物背侧正常组织处,垂直于阴道的方向逐步离断阴道旁结缔组织至阴道处(图 18-19)。

八、完整切除肿物后关闭阴道

碘伏充分消毒阴道壁后予以 1-0 薇乔线连续缝合阴道壁(图 18-20)。

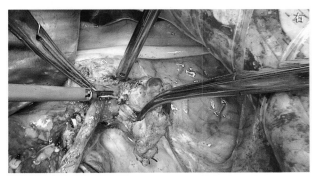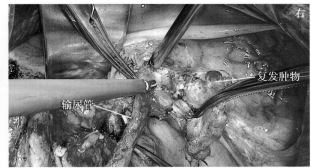

图 18-18　离断部分膀胱阴道韧带

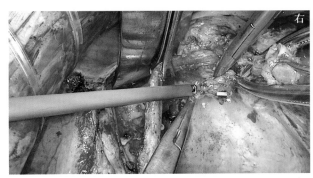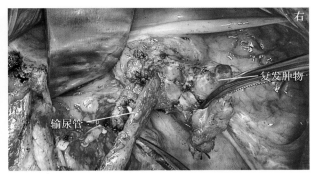

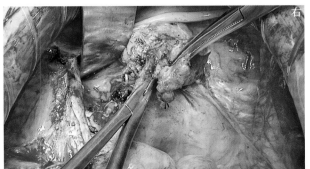

图 18-19　离断阴道旁结缔组织

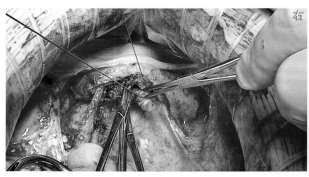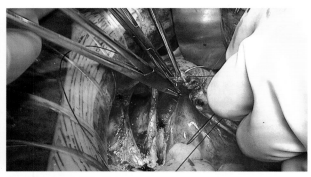

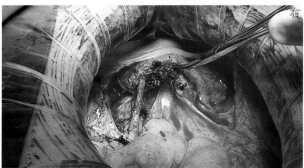

图 18-20　关闭阴道

参 考 文 献

1. EDDY CA, PAUERSTEIN CJ. Anatomy and physiology of the fallopian tube [J]. Clin Obstet Gynecol, 1980, 23 (4): 1177-1193.

2. 刘树伟, 邓雪飞, 杨晓飞. 临床解剖学Ⅲ: 腹盆腔分册 [M]. 北京: 人民卫生出版社, 2014.

3. STANDRING S. Gray's anatomy, the anatomical basis of clinical practice [M]. 41st Ed. Amsterdam: Elsevier Limited, 2016.

4. SØNDENAA K, QUIRKE P, HOHENBERGER W, et al. The rationale behind complete mesocolic excision (CME) and a central vascular ligation for colon cancer in open and laparoscopic surgery: proceedings of a consensus conference [J]. Int J Colorectal Dis, 2014, 29 (4): 419-428.

5. GAUDIO E, RIVA A, FRANCHITTO A, et al. The fascial structures of the rectum and the "so-called mesorectum": an anatomical or a terminological controversy？ [J]. Surg Radiol Anat, 2010, 32 (2): 189-190.

6. BOUSSUGES A, GOLE Y, P BLANC. Diaphragmatic motion studied by m-mode ultrasonography: methods, reproducibility, and normal values [J]. Chest, 2009, 135 (2): 391-400.

7. FLAMENT JB, DELATTRE JF, PALOT JP, et al. Le foie. Rappel anatomo-radiologique (The liver. Anatomo-radiologic review)[J]. Ann Gastroenterol Hepatol (Paris), 1985, 21 (1): 3-11.

8. 郎景和, 张晓东. 妇产科临床解剖学 [M]. 2 版. 济南: 山东科学技术出版社, 2022.

9. UNGÖR B, MALAS MA, SULAK O, et al. Development of spleen during the fetal period [J]. Surg Radiol Anat, 2007, 29 (7): 443-450.

10. PETROIANU A. Esplenomegalia induzida por drogas [Drug--induced splenomegaly][J]. Acta Med Port, 2011, 24 (Suppl 4): 977-982.

11. MERCHEA A, DOZOIS EJ, WANG JK, et al. Anatomic mechanisms for splenic injury during colorectal surgery [J]. Clin Anat, 2012, 25 (2): 212-217.

12. BERTELLI E, DI GREGORIO F, BERTELLI L, et al. The arterial blood supply of the pancreas: a review. Ⅳ. The anterior inferior and posterior pancreaticoduodenal aa., and minor sources of blood supply for the head of the pancreas. An anatomical review and radiologic study [J]. Surg Radiol Anat, 1997, 19 (4): 203-212.

13. OZKURT H, CENKER MM, BAS N, et al. Measurement of the distance and angle between the aorta and superior mesenteric artery: normal values in different BMI categories [J]. Surg Radiol Anat, 2007, 29 (7): 595-599.

14. KIM H J, KO YT, LIM JW, et al. Radiologic anatomy of the superior mesenteric vein and branching patterns of the first jejunal trunk: evaluation using multi-detector row CT venography [J]. Surg Radiol Anat, 2007, 29 (1): 67-75.

15. GRAF O, BOLAND GW, KAUFMAN JA, et al., Anatomic variants of mesenteric veins: depiction with helical CT venography [J]. AJR Am J Roentgenol, 1997, 168 (5): 1209-1213.

16. BARBER HR. Spread and treatment of advanced ovarian cancer [J]. Baillieres Clin Obstet Gynaecol, 1989, 3 (1): 23-29.

17. ROBERT E, BRISTOW, BETH Y, et al, Surgery for Ovarian Cancer, 4th ed. CRC Press, Taylor & Francis Group, 2023. Dutta S. Suprarenal gland-arterial supply: an embryological basis and applied importance [J]. Rom J Morphol Embryol, 2010, 51 (1): 137-140.

18. RALLS MW, SUEYOSHI R, HERMAN R, et al. Development of a novel approach to safely couple the intestine to a distraction-induced device for intestinal growth: use of reconstructive tissue matrix. Pediatr Surg Int, 2013, 29 (2): 151-156.

19. RIVKIND AI, SHILONI E, MUGGIA-SULLAM M, et al. Paracecal hernia: a cause of intestinal obstruction [J]. Dis Colon Rectum, 1986, 29 (11): 752-754.

20. HALE SJ, MIRJALILI SA, STRINGER MD. Inconsistencies in surface anatomy: The need for an evidence-based reappraisal [J]. Clin Anat, 2010, 23 (8): 922-930.

21. COFFEY JC, SEHGAL R, CULLIGAN K, et al. Terminology and nomenclature in colonic surgery: universal application of a rule-based approach derived from updates on mesenteric anatomy [J]. Tech Coloproctol, 2014, 18 (9): 789-794.

22. SAUNDERS BP, MASAKI T, SAWADA T, et al. A peroperative comparison of Western and Oriental colonic anatomy and mesenteric attachments [J]. Int J Colorectal Dis, 1995, 10 (4): 216-221.

23. BEREK JONATHAN S, KEHOE SEAN T, KUMAR LALIT, et al. Cancer of the ovary, fallopian tube, and peritoneum.[J]. Int J Gynaecol Obstet, 2018, 143 (Suppl 2): 59-78.

24. KUMAR JM, JANCO A, MARIANI, et al. Risk-prediction model of severe postoperative complications after primary debulking surgery for advanced ovarian cancer [J]. Gynecol Oncol, 2016, 140 (1): 15-21.

25. SUIDAN RS, RAMIREZ PT, SARASOHN DM, et al. A multicenter assessment of the ability of preoperative computed tomography scan and CA-125 to predict gross residual disease at primary debulking for advanced epithelial varian cancer [J]. Gynecol Oncol, 2017, 145 (1): 27-31.

26. FAGOTTI A, FERRANDINA G, FANFANI F, et al. Prospective validation of a laparoscopic predictive model for optimal cytoreduction in advanced ovarian carcinoma [J]. Am J Obstet Gynecol, 2008, 199 (6): 642.

附录 卵巢癌分期及评估

对卵巢癌患者进行包括风险评估及影像学等在内的有效评估,详细的病史采集,评估患者是否能够耐受手术;对于中老年、合并内科合并症的卵巢癌患者,由于手术范围大、技术要求高且通常涉及多器官多部位切除,包括妇科肿瘤、外科、放射影像科、病理科、麻醉和镇痛、输血科、重症监护等专业在内的专家组成的多学科诊疗(MDT)团队能为手术决策的制定提供帮助,有益于降低术后并发症,提高手术满意度,以期达到最佳的治疗效果。

附录1 卵巢癌分期(FIGO)

Ⅰ期(T_1-N_0-M_0)	肿瘤局限于卵巢或输卵管
ⅠA(T_{1a}-N_0-M_0)	肿瘤局限于一侧卵巢(包膜完整)或输卵管,卵巢和输卵管表面无肿瘤;腹水或腹腔冲洗液未找到癌细胞
ⅠB(T_{1b}-N_0-M_0)	肿瘤局限于双侧卵巢(包膜完整)或输卵管,卵巢和输卵管表面无肿瘤;腹水或腹腔冲洗液未找到癌细胞
ⅠC	肿瘤局限于单侧或双侧卵巢或输卵管,并伴有如下任何一项:ⅠC1(T_1C1-N_0-M_0):手术导致肿瘤破裂;ⅠC2(T_1C2-N_0-M_0):手术前肿瘤包膜已破裂或卵巢、输卵管表面有肿瘤;ⅠC3(T_1C3-N_0-M_0):腹水或腹腔冲洗液发现癌细胞
Ⅱ期(T_2-N_0-M_0)	肿瘤累及一侧或双侧卵巢或输卵管并有盆腔扩散(在骨盆入口平面以下)或原发性腹膜癌
ⅡA(T_{2a}-N_0-M_0)	肿瘤蔓延至或种植到子宫和/或输卵管和/或卵巢
ⅡB(T_{2b}-N_0-M_0)	肿瘤蔓延至其他盆腔内组织
Ⅲ期(T_1/T_2-N_1-M_0)	肿瘤累及单侧或双侧卵巢、输卵管或原发性腹膜癌,伴有细胞学或组织学证实的盆腔外腹膜转移或证实存在腹膜后淋巴结转移
ⅢA	ⅢA1(T_3A1-N_1-M_0):仅有腹膜后淋巴结阳性(细胞学或组织学证实)。①ⅢA1(i)期:转移灶最大直径≤10mm;②ⅢA1(ii)期:转移灶最大直径>10mm ⅢA2(T_3A2-N_0/N_1-M_0):显微镜下盆腔外腹膜受累,伴或不伴腹膜后阳性淋巴结
ⅢB(T_{3b}-N_0/N_1-M_0)	肉眼盆腔外腹膜转移,病灶最大直径≤2cm,伴或不伴腹膜后阳性淋巴结
ⅢC(T_{3c}-N_0/N_1-M_0)	肉眼盆腔外腹膜转移,病灶最大直径>2cm,伴或不伴腹膜后阳性淋巴结(包括肿瘤蔓延至肝包膜和脾,但无转移到器官实质)
Ⅳ期(任何T,任何N、M1)	超出腹腔外的远处转移
ⅣA	胸腔积液中发现癌细胞
ⅣB	腹腔外器官实质转移(包括肝实质转移和腹股沟淋巴结、腹腔外淋巴结转移)

附录 2　临床评估

1. 美国东部肿瘤协作组体能状况评分标准（Eastern Cooperative Oncology Group Performance Status，ECOG PS）　美国东部肿瘤协作组（Eastern Cooperative Oncology Group，ECOG）评分是一个简化的患者活动状态评分表，也叫 ZPS 评分，根据患者的活动状态分为 0~5 共 6 个等级。得分越高的患者，体力状态越差；0 分代表患者活动能力完全正常，5 分代表患者死亡。

分数	表现
0 分	活动能力完全正常，与起病前活动能力无任何差异
1 分	能自由走动及从事轻体力活动，包括一般家务或办公室工作，但不能从事较重的体力活动
2 分	能自由走动及生活自理，但已丧失工作能力，日间不少于一半时间可以起床活动
3 分	生活仅能部分自理，日间一半以上时间卧床或坐轮椅
4 分	卧床不起，生活不能自理
5 分	死亡

2. 美国麻醉医师学会（American Society of Anesthesiologists，ASA）**的分级**　将患者分为六级。

（1）ASA Ⅰ级：患者的重要器官功能正常，体格健壮，能耐受麻醉和手术。

（2）ASA Ⅱ级：患者的重要器官功能虽有轻度病变，但代偿完全，日常活动不受限制，能耐受一般麻醉和手术。

（3）ASA Ⅲ级：患者重要器官功能病变严重，功能受损在代偿范围内，日常活动受限，但尚能完成，对施行麻醉和手术仍有顾虑。

（4）ASA Ⅳ级：患者的重要器官功能病变严重，功能代偿不全，已威胁安全，施行麻醉和手术均有危险。

（5）ASA Ⅴ级：患者病情已达濒死阶段，无论手术与否难以存活 24 小时，手术麻醉冒更大风险。

（6）ASA Ⅵ级：已宣布为脑死亡的患者，其器官被用于捐献。

（7）注意：急诊手术加"急"（或"E"），以示麻醉风险大于平诊手术。

3. 风险预测模型梅奥三联症算法　美国梅奥诊所在临床实践中提出了梅奥三联症算法，即如下 3 项中任何 1 项阳性，则判定为高风险组，建议先进行新辅助化疗（neoadjuvant chemotherapy，NACT）。

（1）血清白蛋白<35g/L。

（2）年龄 ≥ 80 岁。

（3）年龄在 75~79 岁之间并且伴有如下 3 项中的 1 项：① ASA 3~4 分；② FIGO Ⅳ期；③ 超过全子宫双附件及大网膜切除术的复杂外科手术。

附录 3　影像学及手术评估

1. Suidan CT 评分

评估内容		分值/分	治疗策略选择及有效性
临床因素（3 项）	年龄 ≥ 60 岁	1	总分 ≥3 分者不满意肿瘤细胞减灭术比例明显增高，考虑进行 NACT 有效性：预判实施 PDS 的准确率为 72%
	CA125 ≥ 500kU/L	1	
	ASA 评分 3~4 分	1	
CT 影像学特征（8 项）	脾周区域病变直径>1cm	1	
	肝门/肝十二指肠韧带病变	1	
	肾门上腹膜后淋巴结直径>1cm	1	
	弥漫性小肠粘连或增厚	1	
	中重度腹水	2	
	胆囊窝/肝叶间裂病变	2	
	网膜囊病变直径>1cm	2	
	肠系膜上动脉根部病变直径>1cm	4	

2. Fagotti 腹腔镜评分

评估内容	分值/分	治疗策略选择及有效性
大面积腹膜受累和/或呈粟粒状分布的腹膜癌	2	总分<8 分：考虑 PDS 总分 ≥8 分：建议 NACT，反应良好者行 IDS 有效性：预判实施 PDS 模型准确性为 77.3%~100%。
广泛浸润转移和/或侵及大部分膈肌表面的融合结节	2	
多节段肠管受累、肠系膜血管根部受累	2	
大网膜受累与胃大弯紧密粘连	2	
极大可能进行肠切除吻合或造瘘（但不包括直肠、乙状结肠切除术）	2	
肿瘤明显累及的胃壁	2	
肝表面病变直径>2cm	2	

48栏